激光临床应用技术

龚 卓 著

人民卫生出版社

·北 京·

版权所有，侵权必究！

图书在版编目（CIP）数据

激光临床应用技术 / 龚卓著 . —北京：人民卫生
出版社，2023.5
ISBN 978-7-117-34772-3

Ⅰ. ①激… Ⅱ. ①龚… Ⅲ. ①激光疗法 Ⅳ.
①R454.2

中国国家版本馆 CIP 数据核字（2023）第 076196 号

人卫智网	**www.ipmph.com**	医学教育、学术、考试、健康，
		购书智慧智能综合服务平台
人卫官网	**www.pmph.com**	人卫官方资讯发布平台

激光临床应用技术
Jiguang Linchuang Yingyong Jishu

著　　者：龚　卓
出版发行：人民卫生出版社（中继线 010-59780011）
地　　址：北京市朝阳区潘家园南里 19 号
邮　　编：100021
E - mail：pmph @ pmph.com
购书热线：010-59787592　010-59787584　010-65264830
印　　刷：人卫印务（北京）有限公司
经　　销：新华书店
开　　本：787 × 1092　1/16　　印张：12.5
字　　数：304 千字
版　　次：2023 年 5 月第 1 版
印　　次：2023 年 6 月第 1 次印刷
标准书号：ISBN 978-7-117-34772-3
定　　价：169.00 元

打击盗版举报电话：010-59787491　**E-mail**：WQ @ pmph.com
质量问题联系电话：010-59787234　**E-mail**：zhiliang @ pmph.com
数字融合服务电话：4001118166　　**E-mail**：zengzhi @ pmph.com

作者简介

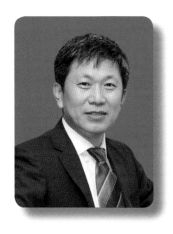

龚卓 副教授,先后于北京协和医院激光医学中心和北京协和医院口腔科从事激光医学的基础研究和临床应用工作。在激光医学中心工作期间,长期与中国科学院物理研究所、光学精密机械研究所、电子学研究所、研究生院等单位合作开展激光临床应用的基础研究,同时协助院内其他科室,如普通外科、泌尿外科、脑外科、妇科、耳鼻喉科、口腔科、皮肤科等,开展激光临床应用,发表相关学术论文数十篇。

在激光的临床应用和相关基础研究过程中,积累了丰富的激光临床应用经验。对激光的组织特性、临床应用特点、照射技术等有深入的研究。在激光临床应用技术领域,从基本概念、基础理论到实际应用和照射操作技术方面归纳了较为完整的知识体系,为激光医学技术的系统化和规范化做出了突出贡献。

前　言

　　这是一本专门讲解在临床治疗中如何使用激光的书。该书对激光临床治疗方法进行了归纳分类,对不同类型激光的照射方式、作用机制、激光强度控制以及具体操作细节都做出了详细讲解;对如何将不同波长激光的组织特性应用在治疗中,如何把激光治疗精准、高效的优势体现出来做出了深入的分析;有助于读者对激光的临床使用有系统且清晰的认识,有助于读者大大缩短对激光使用规律的摸索和经验积累的周期,有助于读者更好地避免激光使用初期容易出现的失误,甚至医疗事故。

　　本书在概括性地介绍各种激光应用于临床治疗的基础上,重点讲解红外激光的使用。这类激光在临床治疗中使用最广泛,也最复杂。书中对这些激光的组织作用机制、损伤过程、激光参数设置、照射治疗方法的选择,以及如何根据适应证选择适宜的激光照射等都做了详细介绍。红外激光在临床应用的作用机制是热损伤,要想发挥激光治疗的特性和优势,就要学习如何利用激光波长特性将热损伤精准地控制在病变组织范围内,最大程度地避免伤及周围正常组织。这也是现有相关激光临床应用书籍中最缺乏的内容。

　　本书共五章,第一章对激光临床应用的特点给予了概括性地说明,使读者对激光临床应用有整体的了解;第二章除了简要介绍激光特性及产生过程外,主要讲解激光的输出、传导、工作参数等特性以及激光的生物效应在临床应用中的作用,为激光应用的操作打下基础;第三章和第四章是本书的核心,从红外激光的组织损伤机制、作用过程、影响因素等角度出发,详细介绍不同激光的不同照射治疗方法,特别是详细讲解不同激光的损伤特性和治疗中如何控制激光的损伤精度。对在临床应用中最常见的几种激光的使用进行系统的讲解,包括激光的组织特性、照射治疗中激光参数设置的特点和激光强度、组织损伤精度的控制等,还对在激光照射治疗过程中易出现的问题及解决办法做了介绍;第五章介绍激光的安全使用和防护知识,包括激光的分类及相关防护标准和措施,内容不仅有利于激光的安全使用也能消除使用者对激光的过度恐惧。

　　本书的最大特点是紧密联系临床治疗的实际,主要读者对象是临床医生和对激光使用感兴趣的读者。作者希望将自己几十年来在激光医学技术领域的学习体会、研究成果、工作经验和感悟与读者进行分享,希望能起到抛砖引玉的作用;激发临床医生进一步探究激光医学的基础理论和不断扩展激光临床应用范围的兴趣,使激光临床应用在技术上不断提高、理论上更加完善;使初学者建立完整的激光临床使用概念,使熟悉激光的读者在激光临床应用和相关的基础研究方面受到启发,找到值得借鉴或深入研究的东西。

　　本书绝大部分内容是作者从业几十年的研究结果和临床实践经验的总结以及对激光医学技术的体会,如有不当之处,望读者不吝赐教。借本书出版之机,由衷地感谢北京协和医院口腔科主任赵继志教授多年来为作者提供的发挥专长的机会;感谢李倩教授对作者的支持和鼓励;感谢肖镜莲老师对作者工作的支持;感谢龚遂先生对本书提出的建议;感谢赵宏民先生为本书的出版给予的帮助。同时对所有给予作者支持与帮助的同事和朋友表示最诚挚的感谢!

龚　卓

2022-12-30

于北京协和医院

目　录

第一章 概 论

第一节 激光临床应用的特点

各种新型激光器的不断出现带动了激光医学技术的发展,尤其是半导体激光,以其小巧、灵活、寿命长、价格低廉等优势极大地促进了激光临床应用的普及。目前,在各级医院的临床科室中都有激光应用。激光临床应用的普及使"激光医学"这门年轻的学科不断发展、壮大。

各种激光临床应用培训以及商家的产品推介等都对激光临床应用技术起到了很好的推广作用,使从前不了解激光的人也产生了使用激光的想法。但不少医生在使用激光初期通常会感到失望,因为实际使用的效果并不如了解到的或想象的那么理想。这种现象大多是由于培训过程中只注重讲解激光治疗的有效性,而忽视了具体的激光操作技术以及相关的基础理论和概念,从而使很多使用者在使用中依然感到茫然,很难体会到激光特有的优越性,因此常出现激光器购买不久便被搁置在角落里无人问津的现象。

在医疗器械中,激光器是很特殊的治疗仪器,不仅因为它是光电合一的精密仪器,更由于它种类繁多,使用或照射方法变化多端。目前激光波长的种类可以覆盖整个可见光光谱。激光的波长不同、输出方式不同、传导方式不同则使用或照射方法不同。不同类型的激光用于不同病变的照射治疗,不同波长的激光作用在组织也会产生不同的照射结果,即使是同一波长的激光,也会因为参数设置和照射方式的不同产生截然不同的结果,这就是激光使用的多样性和特异性。在临床治疗中要根据病变的特性选择相应波长、相应强度的激光照射,还要根据治疗的需要采用不同的照射方法,才能使激光特性和优势发挥出来,达到满意的治疗效果。虽然激光器的控制面板上只有几个按键控制相应的工作参数,看似简单,但它们能使激光强度和输出方式千变万化,以适应不同病变的照射。

激光用于临床治疗的一大优点就是损伤精度高,如皮肤科用激光治疗色斑、脂溢性角化、扁平疣等发生在皮肤表层的病变时,损伤深度可轻易控制在 1mm 以内;眼科用准分子激光实施的角膜成形术,角膜的祛除精度在 1μm 内。这种损伤精度不仅由激光波长决定,也是通过激光工作参数的设置控制激光输出状态,同时结合具体的照射方法共同发挥作用。

激光治疗适应证的特点是表浅,因此治疗中对组织的损伤精度要求很高。正确设置激光照射参数对提高治疗的损伤精度、减小对周围正常组织的损伤是发挥激光治疗优势的关键。影响激光治疗结果的因素很多,除了激光波长、病变性质及结构等因素外,术者对激光强度的准确控制和照射方法的正确实施都起着重要的作用。

激光照射在组织上就能将病变气化或凝固,看似很简单,实际比较复杂。如何精准地控制激光作用于病变组织而不伤害周围正常组织是非常关键的,这不仅是面积范围的大小,更主要的是指深度的控制。术者要有很强的减小激光损伤深度和减小热传导对周围正常组织产生影响的意识。了解并掌握不同波长激光的组织特性、各激光参数的作用、照射时间的控制及意义,就会有强烈的提高损伤精度的意识,才能在照射治疗中注意各种操作细节,如光斑大小与功率密度的匹配、光纤激活范围、持续照射时间的控制等,才能充分发挥激光精准治疗的优势。

有些看似成功的治疗病例,实际上违背了使用激光的初衷和操作原则,如术后创面的缝合、治疗过程中错误地使用激光止血等,从使用激光的意义来讲是失败的,误导初学者。激光使用的正确和成功体现在治疗中能充分发挥出激光的特色和优势,如:激光治疗的创面不需缝合、创面不出血、手术时间短、患者痛苦小。掌握激光的生物特性和照射的基本原理,才能理解激光治疗中需遵守的照射原则及其实际意义,才能使激光的优势得以充分体现。

表面来看,激光很轻易地祛除了病变,但是治疗结果是否真正体现出激光精准、安全、快捷的优势,完全取决于术者对激光医学基础理论的了解和对照射技术的掌握。和其他临床治疗方法一样,激光治疗有时很难做到尽善尽美,但术者应对治疗结果有正确判断,对每一次治疗进行总结,对照射过程和细节、激光波长的选择、激光强度的控制、组织损伤精度控制等方面进行反思找出失误或不足,只有不断地实践、总结经验才能提高激光使用技术的水平。

激光治疗看似简单的原因在于治疗中组织不易出血、治疗过程在很大程度上被简化;多数情况下不需要特殊器械配合,治疗中没有复杂操作;照射治疗时间明显短于传统手术。正因如此,更要求激光使用者能够熟练地利用激光波长的生物特性及激光器的工作特性,精准控制激光的损伤范围,避免伤及周围正常组织。而这一切,需要术者具备对激光适应证的界定能力、精准控制激光强度的能力、还要具有相关基础理论和基础知识,否则不仅难以发挥激光的特色和优势,甚至还可能造成医疗事故。

一、激光临床应用的通用性

激光的临床应用具有一定的通用性,不仅在于一种激光可用于不同科室,还在于对病变照射的技术原则也是相同的。对激光照射治疗而言,不同科室间激光治疗适应证的区别仅在于解剖位置不同,但病变性质大致相同,如血管性病变、纤维组织增生、黏膜组织的良性增生等;皮肤科的病变都发生在体表,而内科、外科、妇科、耳鼻喉科的病变大多发生在体内脏器或腔道内组织表面。皮肤科的病变可以直接用激光照射,而内科、外科、妇科的病变需要借助内窥镜等辅助工具通过光纤照射。但是照射时需要根据病变的深浅、大小、血运状况,选择激光波长和控制激光强度;选择切割、气化、凝固等具体照射方法;以及照射细节和整个照射过程中应遵循的原则、注意事项等一系列内容都是相同的。如,凡是发生在组织表层、没有异常血运的病变都可以选择直接气化的照射方法,既可以选用 CO_2 激光、Ho:YAG激光、Tm:YAG 激光进行非接触照射气化,也可以用 810nm、980nm 半导体激光的光纤接触气化;血运丰富的病变要用凝固照射的治疗方法,浸润较深的血管瘤要选用短波长红外激采用非接触照射;对于表浅病变的凝固就要选用波长较长的激光非接触照射或用激活的光纤点触照射,无论病变发生在哪个部位,这些具体的照射原则都是相同的。

二、激光临床应用的特异性

激光临床应用更具特异性,这是因为不同波长的激光在组织中反应状态和结果是截然不同的。不同波长、不同输出方式的激光用于不同病变的照射,才能发挥出激光的特性和优势。在红外波段的激光中,短波长激光的组织吸收率低、穿透率高、热效应弱,这类激光在非接触组织照射时不易使组织气化,但是能产生较深层的热凝固,因此不能用于表浅组织的气化照射,只能用于浸润较深的血管瘤的凝固治疗;波长长的红外激光组织吸收率高、热效应强,组织穿透率低,产生的凝固非常表浅,而且如果功率密度控制不当,很容易在凝固层表面产生气化,这类激光更多地用于气化治疗。凝固治疗要根据病变特性选择相应波长的激光,同时还要控制好照射的功率密度,才能避免出现超范围凝固或凝固过程中出现气化导致凝固失败的现象。

对病变采取气化治疗,不但要选择激光波长,还要根据波长的特点选择接触照射或非接触照射;功率或功率密度也要根据病变气化或凝固状态随时做出调整。这种在照射方法表现出来的相对特异性在任何科室的激光治疗中都是相同的。不管病变属于哪个科室的治疗范围,一旦选择激光治疗,就要遵循相关的照射原则。

在用光纤传导的激光中,不同波长的激光存在接触和非接触照射的区别,这是基于精准控制组织损伤的原则。如,810nm、980nm 半导体激光和 1 064nm Nd:YAG 激光无论用于哪个科室,只要用于软组织的气化或切割,一定要激活光纤后再接触组织才会发挥作用;Nd:YAP 激光、Ho:YAG 激光、Tm:YAG 激光要采用非接触组织的照射,否则会使激光自身的波长特性严重丧失,无法达到利用激光波长特性控制损伤精度的目的。

激光因波长的不同导致生物效应不同,而这种不同的实质是组织对不同波长激光吸收的强弱不同,因此造成了激光治疗有接触照射和非接触照射之分。凡是不需借助任何介质的作用,直接照射就能使组织气化或凝固的激光,都可以采用非接触照射的治疗方法祛除病变。在直接照射的情况下不能使组织气化的激光,需要借助激活光纤后接触组织,间接地使激光发挥气化病变的作用,也就是接触照射是波长较短、热效应较弱的激光经常被使用的照射方法。总之,不同波长的激光有不同的照射方法,用于不同的病变照射,在一定程度上体现了激光应用的特异性。

有些使用者认为激光不如宣传的那么好用,这是对激光不够了解、盲目使用的结果。使用方法不正确,必然会阻碍激光优势的发挥,更体会不到使用激光的妙处。激光应用的特异性主要体现在激光的波长和相应的照射方法与适应证有一定的对应关系,如血管性病变,应该选用短波长激光凝固照射;一般良性增生应选用波长较长的激光采用气化或切割的方法祛除;嘴唇的色素痣如果用 810nm、980nm 半导体激光以非接触照射气化祛除,很可能会造成嘴唇严重损伤导致变形;内窥镜下使用 810nm、980nm 半导体激光,若光纤激活不充分,很可能造成腔道狭窄或穿孔。

三、激光临床应用的多样性

激光在临床应用中分损伤性照射治疗和非损伤性照射治疗也叫损伤性治疗、非损伤性治疗。损伤性治疗是利用激光产生的高温,使病变组织气化或凝固,照射时组织反应强烈。非损伤性治疗不对病变组织产生破坏作用,主要用于炎性组织的理疗性照射,照射时组织反应温和、治疗没有痛感。

损伤性照射治疗主要是利用红外激光的生物热效应,使病变组织产生不可逆的热损伤达到祛除病变的目的,如通过激光的热凝固、燃烧作用使病变组织变性坏死、气化。在损伤性治疗中,由于强烈的热效应,使其他激光生物效应显得微不足道。这种治疗方法有无菌性强、不出血、手术视野清晰、精准度高、能更多地保留正常组织,以及手术时间短、创面无需缝合、病人痛苦小等优点,在表浅或小范围病变的祛除治疗中,能很好地代替传统手术刀。激光临床使用技术的复杂性主要体现在损伤性照射治疗中。

在损伤性照射治疗中,分为切割、表面气化、热凝固三种方法。根据病变特性,选择不同的治疗方法。结合治疗方法的特点选择相应波长和输出方式的激光,设置相应的输出功率,根据组织反应状况及时调节功率密度或照射强度。

激光切割的实质就是用焦点光斑气化病变组织间边界线,将病变组织分离出去;气化是用大光斑照射病变表面,利用激光产生的燃烧气化作用逐渐将病变组织祛除;凝固是将组织温度升至 100℃ 左右,使病变组织变性坏死失去生物活性,达到祛除病变的目的。每种治疗方法都在激光波长的选择、激光参数设置和具体照射等方面各有特点。这些不同的照射方法只有通过专业培训或学习才能掌握。

非损伤性治疗是指在组织未产生不可逆损伤的情况下达到治疗目的。在使用红外激光实施的非损伤照射治疗中,激光的强度必须控制在组织损伤阈值以下。激光照射组织会产生五种效应:热效应、光化学效应、压强效应、电磁效应、生物刺激效应。在非损伤照射治疗中,激光的五种生物效应或多或少地都发挥着作用,使组织内部发生有利于消炎止痛、促进伤口愈的生理变化。用于这种治疗的激光,最具代表性的就是波长为 630nm 氦氖激光和相同波长的半导体激光。它们在理疗科、针灸科、皮肤科、外科、妇科等科室的理疗性照射中被广泛使用。红外激光中,如 CO_2 激光、810nm 半导体激光、980nm 半导体激光、1 064nm Nd∶YAG 激光等需要采用大光斑、低功率密度用于非损伤性的理疗照射,同样可以取得很好的治疗效果。

四、激光在临床应用的优势

本书主要讲激光的损伤性照射治疗技术。由于激光的切割作用与传统手术刀相似,都是以直接祛除病变组织为目的,因此俗称为激光刀。激光刀的优点不仅是切割病变组织,更主要的是它能对长期药物治疗无效、传统手术无法切除的表浅病变进行气化照射,尤其是在气化祛除面积较大的表浅病变时最具优势,而且可以精准控制损伤深度。这种优势是传统手术刀和电刀不具有的。

激光在临床的应用使很多治疗变得简单轻松,大大缩短了治疗时间,减轻了病人痛苦。有些病变虽然表浅,但由于发生的部位、病变性质和局部组织结构等原因,很难实施手术切除,药物治疗又很难达到治疗效果,采用激光气化或凝固的方法治疗能轻而易举地将病变祛除,对临床治疗起到了很好的补充作用。

激光和电刀都利用了组织热效应,电刀只适合用于点、线形的损伤应用,线形的损伤产生切割作用,点状的损伤产生局部凝固止血。它的作用范围局限性强且精度不易控制。电刀对装有起搏器的病人是无法使用的,而且极板很容易造成烫伤。激光不仅没有使用电刀的禁忌和意外伤害,还可以进行点、线、面等范围的损伤治疗,尤其可以实施大面积的照射治疗,并精准控制损伤深度;同时又可以通过延长照射时间达到使损伤深度"无限延伸"、气化或凝固面积"无限扩大"的目的。这种在治疗中能灵活且精准控制损伤的独特优势受到无数临床医生的青睐。

激光能被广泛应用于临床是由于它在很多治疗中体现出的绝对优势,如在内窥镜下对体内病变组织实施的精细气化或凝固治疗、眼底病变的治疗、耳鼻喉中声带上的病变祛除、泌尿科的碎石等。使用激光不仅使手术变得更简单易行,也降低了开放性手术治疗的占比,关键是损伤精度高、创伤小,极大地减轻了患者的痛苦。

在传统的手术治疗中,大部分的时间和精力都消耗在止血上,而激光的照射治疗避免了这种消耗,使治疗变得简单快捷。激光主要用于表浅病变的祛除,创面不需要缝合,这也是激光在临床应用中的诱人之处。有些部位的病变,手术切除后出血严重,创面不易缝合,如阴茎龟头上的血管瘤、色素痣、尖锐湿疣等,这些病变在激光的气化或凝固照射下可轻而易举地被祛除,治疗简单快捷。

总之,对于表浅、多发或面积较大、不易实施手术切除的病变,用激光从表面气化或凝固即可轻松完成治疗,充分体现了激光治疗的优越性。

五、激光临床应用的局限性

用激光祛除病变组织的方法是不可能完全替代传统手术的,它的局限性在于激光不宜进行深层组织病变的切割或气化治疗。由于深层组织血运丰富、血管较粗,激光的凝固作用无法将血管封闭,难以发挥止血作用。术中一旦出血就会严重阻碍激光气化或凝固作用的发挥,激光的工作效率也会明显低于传统手术刀的切割,失去使用激光的意义;同时,深层组织的创面需要缝合,而多数激光的创面是不宜缝合的,即使缝合了创面两边也很难愈合在一起。这就是为什么激光只适合皮肤或黏膜组织的病变治疗,而不适合对皮下或黏膜下深层组织病变切割、气化治疗的原因。

激光在那些发生在空间狭小、术后不易或不宜缝合部位的病变治疗中最能体现它的优势,如口腔硬腭、咽喉部、鼻腔内、耳道等腔道器官内的表浅病变。通过光纤引导激光照射病变,使以往比较棘手的治疗变得简易。但是这些病变的治疗对损伤精度要求较高,特别是损伤深度的控制。如果损伤深度远超病变范围,甚至涉及皮下组织,使创面不得不做缝合处理,说明激光的使用有不当之处,甚至治疗是失败的。激光的精准损伤特性恰巧符合激光适应证"表浅"的特点,这也从侧面反应出激光使用的局限性。

表面上看,病变组织被激光气化或切除了、组织没有出血、麻醉下病人也没有痛感、创面无异常、治疗顺利,但术后病人长时间持续疼痛,创面愈合缓慢。如果认为这种现象是术后正常反应,那就亵渎了激光治疗技术。因为使用激光的目的就是为了减轻病人的痛苦,而治疗结果却相反。出现这种情况,说明在适应证的界定、激光波长的选择、激光强度和照射时间的控制等方面出现了失误。对激光应用的局限性有清醒的认识,才能对适应证的界定和激光的选择和具体的照射方式的选择加以重视,对激光术后有正确的判断,避免治疗中重复出现失误。

第二节　激光应用中需注意的要点

激光的使用看似简单是吸引大家都尝试临床应用的原因之一。这种"简单"是建立在正确界定适应证和选择激光、正确设置激光参数和采用正确的照射方法等基础上的。激光的使用者一定要学习使用激光的相关知识，否则，盲目使用不仅不能发挥出激光的优势，可能还会造成过度损伤，甚至医疗事故。掌握激光波长的生物特性、激光参数的组织作用特性和临床意义，以及激光的操作技巧是用好激光的基础。

学习激光使用的实质是学习如何根据病变特性选择适当波长的激光、控制激光强度，使激光在特定范围内发挥有效的破坏作用，使病变祛除以达到治疗目的。要用好激光就要了解激光作用于组织的特性和机制，如，激光的波长为什么能决定组织生物效应的强弱；激光的组织穿透率或初始损伤深度为什么决定着激光治疗的损伤精度等。掌握这些基本知识，可以深刻理解不同激光对不同病变组织照射的特点，理解治疗中激光的参数设置和意义，对发挥激光精准治疗的特性有很大帮助。

要用好激光就要学会如何界定激光的适应证，掌握不同波长激光的气化、切割、凝固等具体操作方法；学会如何调整激光强度，控制组织的气化、凝固反应的速度和深度，达到精准祛除病变的治疗目的；学会根据病变特性选择相应波长和输出方式的激光，利用激光的波长特性，采用相应的接触或非接触的照射方法祛除病变，使激光的波长特性在治疗中发挥作用。

刚开始接触激光的使用者，照射时只关注激光功率大小对病变作用的强弱，忽视对照射时间长短的控制；只注意观察组织表面的反应，忽视持续照射对靶组织周围，特别是组织纵深产生的热累积损伤。对控制损伤精度而言，照射时间是非常重要的因素。功率密度确定后，病变组织被祛除的范围以及对周围正常组织热损伤程度，受照射时间的影响。照射时间长短决定照射过程中热传导范围的大小。热传导对周围组织的影响会随照射时间的延长而增强，影响着术后周围组织的充血、水肿、疼痛等反应的强弱程度。所以照射不能只注重控制激光功率大小，更要严格控制照射时间的长短。也就是说"功率密度大小"影响治疗过程，"照射时间长短"影响术后愈合状况。

激光在组织中的穿透和被吸收是同时发生的。组织对激光的吸收强弱决定激光穿透组织的深浅和组织产生温度的高低。组织吸收激光越强，产生温度越高，激光穿透组织越表浅；组织吸收越弱，激光在组织中衰减越缓慢、穿透越深、组织升温越低越缓慢。在 CO_2 激光、Er:YAG 激光、Nd:YAP 激光、980nm 激光、Nd:YAG 激光、810nm 激光等的排序中，波长由长至短、组织吸收激光的能力由强至弱、组织升温由高至低。波长越长，组织吸收越强，升温越高，组织热反应越剧烈，反之越弱。这些特点决定了为什么有的激光采用非接触照射，有的激光采用接触照射。

红外激光在穿透组织的过程中会不断被组织吸收，导致激光强度随深度延伸逐渐减弱，组织也相应地形成由高到低的温度梯度分布。照射在组织表层的激光最强，产生的温度最高，可以使组织发生剧烈的燃烧气化。随着深度的延伸在组织不断的吸收、消耗作用下激光的强度逐渐变弱，组织升温也逐渐减弱，对应不同的温度层，组织产生气化、碳化、凝固、充血水肿等不同的热损伤反应。凡被照组织产生气化就会纵向产生这四个不同损伤状态的层次。其中气化和碳化在表层，它们的形态范围可以被直接观察到，是"显性损伤"；碳化层的下方是凝固层和充血水肿层，它们的形态范围是观察不到的，是"隐性损伤"。

发生在表层的燃烧气化反应很容易观察到，随着深度的变化激光强度衰减，虽然不能气化组织但产生的热量随着照射时间的延长逐渐积累，依然会造成不同程度的热损伤。这部分的隐性损伤经常被术者忽视，是病人术后长时间明显疼痛、局部组织明显红肿、愈合缓慢甚至组织萎缩的主要原因。由于治疗中只注意组织表面的显性损伤范围的变化,忽视了长时间持续照射产生的热累积效应,造成的热损伤使治疗效果大打折扣。红外激光在损伤性照射治疗中需要特别注意的是:不能只注意组织表面的反应,一定结合组织内部的热损伤情况,决定激光照射强度和照射时间;尽可能缩短照射时间,减轻热累积效应对周围正常组织产生的影响。这也是提高激光治疗精度的重要一方面。临床上选择脉冲激光治疗的目的之一就是减少热累积损伤。

激光使用者一定要掌握如何界定激光的适应证。适应证界定错误,很难使激光的优势和特色发挥出来,甚至造成医疗事故。适应证不仅对应着不同波长的激光,也对应气化、切割、凝固等治疗方法。照射治疗中功率密度的控制,就是对组织气化或凝固深度和反应速度快慢的控制。接触与非接触照射的选择、光纤的激活状态、工作尖的选择都与适应证或病变的特性都有对应关系,决定最终的治疗效果。如 810nm 半导体激光非接触照射的适应证以血管性病变为主;而这类病变不是接触照射的适应证。

病变特性要符合发挥激光的组织特性和照射特点要求,或者反过来讲,激光的组织特性和照射特点要适合病变的治疗,这样才能将激光特性和优势在治疗中发挥出来。

第二章 激光基础知识

第一节 激光的特性与产生

一、激光的特性

激光的英文"laser"由"light amplification by stimulated of emission of radiation"各词的首字母组合而成,原意为"受激辐射光放大",钱学森先生将其翻译为"激光"。由于激光的"激"字,以及港澳地区将其音译为"镭射",常使人们误以为激光是放射线。

实际上激光与我们日常生活的普通光本质是一样的,都在电磁波谱的同一范围内见图 2-1-1,不像人们想象的具有放射线特性。但是激光的单色性、方向性和相干性是普通光不具有的。

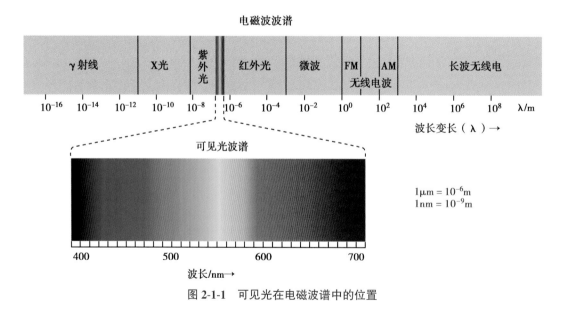

图 2-1-1 可见光在电磁波谱中的位置

激光与普通光的不同源于他们产生机制和过程不同。激光是受激辐射产生,普通光是自发辐射产生(图 2-1-2)。激光与普通光之间的同异犹如军队与普通人群。激光的单色性、方向性就像军队,军人穿着颜色款式一致的制服,行动一致,步伐一致,在纪律的约束下统一行动,有很强的约束性;普通光没有方向,发散的、无色的混杂光就像普通人群,人们身着五颜六色、形式各异的服装,男女老少毫无约束自由行动,是混乱无序的。但是无论军人还是普通人,都是人。军人是从普通人群中挑选出来组成军队。激光就是通过特殊方式把特定波长的光子挑选出来,再用特殊方式集中释放出去。

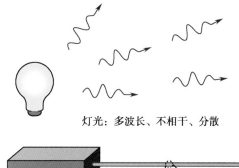

灯光:多波长、不相干、分散

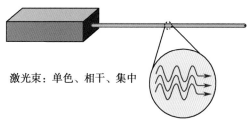

激光束:单色、相干、集中

图 2-1-2　激光与普通光的同异

激光在各个领域(如,金属加工、信息通信、激光武器、航空航天、临床医疗等)得到广泛应用就是基于激光的三大特性。

要弄清激光的单色性和方向性的特点,首先要了解光的本质和产生过程。

光的本质是电磁波,具有波的特性也有粒子特性。波动性体现在激光有波长,有频率,能产生干涉和衍射现象;粒子性体现在光有能量和质量,可被吸收,如物体被阳光照射会变热。

光的最小单位是光子,光子的能量大小体现在光子的频率或波长上,它们的关系如公式 $E=h\nu$,其中 E 代表光子的能量,ν 代表光子的频率,h 代表普朗克常数($h=6.626 \times 10^{-34}$Js)。光是电子从高能级轨道向低能级轨道辐射时释放的能量。一个电子释放一份能量,这份能量就是光子。$\Delta E=E_2-E_1$,E 代表不同轨道上的电子具有的能量。从公式中可以看出一个电子在不同的轨道间辐射,就会释放不同能量的光子。

光子的能量不同就会具有不同的频率,表现出不同的颜色。光子的能量能级越大频率越高,波长越短,如紫色光。激光与普通光的差异源于前者的受激辐射发生在相同能级的电子轨道间,产生相同能量和频率的光子;后者的自发辐射发生在不同能级的电子轨道间因此产生不同能量和频率的混杂光子。

二、激光的产生

原子内电子获得能量后,会从稳定的低能级轨道跃迁到高能级轨道,但电子在高能级轨道上极不稳定,会在没有任何外界因素的作用下瞬间辐射回到稳定的低能级轨道,并释放出多余的能量,这个能量就是光子。一个电子辐射释放一个光子。如一个电子从能级较高的电子轨道 E_2 辐射到能级较低的 E_1 轨道上,它释放出的光子能量 ΔE 就是 $\Delta E=E_2-E_1=h\nu$。光子能量越高,光的频率越高。电子辐射释放的光子能量与发生辐射的电子轨道能级有关。发生辐射的能级 E_2 越高,电子释放的光子的能量越高。自发辐射会发生在不同的高能级轨道,因此辐射后释放的光子能量大小不同,频率不同,所以光的颜色不同。不同的光混杂在一起组成无色的普通光。在自发辐射中,光子发射过程不受任何约束,所以产生的光子向整个空间发散。

激光是受激辐射产生的,顾名思义,受激辐射就是高能级轨道的电子受特殊的光子碰撞激发产生的辐射(图 2-1-3)。产生受激辐射需要两个条件:①要有一个特定光子,这个光子的特性与要产生的激光的光子特性相同,这个光子就是激发位于特殊高能轨道电子的"星星之火";②原子中有一种特殊的高能级轨道,比其他的高能级轨道稳定,电子在这个轨道上停留的时间比在其他高能级轨道长三个量级,被称为亚稳态轨道。具有亚稳态电子轨道是激光介质的内在特性,否则是不能产生激光的。具有亚稳态轨道才能使激光介质内部形成粒子数反转分布。所谓粒子数反转分布是指处于高能级状态的粒子数多于处在低能级状态的粒子数,这种状态也被称为激光介质的激活。这种反转状态的实质是大多数电子都处在亚稳态高能级轨道上。

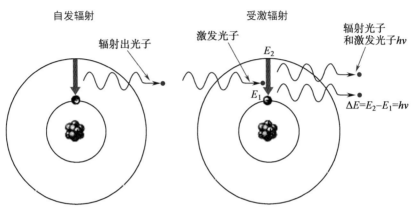

图 2-1-3 电子的自发辐射和受激辐射示意图

产生激光的受激辐射发生在这个亚稳态轨道上。由于能级轨道相同,释放出的光子能量相同,相同的能量意味光子频率相同、波长相同,激光颜色单一。在激光产生和放大过程中,只有沿着激光腔轴线运动的光子才能持续发生受激辐射,产生更多的光子。当光子增加到一定数量,激光达到一定强度时,就会沿着激光腔轴线从激光腔输出端发射出去,所以激光是成束状发射出来的,表现出很强的方向性。

(一) 产生激光的三要素

激光的产生需要具备三个条件:激励源、激光介质、谐振腔(激光腔),见图 2-1-4。

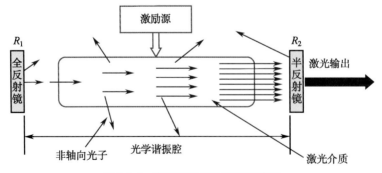

图 2-1-4 激光腔的结构原理示意图

1. **激励源** 激励源给激光介质提供能量,使介质内电子获得能量跃迁到高能级轨道上,并聚集在亚稳态轨道形成粒子数反转,为激光的产生做准备。

不同类型的激光有不同的激励方式。在临床应用的激光中,多数都是光激励或电激励。例如 Nd:YAG 激光、脉冲 Er:YAG 激光、Ho:YAG 激光等固体激光,都是用闪光灯作为激励源。目前也有用半导体激光作为激励源的,这就是光激励。它是用强光照射激光介质,使内部的电子获得能量跃迁到亚稳态轨道上并形成粒子数反转。气体激光大都是电激励,如 CO_2 激光、准分子激光、He-Ne 激光,它们的介质在电压、电流激励下产生激光。半导体激光多数属电激励,但所需电压,电流要明显小于气体激光。

2. **激光介质**　是激光器中产生激光的物质,它位于激光腔的两个反射镜之间。激光介质决定激光的波长。不是任何物质都能产生激光。物质内部的原子具有亚稳态电子轨道才能产生激光,只有亚稳态电子轨道存在,电子才能跃迁到这个特殊高能级轨道上聚积起来,最终形成粒子数反转使受激辐射产生激光成为可能。粒子数反转也被称为激光介质的激活。激光介质从形态上讲有固态、气态、液态等。传统上经常以激光介质的形态将激光器分为:气体激光、固体激光和液体激光等类型。如 Er:YAG、Nd:YAG 激光等的发光介质是掺铒或钕离子的钇铝石榴石晶体,故被称为固体激光。CO_2 激光因 CO_2 为气态故被称为气体激光。液体激光就是染料激光,它的发光介质是被溶于有机溶剂的染料,由于是液态物质所以燃料激光被称为液体激光。

3. **激光腔**　也叫谐振腔或共振腔,它的结构很简单,由两片反射镜组成(图 2-1-4)。R_1 代表全反射镜,它的光反射率达百分之百;R_2 代表半反射镜,其反射率只为百分之九十几,是激光腔的输出端。这两片反射镜相互平行,分别位于激光介质两端,并垂直于激光介质的轴线,同时它们的中心与激光介质轴线重合。激光腔的作用是使激光光子在两个反射镜间经激光介质来回反射,不断产生新的受激辐射,使光子数量持续增加,最终形成激光束从半反射镜端发射出去。激光腔体分内腔式和外腔式,固体激光多是外腔式,气体激光多为内腔式。

(二)激光的产生过程

物质内部的基本结构是原子或分子,这些粒子自身具有的能量大小,由内部的电子所处的运动轨道能级的高低决定。通常情况下,电子都在稳定的低能级轨道上运动,这时激光介质及基本粒子都处于稳定状态,当介质受到外来能量激励时,内部电子在外来能量的激发下从低能级轨道跃迁到高能级轨道,也就使激光介质的基本粒子从低能级态转为高能级态,由于电子在亚稳态轨道能停留一段时间,所以会产生累积效应,介质内基本粒子处于高能态的数量也随之增加。在外界能量持续激发下,越来越多的基本粒子随着电子向亚稳态轨道跃迁聚集,最终形成高能态的粒子数大于低能态粒子数的分布,而自然状态下,物质内部都是低能态的粒子数远远大于高能态的粒子数。这种在外界能量激发下,形成粒子数反转状态的被叫做激光介质的激活,为产生激光做好了准备。

当激光介质处于激活状态,亚稳态轨道上的电子若受到一个特殊的光子激发,就会产生受激辐射返回到低能级轨道,同时释放一个与入射光特性相同的光子。此时新旧 2 个光子再去激发亚稳态轨道上其他 2 个电子,这 2 个光子又会产生新的受激辐射并释放 2 个新光子,这样新旧 4 个光子,再继续激发其他电子,使 4 个光子可变为 8 个,8 个变为 16 个,16 个变为 32 个、64 个……如此放大下去,光子数量不断增多。

要产生足够的光子以形成激光就需要持续产生受激辐射。这个任务就由激光腔内的反射镜完成。沿着激光介质轴线运动的光子遇到反射镜会被反射回激活的介质内产生新一轮的受激辐射,使光子数量进一步增加。这样,光子在反射镜的作用下经过激活介质不断地来回反射,每次经过介质都会引发新一轮受激辐射,产生更多光子,最终使光子达到足够的数量从输出端(半反射镜)发射出来,形成激光束。

在激光的产生过程中,受激辐射决定了激光的单色性和相干性;光子始终在激光腔轴线区域往返运动决定了激光的方向性。

(三)激光光束和光斑的特点

由于多种物理因素,激光光束并不是完全平行的。它有一定的发散角,不同种类的激光发散角不同,有的只有几毫弧(1m 弧 = 0.057°),有的十几度。激光束发散角的大小与激光腔的结构有关。

激光腔体越长光束发散角越小,腔体越短,激光束发散角越大,如半导体激光腔体短激光束的发散角能达到 20°~30°。

激光的光斑不是均匀的,内在强度有高斯分布特点,即中心最强,周围逐渐减弱,从图 2-1-5 可以看出,组织凝固深度与激光强度的分布曲线变化趋势基本一致。激光照射形成的凝固中心最深,周围逐渐变浅,说明随着激光强度的减弱穿透组织的力度也减弱,产生的热凝固深度变浅。

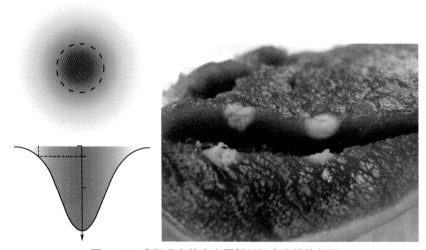

图 2-1-5　高斯分布的光斑照射组织产生的热凝固

激光光斑的不均匀性在大光斑照射时表现最为明显。例如当用较大光斑气化病变组织时,能观察到光斑中心的组织气化充分,而光斑周边组织气化力度逐渐减弱,甚至不能产生气化,表现为光斑内组织反应强度明显不同。这种不均匀性在美容照射中会导致祛除色斑深浅不一。

在进行微观研究的照射中,由于光强不均匀,使光斑内照射结果产生明显差异,无法得出正确的结果,因此照射前需要将光斑做均匀性处理后,再进行照射。为了克服光强不均匀的弱点,需要控制好功率密度、光斑大小及光斑移动速度,在非连续照射时,光斑间要有一定范围的重叠,这样才能保证照射创面的平整,否则会出现很多弹坑状小凹陷。美容激光都采用像素或点阵光斑及各种扫描照射,目的之一就是克服激光光斑强度不均匀的缺点。

第二节 激光的工作特性

一、激光的输出方式(工作方式)

激光的工作方式或输出方式有三种:连续输出、断续输出、脉冲输出,见图 2-2-1。

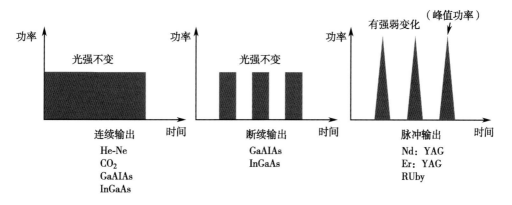

图 2-2-1 三种激光输出方式的光强变化波形示意图

连续输出:激光持续发射,而且在发射过程中激光强度不发生变化。临床使用的 Tm:YAG 激光、CO_2 激光、He-Ne 激光、810nm 和 980nm 半导体激光等都属于连续输出激光。虽然有些连续激光配有断续输出功能,但是它们的基础工作方式是连续输出。有些激光既可以做成连续输出也可以做成脉冲输出,如 Nd:YAG 激光、Ho:YAG 激光、Tm:YAG 激光、Er:YAG 激光、CO_2 激光等。

断续输出:激光间歇发射,在发光的时间内光的强弱不随时间变化。这类激光多是在连续激光内特别设置的输出方式,以增加治疗的精度、减轻热累积损伤。810nm、980nm 半导体激光的脉冲输出模式就是断续输出。

脉冲输出:激光间歇发射,而且在每次发光过程中,激光强度会随时间有由弱变强再由强变弱的变化过程。激光最强时称为脉冲的峰值功率。临床上应用比较广泛的脉冲激光有 CO_2 激光、Er:YAG 激光、Nd:YAG 激光、Ho:YAG 激光、Nd:YAP 激光、准分子激光、翠绿宝石激光和红宝石激光等。

连续激光的照射时间是人为控制激光器的脚闸开关实现的,这有利于控制激光气化或切割组织的效率。但是人为控制照射,反应比较迟缓,因此损伤精度较低。连续激光在损伤性照射治疗中主要用于组织气化和凝固照射,相比脉冲激光的瞬间爆破,燃烧气化是激光能量的缓慢释放过程,因此在连续激光的照射过程中组织内热传导作用明显,靶组织周围很容易产生一定范围的热凝固,正是这部分热凝固发挥了连续激光的止血作用。

断续输出和脉冲输出虽然都是间歇输出激光,但是根本区别在于前者没有光强变化,后者有非常强烈的光强变化。从波形示意图可以清楚地看出两者的区别。间歇输出激光的优点之一是可以减轻治疗中的热累积损伤。间歇输出的激光照射不仅可以使被照组织获得散热时间、减少热累积,还能通过缩短持续照射时间,提高组织的耐受温度、减小热损伤范围、提高损伤精度、减轻病人术后的痛感。连续激光在断续输出时不能产生峰值功率，无法使组织产生爆破效应，因此不能用于祛除硬组织病变。断续输出激光不仅有宽泛的频率调节，还可以在脉冲内部进行占空比的调节，也就是照射时间和间歇时间的比例调节。断续照射的频率从几赫兹到几万赫兹甚至更高。但对临床治疗而言，断续频率太高就失去了使用间歇照射的意义。根据组织的热弛豫时间调节激光的间歇时间（占空比）能更好地发挥减轻热损伤的作用。

脉冲激光主要特点是能产生瞬间的高强度峰值功率，这是区别于断续激光的关键。脉冲激光应用特点是能使无法燃烧的硬组织产生爆炸，达到祛除硬组织病变的目的。同样，脉冲的间歇照射为组织提供了散热时间，减弱了热累积效应，大大减轻了周围组织的热损伤。对软组织而言，瞬间的高峰值功率提高了激光的组织穿透深度，但剧烈的爆破反应很难发挥激光的止血作用。在损伤性照射治疗中可以通过调节脉冲能量和脉宽，控制爆破强度，提高激光的损伤精度，在美容照射中能提高选择性损伤的治疗效果。

二、激光的传输方式

从激光器发出的激光束是笔直的，很不方便照射，需要通过特殊手段将激光束引导到需照射的位置。激光束的传输方式主要有三种：光导纤维、导光臂、导光管。

1. **光导纤维**　简称光纤，是将石英拉成细丝而成。光纤细而软、轻便灵活，可以将激光光束引导到任何位置。特别是可以通过内窥镜将激光引入体内进行照射。不是所有激光都能通过光纤传输，波长大于 2 400nm 的激光都无法用光纤传输，如波长 10 600nm 的 CO_2 激光和波长 2 940nm 的脉冲 Er:YAG 激光只能用导光臂、导光管或波导管等方式传输。

光纤传导出来的激光光束是有一定发散角的。不同的激光器，不同的光纤，传导出的激光束的发散角度大小不同。照射治疗中可以通过改变照射距离来调整光斑大小，以控制功率密度，进而控制组织反应状态。光纤细而柔软弯曲半径达 1cm，能满足在狭小空间内转向照射的要求，尤其是在内窥镜下的激光照射。

2. **导光臂**　俗称关节臂，它由多节铝合金管组合而成，各关节间互成 90° 对接，且可 360° 旋转，多关节的共同作用使整个导光臂可做任意的三维旋转。在每个关节内都有以 45° 角放置的反光镜。导光臂的轴线与激光腔的轴线是重合的，激光束从激光腔发射来直接进入导光臂，再通过各关节内的反光镜接力反射，把激光束传输到导光臂的输出端口，这样笔直的激光束变得"柔软"，可以做任意方向的三维照射。激光束到达输出端口时要经内置的凸透镜聚光后再发射出来，因此导光臂传出的激光是聚焦光，焦点位于距输出端口 10~15mm 处。焦距外光斑的大小可随照射距离的远近发生改变，见图 2-2-2。

3. **导光管或波导管**　用特殊材质制成的可弯曲的空心管，管的内壁有可以反射红外激光的反光层（图 2-2-3）。激光从谐振腔反射出来直接射入导光管内，在管腔内壁反光层的作用下将激光传导出来，这样随着导光管输出端的运动改变激光的照射方向。使笔直的激光束变得"柔软"，可以随意改变照射方向。

不同的传输方式和传输过程，造成传出的激光束状态不同。光纤的传输过程是：激光束从激光腔发出，立即被凸透镜聚焦后射入光纤的输入端，再通过光纤内的全反射作用将激光传导出来。这种传输过程导致光纤传出的激光束有一定的发散角度。照射时可以通过调整照射距离来控制光斑大小，照射距离越远光斑越大，距离越近光斑越小，光纤接触组织时才能得到最小光斑，此时功率密度也是最大的。只有接触组织切割才能得到最窄的切口。

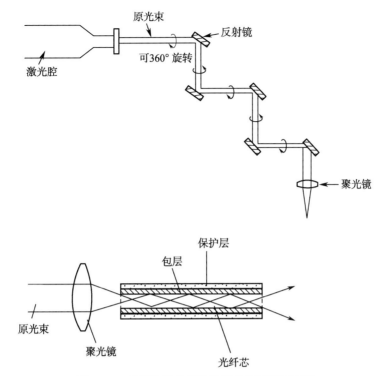

图 2-2-2 光纤和导光臂传输激光的原理示意图

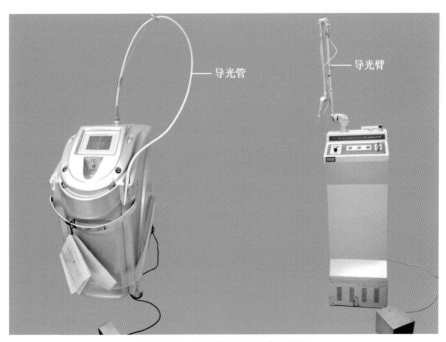

图 2-2-3 导光管和导光臂实物图

三、激光的种类及命名特点

激光种类繁多,应用非常广泛。就波长而言,用于临床治疗的激光仅有十几种,但激光器名称多得让人眼花缭乱。有些激光被赋予的新奇的名称总让人误以为又诞生了一种新型激光器。如果对激光器的命名方式不了解,在选择激光时就会不知所措,很容易被人误导。了解了激光命名的特点和规律,就会从激光产品名称中得到一些有关激光器特性的信息,对激光器有正确的初步认识,在选择激光时不至于盲从。

传统上,激光器直接以激光介质的名称来命名,如 CO_2 激光、氦氖激光、氮分子激光、金蒸气激光等,这种命名方式能直接反应出激光的本质,即激光的波长,使人快速联想到激光的物理和生物特性。随着激光技术和应用领域的不断提高和扩展,激光的命名方式也发生了改变,更注重突出体现激光器的技术特征或应用特点,如超脉冲激光、飞秒激光、像素激光或点阵激光等。实际上,这些激光本质大多是 1 064nm 波长的 Nd:YAG 激光、10 600nm 波长的 CO_2 激光或 2 940nm 波长的 Er:YAG 激光等,只是为了突出在脉冲输出技术上的特点或凸显激光的应用领域,刻意以相关的技术名称来命名激光。选择激光时不要被新奇的名称迷惑,无论什么名称的激光,首先要了解激光的发光介质或波长。医学激光应用与其他领域不同,激光的波长决定组织的损伤特性,直接影响着治疗结果,所以对激光波长特性的了解比了解激光技术特点更重要。

激光的命名有多种方式,传统习惯以激光介质命名,现代方式是以激光的技术特点或应用特点命名;也会根据激光介质的形态、输出方式、强弱特点将激光划分成不同的类别,如以输出方式将激光分为连续激光和脉冲激光;根据发光介质的形态,分为固体激光、气体激光、液体激光、半导体激光;从激光作用组织的强弱和是否产生不可逆损伤,分为强激光和弱激光,或俗称硬激光、软激光;为了强调激光照射光斑的特点,可将激光称为像素激光、点阵激光;为强调脉冲激光技术水平或特点,就有了飞秒激光或皮秒激光,以及目前第三代的激光技术产生的光纤激光。

这些命名方式大都为了突出激光介质特性或技术特点,但都不能从本质上反映激光的波长特性。传统的激光命名能直接体现激光波长特性。如 CO_2 激光能很快使人联想到这种激光的波长是 10 600nm,具有热效应强、组织穿透率低、作用组织时会产生强烈的气化作用等生物特性,同时也可以联想到它的应用范围。若叫"飞秒激光",只能了解它是脉冲激光、激光的脉宽很窄、能产生很高的峰值功率、并不包含最根本的激光波长及生物特性的信息,依然不能明确它在临床治疗中的具体应用范围,最多可以联想到美容方面的应用。因此遇到这种情况一定要再进一步问清激光的介质和波长等相关信息,从本质上了解了激光才能决定激光的应用范围。

以 Nd:YAG 激光为例,它的工作介质是固体的,所以可以被称为固体激光;它既能做成脉冲输出,也可以做成连续输出,所以有连续 Nd:YAG 激光和脉冲 Nd:YAG 激光之分;如果脉宽能达到飞秒水平可以把它称为飞秒激光;如果照射光斑具有点阵或像素的状态特征以突出适应美容照射,可称为点阵激光或像素激光。这些突出激光某方面特点的命名方式,是为了适应不同应用领域的需要。

了解激光器的命名特点,有利于分辨激光类型,在选择激光器时更有自主性。表 2-2-1 是临床广泛使用的激光。

表 2-2-1　临床常用激光

激光器类型	工作介质	波长/nm	输出方式	最大输出功率（能量）	应用范围	作用机制
气体	He-Ne	630	连续	100mW	理疗、中医、美容	生物刺激
	Ar+	480、514	连续	6W	眼科、皮肤科	光化学、热效应
	ArF	193	脉冲	200mJ	眼科	光化学效应
	XeCl	308	脉冲	200mJ	皮肤科	光化学效应
	CO_2	10 600	连续	50W	皮肤科、外科、妇科美容、口腔科、泌尿科	热效应
固体	Nd:YAG	1 064	连续、脉冲	30W、400mJ	外科、皮肤科、口腔科	热效应
	Nd:YAP	1 340	脉冲	200~500mJ	泌尿科、骨科、口腔科	热效应
	Ho:YAG	2 100	脉冲	2J	泌尿科、外科	热效应
	Tm:YAG	2 000	连续	100W	泌尿科、外科	热效应
	Er:YAG	2 940	脉冲	1J	口腔科、皮肤科美容	热效应
	Er.Cr:YAGG	2 780	脉冲	1J	皮肤科美容	热效应
	Ruby	690	脉冲	2J	皮肤科美容	热效应
	翠绿宝石	755	脉冲	1J	皮肤科美容	热效应
半导体激光	GaAlAs	810	连续	60W	外科、内科、口腔科、耳鼻喉科、皮肤科、泌尿科	热效应
	InGaAs	980	连续	30W	外科、内科、口腔科、耳鼻喉科、皮肤科、泌尿科	热效应
液体激光	Dye	250~1 500	连续、脉冲	5W	皮肤科美容	光化学、热效应

四、激光的工作参数

用特定名称和数值体现激光的工作状态，通过改变这些数值来控制激光的强弱，这就是所谓的激光参数。如用"功率"表示激光器输出激光的强弱。不同类型的激光有不同的工作参数，如脉冲激光用脉冲能量表示激光输出的强弱。了解参数的意义和掌握参数的应用，能使术者更好地控制激光，达到精准祛除病变的目的。

（一）连续激光的参数

1. **功率**　在连续输出的激光中表示激光的强弱，用功率（P）表示，单位是瓦（W）或毫瓦（mW）。

2. **能量**　是指一定时间内激光输出或照射的总量，用能量（E）表示，单位焦耳（J）或毫焦（mJ）。它是激光功率乘以照射时间，即：$E=P \times t$（功率 × 时间）。

3. **功率密度**　单位面积内的激光功率，即一平方厘米面积内激光的功率。激光的输出功率除以光斑面积。单位：瓦（W）或毫瓦（mW）、功率密度 Ps，（W/cm²）$Ps=P/S$。$S=\pi r^2$，r 为光斑半径，S 为光斑面积，单位是平方厘米（cm²）。激光光斑大多为圆形，有个别激光光斑是长方形。当激光器的输出功率设定好之后，功率密度直接由光斑的面积大小决定。如：激光输出 4W,光斑直径 2mm,此时功率密度为 4W/(0.1cm×0.1cm×3.14)=127W。若光斑缩小为直径 1mm,功率密度为 512W。光斑直径缩短一倍激光功率密度可增加 4 倍,由此可以看出光斑面积的大小对激光强度的影响。

(二)脉冲激光的参数

1. **能量**　一定时间内激光输出或照射的总量,单位焦耳(J)或毫焦(mJ);在脉冲输出型激光中,能量是脉冲能量、脉冲频率、照射时间三者的乘积:即能量 = 脉冲能量 × 脉冲频率 × 照射时间。

2. **脉冲能量**　激光器发射一个脉冲时的激光能量,体现脉冲激光输出的强弱。单位为焦耳(J)或毫焦(mJ)。

3. **脉冲频率**　一秒内激光发出的激光脉冲数,单位是赫兹(Hz)。

4. **脉宽**　一个激光脉冲的持续时间的长度,单位:毫秒(ms)、微秒(μs)、毫微秒(ns)、皮秒(μμs)、飞秒(mμμs)。

5. **脉冲能量密度**　指单位面积内的脉冲能量,即:脉冲能量 ÷ 光斑面积。光斑面积(S)单位是平方厘米(cm^2)。

6. **能量密度**　单位面积内总的激光照射量。焦耳 / 每平方厘米(E/S)。

7. **平均功率**　是指一秒钟内所有脉冲能量的总和,即:脉冲能量 × 频率。

8. **峰值功率**　激光脉冲输出过程中强度最高的功率值,即:脉冲能量 ÷ 脉宽。

在脉冲激光的照射中,除脉冲能量或脉冲能量密度的大小决定组织反应的强弱外,脉宽和脉冲频率同样发挥着非常重要的作用。脉冲激光参数的使用相对比较复杂。同样的脉冲能量、不同的频率、不同的脉宽对组织的作用结果有很大差异。

五、各激光参数的临床意义

(一)功率

连续输出的激光强弱用"功率"表示。功率值的大小只代表激光器输出激光的强弱,在一定程度上影响被照组织反应的强弱,但不是决定因素。它是通过术者调节激光器控制面板上的旋钮或按键来控制的。照射光斑固定不变的情况下,激光输出的功率越大,激光作用于组织的力度越强,功率密度越大,被照组织的气化、切割、凝固反应越剧烈。严格地讲,激光器自身显示的激光功率值并不准确,需要用激光功率计校准。正确的激光照射剂量的计算要以激光功率计测得的数据为准。

用于非损伤照射治疗的连续激光,输出功率多在毫瓦级,如十几毫瓦、几十毫瓦,最大有几百毫瓦,如理疗科常用的 630nm 半导体激光。用于损伤性治疗的红外激光,输出强度都在瓦级,一般在几瓦、十几瓦、几十瓦,如 810nm、980nm 半导体激光大都在 10~60W 左右。通用型的 CO_2 激光大都是 30W 或 40W 左右,这些激光常被用于表浅病变的切割、气化、凝固等治疗。在临床使用的激光中,输出功率最高的是 Tm:YAG 铥激光,为百瓦级,主要用于前列腺增生及膀胱肿瘤的气化或切割治疗。

(二)功率密度

激光功率密度表示照射光斑的激光强度,当激光输出功率一定时,光斑大小的变化可以改变激光的功率密度,进而改变激光对靶组织的作用强度。从光纤端口传出的激光有一定的发散角,因此改变照射距离,可以改变光斑大小。照射距离越近光斑越小,功率密度越大,组织反应越剧烈,激光穿透组织越深;反之,照射距离越远,光斑面积越大,功率密度越低,激光穿透越浅,组织反应越弱、越缓慢。治疗中通过调整光斑大小来控制功率密度,进而达到控制组织反应强弱和深浅的目的。激光输出功率再大,光斑大小控制不好,没有形成足够的功率密度,照射时间再长,也不会使组织产生有效反应。功率密度是决定组织反应强弱的主要因素,在探讨激光的照射剂量时,必须表明功率密度值。

用导光臂或导光管传输出来的激光束是先聚焦再发散,功率密度也是通过调整照射距离、控制光斑大小实现的。离焦点越远,光斑越大,功率密度越小,组织反应越弱;反之,离焦点越近,光斑越小,功率密度越大,组织反应越强。焦点光功率密度最强,常用于切割组织。即使输出功率不大,但可以通过缩小光斑面积得到足够强度的功率密度,使组织产生燃烧。导光臂和导光管传输的激光是非接触照射,在控制功率密度方面比光纤更灵活。

在非接触照射中,功率密度是通过改变照射距离调整光斑大小或激光输出功率的大小来控制的;在接触照射中,除了调整激光输出功率外,只能通过更换不同直径的光纤来改变功率密度。在不改变光斑大小和光纤直径的情况下就要通过调节激光器的输出功率来控制功率密度,这种方法不仅被动,还受激光的额定功率限制。控制"功率密度"是临床激光照射技术的核心。

(三) 能量

能量是指在一定时间内做功的总量。对激光照射而言就是一定时间内照射总量。在连续激光中,能量值由激光输出功率乘以照射时间得出。能量大小与激光功率大小和照射时间的长短有密切关系:功率一定时,照射时间越长激光输出或照射能量越大;照射时间一定时,激光功率越大能量越大。这里的激光功率是指激光器输出功率。照射能量相当于激光输出能量。对临床治疗来讲,能量只代表照射量,不代表激光强度,因此不能决定照射的有效性。在脉冲激光中,能量是指在照射时间内所有脉冲能量的总和,即脉冲能量乘以脉冲频率和照射时间。与连续激光一样,这种照射总量在未明确脉冲能量密度时,不能确定照射的有效性。

(四) 脉冲能量和脉冲能量密度

脉冲能量是指一个激光脉冲具有的能量,体现脉冲激光输出的强弱。同样,"脉冲能量"只体现激光器输出的强弱,不代表激光对组织作用的强弱,更决定不了组织反应状态。脉冲激光照射的有效性与光斑大小密切相关,也就是脉冲能量密度。脉冲能量密度是最终决定照射靶组织有效性的因素。脉冲能量输出确定后,激光对组织作用的强弱就由照射光斑的大小决定。

特别需要注意的是,在表达脉冲激光的照射剂量时,绝不能简单地用"能量"代替"脉冲能量"来表示脉冲激光输出强度。它们是截然不同的概念。"能量"代表量的大小;"脉冲能量"代表激光器输出激光的强弱,一个表示总量,一个表示强度,两字之差,意义截然不同,这一点比连续激光更容易混淆。"能量"与时间有密切关系。

照射在组织上的脉冲激光强度要用"脉冲能量密度"表示,或者在表明"脉冲能量"的同时说明照射的光斑大小,这样可以间接体现出脉冲能量密度,是正确表达脉冲激光照射强度或照射剂量的方法。组织对激光的反应有一定的阈值,这个阈值对连续激光而言是以"功率密度"为标准,对脉冲激光而言是以"脉冲能量密度"为标准,若这两个强度值小于损伤阈值,即使延长照射时间也不能使组织产生临床所需的病理或生理意义上的损伤。因此,研究脉冲红外激光的组织效应时,不能以激光"能量"为照射强度参量。只有在表明了功率密度或脉冲能量密度的前提下,照射结果才有研究或统计意义,才具有可重复性。功率密度或脉冲能量密度值越大,组织反应越明显越剧烈。在有效的功率密度和脉冲能量密度下,照射时间越长,能量越大,激光损伤范围越大。

"功率""脉冲能量"代表激光器输出激光的强弱;"功率密度""脉冲能量密度"代表照射靶组织的激光强弱。

(五)脉冲频率

脉冲频率是指一秒钟内发射激光脉冲的次数。也是一秒钟内组织接受激光照射的次数。从激光的热效应而言,脉冲频率越高,脉冲间隙时间越短,组织热累积效应越强,所以在照射软组织时,高脉冲频率能增强软组织的燃烧作用,有利于提高凝固止血作用。脉冲频率低,脉冲间歇时间长,组织有更多的散热时间,虽然减弱了热累积损伤,但不利于软组织的凝固止血。治疗中脉冲频率的高低要根据病变的性质以及选择的爆破、气化、凝固等治疗方法的需要决定。医用脉冲激光的频率调节范围大多在 5~60Hz 之间。在硬组织照射中,脉冲频率过高会导致热累积作用增强,使脉冲激光的优势丧失。脉冲频率在软组织中的作用表现比在硬组织中更明显。在硬组织的照射中,频率的调节范围一般在 5~15Hz 之间,在软组照射中频率范围在 1~60Hz 之间。在激光美容治疗中,对太田痣、鲜红斑痣、文身等虽然是软组织照射,但为了强化选择性损伤的作用,脉冲频率一般在 1~5Hz 之间,甚至用单脉冲。在脉冲激光的照射治疗中,不同组织的照射对脉冲频率的要求有明显的不同。要根据病变特性和治疗方法以及照射过程中组织的具体反应,设置或调整脉冲频率的高低。

(六)平均功率

平均功率 = 脉冲能量 × 脉冲频率。当脉冲能量和脉冲频率两个参数分别设置好后,激光器的控制面板上就会显示这个参数。平均功率体现脉冲激光输出的强弱状态,也是一秒钟内输出脉冲能量的总和。平均功率对照射治疗只起参考作用,虽然对组织反应强度有一定影响,但决定不了组织的反应特征,如,气化还是凝固。

在平均功率中,脉冲能量和脉冲频率两个变量分别决定被照组织的反应结果,脉冲能量又是最主要的因素。脉冲能量强度不足以使组织产生爆破时,多高的频率也无济于事。换言之,再高的平均功率,只要脉冲能量强度不够,照射也会失去意义。不能单纯以平均功率值作为控制组织反应状态的强度参数。以爆破作用为例,相同的平均功率下,以高脉冲能量、低脉冲频率的设置照射比低脉冲能量、高脉冲频率照射的爆破力度更强,祛除硬组织效率更高。同样,在软组织照射中,相同的平均功率,脉冲能量和脉冲频率的搭配不同,组织的反应明显不同:高脉冲频率、低脉冲能量可以很明显增强组织的气化或凝固反应,减弱爆破反应;而低脉冲频率、高脉冲能量时组织的爆破反应会明显增强,治疗中就会造成组织出血。

在脉冲激光的参数设置中,平均功率值只是脉冲能量和脉冲频率设置后的结果,单纯设置平均功率没有实际意义,它不能改变被照组织的反应特性。如在脉冲 Er:YAG 激光的应用中,脉冲能量 100mJ、频率 40Hz 和脉冲能量 400mJ、频率 10Hz 两种不同的组合,虽然平均功率都是 4W,但前者适用于软组织照射,止血作用很明显;后者适合硬组织照射,若用于软组织照射就会引起组织出血,因为后者的设置会产生很强的爆破作用。所以脉冲激光的平均功率只是体现脉冲激光某一时刻的输出强弱状态,不能用它来控制和体现脉冲激光对组织作用的强弱和特性。

（七）脉宽

脉宽是一种俗称,正确的名称是脉冲持续时间。脉宽的叫法来自示波器中脉冲波形宽度,而这个宽度就是脉冲的持续时间。时间越短,激光能量被压缩的程度越大,形成瞬间的峰值功率越高。例如 100mJ 的脉冲能量,当脉宽变为 200μs 时,峰值功率为 500W;当脉宽是 100μs 时,其峰值功率可达 1 000W。脉宽越长峰值功率越小,激光穿透组织深度越浅,组织反应越弱,热积累效应越明显,这对软组织的热凝固治疗越有利。相反,脉宽越短峰值功率越高,组织的爆破力度越强、对硬组织的祛除效率越高、越容易造成软组织出血。

在软组织中,不同的峰值功率产生不同的穿透深度;对硬组织而言,产生不同的爆破力度,明显影响着祛除硬组织病变的效率。脉冲激光的使用比连续激光复杂,就体现在各种参数设置和相互匹配上。如脉冲能量相同的情况下改变频率、脉宽,组织的反应结果会有明显差异。脉冲激光照射的多变性,有利于对不同性质病变的精准照射治疗。

在脉冲激光的应用中脉宽是非常重要的参数,在控制组织反应强度方面,有时缩短脉宽比提高脉冲能量更有效。如在激光碎石或激光美容照射中,相同的脉冲能量下,短脉宽利于提高碎石效率和选择性损伤的效果,也越有利于减小组织的热累积;长脉宽有利于软组织的止血但不利于选择性损伤治疗。

深入了解激光各参数的意义,更好地控制激光强度,在治疗中充分发挥出激光治疗的优势。激光参数有很多值得研究的课题。

第三节　激光的组织特性

一、激光的生物效应

激光的生物效应是指激光照射使组织发生的生理、生化改变。这些变化的程度由照射激光的波长、功率密度或脉冲能量密度、照射时间等因素决定。不同波长、不同照射强度的激光对组织的影响方式不同,反应结果不同,综合起来能产生五种生物效应:①热效应;②光化学效应;③压强效应;④电磁效应;⑤生物刺激效应等。这些生物效应会随着激光波长、照射方式、激光强度等因素的变化,表现出强弱不同的反应。

1. **热效应**　所谓激光的组织热效应是指当激光照射组织时,激光能量被组织吸收并产生热,使组织温度逐渐升高的反应。不同波长的激光热效应强弱不同。在可见光光谱中波长越短的光子能量越大,如紫外光波长短,光子能量高,能改变电子运行轨道,使分子结构改变,如能激发荧光物质产生荧光或使蛋白质变性等。但组织表面上却没有明显的温度变化。组织热效应弱。而波长较长的红外光的光子,虽然没有紫外光光子能量大,不能改变电子运动轨也改变不了分子结构,但能使分子运动速度加快,使组织温度升高,热效应强。

激光波长越长,组织热效应越强,升温越快、温度越高。随着温度升高,组织出现不同程度的热反应,直至产生不可逆的热损伤,如热凝固和燃烧气化。这就是激光热效应的结果。红外激光被用于临床就是源于它具有强烈的生物热效应。利用不同温度的组织变化,治疗不同的病变组织。如利用激光产生的温热,实施非损伤的理疗照射,缓解炎症促进组织愈合;利用高温的气化或凝固作用直接将病变气化祛除或变性坏死等,这些都是激光热效应在临床治疗中的具体应用。

2. **光化学效应**   所谓光化学效应,顾名思义就是激光的照射使组织内活性物质在光子的作用下产生化学或生化反应,如光分解、光氧化、光敏化等。这些都是在具有一定能量的光子作用下,使物质分子链的结构改变,导致有机物发生某种程度的性质变化。紫外光消毒杀菌、过度的紫外光照射导致皮肤癌的发生等都是因光照导致蛋白质活性或特性的改变,是光化学效应的体现。

激光波长单一的特性使组织的光化学效应更具特异性,临床就是利用这一特点达到治疗目的。如皮肤科的 308nm 准分子激光治疗白癜风,就是在紫外光刺激下激发皮肤细胞生产色素。激光 - 血卟啉治疗肿瘤和鲜红斑痣,是利用 630nm 激光与注入组织内的光敏剂发生光化学反应,产生单态氧灭杀癌细胞或破坏血管壁结构达到治疗目的,这种光动力治疗就是激光光化学效应的应用。

3. **压强效应**   激光与普通光不同,光子方向性强,能量集中,特别是脉冲激光。当瞬间高功率密度激光照射组织表面时,光子对组织表面的冲击和热膨胀对组织表面产生的压力,就形成了激光的压强效应。用脉冲激光祛除皮肤扁平疣后,创面愈合后组织表面的红斑持续时间明显长于连续激光的创面,这就是激光压强作用导致深层毛细血管破裂的结果,是脉冲激光压强效应在临床治疗中的体现。软组织照射中强调用长脉宽设置,不仅有利于凝固止血,也是为了降低峰值功率,减弱激光对软组织的压强作用。激光的压强效应在照射硬组织时也会产生轻微的震动感。

4. **电磁效应**   光本质就是电磁波,激光高强的功率密度很容易对物质分子的极性产生一定影响。在临床治疗中,从组织表面的宏观反应讲,电磁效应的作用是被忽略的。特别是对红外波段的激光而言,激光照射组织时电磁效应的强度与热效应相比显得微乎其微,在组织气化、凝固的照射中更显现不出任何作用。在分子结构的研究中,激光的电磁效应是必须考虑的因素。

5. **生物刺激效应**   激光的生物刺激效应没有热效应表现那么强烈,反应是比较温和的,但在激光治疗中占有一定比重。特别是在弱激光的非损伤照射治疗中表现得比较充分。生物刺激效应是指激光激发组织活性,促进组织代谢和组织修复。不同波长的激光光子被组织吸收表现出来的特性不同。

照射中,在组织未出现明显的热反应前,以生物刺激效应为主,如刺激血管扩张、加速血液循环、提高酶的活性、促成组织的修复和功能的改善等。在非损伤性的照射治疗中生物刺激效应发挥主导作用。临床上理疗照射使用最多的是波长为 630nm 的 He-Ne 激光或波长相同和相近的半导体激光,在治疗中主要发挥生物刺激作用。用红外波段激光采用大光斑、低功率密度照射,使组织产生温热改善局部血运,发挥消炎、止痛、促愈合的治疗作用,也是以生物刺激效应为主,由于伴随着热效应,照射时有明显温热感。激光在气化或切割组织时,强烈热效应就会把生物刺激完全掩盖。在照射过程中,各种生物效应会因激光的波长、照射方式和激光强度的不同表现出不同的反应强度。

二、激光照射组织的物理反应

激光照射在物体上会发生透射、吸收、反射、散射等物理结果见图 2-3-1。照射在人体组织也是同样。这四个现象各自表现出的强弱与激光波长和被照组织的性质、结构有关。人体组织表面粗糙,内部结构不均匀,是具有生物活性的半透明胶体,因此激光入射组织后呈现一定的散射状,而表面的反射也以漫反射为主。

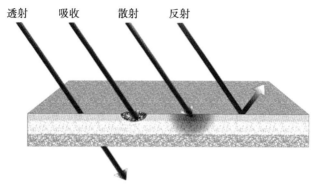

图 2-3-1 激光照射组织的四种物理结果

决定激光应用于临床治疗的物理因素是激光的透射和被吸收作用,反射和散射涉及激光使用者的防护。在照射治疗中,激光的透射和吸收发挥着决定性作用。激光对组织作用的强弱基于组织对激光吸收的强弱。组织对激光吸收的强弱又决定了激光在组织内穿透的深浅或穿透力强弱。激光波长不同、组织的色度(血红蛋白、黑色素)不同、含水量不同,组织对激光的吸收强度不同。

组织吸收激光越强,激光的组织穿透率越低、穿透力越弱、穿透越表浅;反之吸收越弱,激光穿透率越高、穿透力越强、穿透越深。这是激光生物特性最主要的部分,直接影响激光照射治疗的结果,也是照射治疗前选择激光时考虑的主要因素。反射、散射或漫反射的强弱由组织内部结构及表面的光滑度而定,对损伤性的照射治疗没有明显的影响。牙齿表面较为光滑,反射的作用要强于软组织,照射时应注意眼睛的防护。

激光在组织中穿透的深浅、被吸收的强弱,直接影响照射结果,也决定着激光的应用范围,而这一切都是由激光波长决定的。在相同的照射条件下,可见光波段的激光如630nm红色和532nm绿色激光穿透组织能力明显强于红外波段或紫外波段的激光。这源于组织对这些波长激光吸收作用相对较弱,特别是630nm激光,组织吸收弱,不易产生高温造成组织热损伤,常被用于非损伤照射治疗,俗称弱激光(在医用激光范畴内)。

人体组织是半透明胶体,具有一定的透光性,激光照射时一部分会穿透组织,在组织内呈一定的散射状,也有一部分从组织表面反射出来。激光穿透组织的同时被组织吸收而逐渐衰减,被吸收的结果是使组织产生热效应、光化学效应、生物刺激效应等一系列反应。激光照射治疗中,以热效应、光化学效应和生物刺激效应作用为主。这些生物效应的相对强弱与激光被组织吸收的强弱有直接关系。

在各波长的激光中,可见光波长的激光组织吸收相对较弱,穿透力较强;不可见的红外激光组织吸收强,穿透能力弱。在理疗照射中,组织对激光的吸收作用弱,激光的穿透作用发挥得更充分,组织表面的反射作用对激光的穿透力影响比较明显,因此在可见波段的激光照射中特别强调激光垂直照射,尽可能减少激光的反射量,加强激光的穿透力,使激光能量尽可能作用于组织内部,提高治疗效果。

组织对红外激光的吸收力强,在治疗中发挥主导作用。这种特性不仅决定红外激光在组织的穿透力,也决定临床治疗中的具体照射方式,如用接触照射还是非接触照射。由于组织吸收作用强,产生强烈气化或热凝固反应,因此反射或漫反射作用对照射结果的影响相对较弱,可忽略不计,也无须强调垂直照射。

红外激光的临床应用就是利用激光被组织吸收产生热,直接气化祛除病变或通过热凝固使病变组织变性坏死。气化、凝固作用的强弱和范围大小与激光在组织中被吸收强弱和穿透深浅密切相关。组织吸收激光越强,热反应越剧烈,热反应深度越表浅。激光波长不同、被组织吸收强弱不同,激光对组织的作用强弱和组织的反应结果不同。

第三章 激光使用的基础知识

第一节 激光的临床应用技术概述

激光被广泛应用于各领域是基于它的方向性、单色性、相干性三大特性。激光用于临床治疗源于它的方向性和单色性,这两种特性在不同的治疗领域发挥着各自的优势。激光的方向性使激光能量始终处于聚集状态,形成高能量密度的激光束。临床上利用激光的这一特性对病变组织实施气化、切割、凝固等治疗。

激光的单色性不仅可以满足不同病变组织对不同波长的激光特异性吸收,也可满足组织内部某些生化反应对特定波长的需要,使临床疗效得到明显提高。如临床常用的光动力治疗、光敏治疗、激光美容治疗等,这些都是利用了激光波长单一的特性。

利用激光方向性产生的高能量激光束祛除病变,是激光应用最主要部分,是激光临床应中最广泛、最复杂的。不仅因为它包含多种波长和不同输出类型激光的应用,还在于不同波长的激光作用于组织机制不同,操作方法也各有不同。

激光的高能量在组织内产生高温能使组织气化或凝固,利用这种特性祛除病变的方法在内科、普外科、妇科、口腔科、耳鼻咽喉科、皮肤科、泌尿外科等科室得到广泛应用。除对体表病变实施激光照射治疗外,用光纤通过内窥镜在体内或器官内进行照射治疗是激光应用的一大优势。如通过胃镜治疗胃溃疡、胃出血及胃黏膜的良性增生等;在泌尿科经输尿管镜的激光碎石或结合膀胱镜进行膀胱肿瘤或前列腺切除等治疗;妇科经腹腔镜治疗卵巢囊肿、子宫内膜异位等。这些都得益于激光良好的方向性。

利用激光的高能量气化、切割、凝固发生在组织表面的病变最能体现激光临床应用的优势。它使很多治疗变得非常简单,这一切都得益于激光治疗不出血的特点。激光的适应证特点是表浅,如发生在皮肤和黏膜的炎性增生、乳头状病毒增生、纤维组织增生、血管性增生等。尤其在对大面积或多发的病变进行气化或凝固治疗时,最能体现激光无可替代的优势。对体表或组织表面的激光照射治疗广泛用于各临床科室,如:

外科:外痔、血栓痔、纤维痔、腋臭。

皮肤科:色素痣、寻常疣、扁平疣、尖锐湿疣、脂溢性角化、表血管瘤、化脓性肉芽肿、睑黄疣。

口腔科:黏膜角化、扁平苔藓、纤维瘤、乳头状瘤、血管瘤、牙龈瘤、黏膜色素增生、龋齿、牙齿脱敏、冠延长术。

妇科:宫颈炎、宫颈囊肿、外阴表浅组织的各种良性增生。

泌尿外科:包皮环切、龟头成型、尿道肉阜、尿道狭窄、尿道口湿疣。

眼科:青光眼、白内障、眼底出血、黄斑裂孔。

耳鼻咽喉科:鼻出血、鼻息肉、声带息肉、血管瘤。

以上只是各临床科室激光治疗适应证的一部分,如管中窥豹。由于适应证很多,不可能一一列举。总体而言大多数表浅的病变组织都适合用激光祛除,一是由于激光的损伤精度高可以将损伤深度控制在表浅范围内,二是激光的止血作用只能在表浅的组织层面得到充分发挥。

利用激光单色性的治疗很多,如眼科利用514nm氩离子激光或Nd:YAG激光倍频的532nm激光、630nm红色氦离子激光或相同波长的半导体激光等进行眼底病变的治疗(如视网膜血管瘤、黄斑裂孔等),就是利用这些波长的激光可透过人眼晶体到达眼底的特性;波长193nm的准分子激光不能穿透眼角膜,不会到达眼底,因此这种激光被用于角膜成型的屈光校正手术,治疗中不会伤及眼底组织造成视力的损伤;1 064nm脉冲Nd:YAG激光用于虹膜打孔减眼压治疗青光眼,是利用虹膜色素组织对1 064nm波长激光的特异性吸收,治疗中同样不会伤及眼底组织。

在皮肤科,采用308nm波长的准分子治疗白癜风,因为只有这个波长的激光能有效刺激皮肤组织合成黑色素;694nm红宝石激光、755nm翠绿宝石激光、1 064nm脉冲Nd:YAG激光用于太田痣、鲜红斑痣、祛文身等美容治疗,也都是利用组织内异常色素对这些波长激光的特异吸收,利用这种特异吸收产生选择性损伤。

以激光为光源实施的光动力或光敏治疗,是利用激光波长与光敏剂吸收光谱的峰值高度重合特性,使残留于病变组织内的光敏剂对激光产生特异性吸收,起到选择性损伤的治疗效果。以上都体现激光波长单一性在治疗中起到的决定性作用。

激光美容治疗在临床应用中也占一定比重,如治疗鲜红斑痣、太田痣、老年斑,祛文身、去皱等。本质上讲,激光美容与常规的激光损伤治疗一样,只是在这些病变的照射中更突出激光波长的特异性,并利用脉冲激光强化组织吸收的差异,在微观结构上形成选择性损伤。这种治疗方法安全、精准、微创,祛除病变组织的同时能最大程度地保护正常组织,因此术后不会产生瘢痕。由于病变表浅的特点和激光照射更注重智能操作,激光美容治疗相比其他常规的激光损伤性治疗更简单、安全。激光美容以脉冲激光为主,采用非接触照射。

激光损伤性治疗多用连续激光照射,采用直接切割或气化病变的方法祛除病变,术中热累积作用明显,术后不仅在宏观上产生明显的缺失,创面周围组织也会出现一定程度的充血、水肿、溃疡、糜烂、渗出等反应。为了避免或减轻这些术后不良反应,在照射治疗中对激光波长的选择、功率密度的控制、照射的操作细节等有更严格的要求,如尽可能缩短持续照射时间、严格控制光斑大小和功率密度、正确选择激光波长和规范照射方法等,这些比美容照射治疗的要求更严格、技术上更复杂。

激光的临床应用范围没有也不可能有明显的界限。只要使用者对激光的生物特性有深入了解,掌握不同波长激光对不同组织的作用机制及反应过程,就能根据病变组织的特性选择适宜的激光开展新的治疗项目。

第二节　激光的非接触照射与接触照射

光在空间传播是不需要任何介质的,激光也是隔空照射在组织上就能发挥治疗作用。但在临床应用中,有些波长的激光必须借助光纤接触组织照射才能发挥作用。因此出现了接触照射和非接触照射之分。这是红外激光在临床使用的一大特点。

一、非接触照射

有些波长的红外激光从导光臂或光纤传出后,直接照射到组织就能发挥气化、切割等治疗作用(图 3-2-1),这就是非接触照射。这种照射方式非常有利于无菌治疗。多数可见光波段的激光和波长较长的红外激光都被用于非接触照射。可见光波段的激光主要是发挥激光的生物刺激作用或光化学作用,多用于非损伤性照射治疗,直接发挥激光波长特性。

非接触照射是激光直接对组织发挥作用。凡是非接触照射,无论是损伤性治疗还是非损伤治疗都是激光波长的本质发挥。用于非接触照射的损伤性治疗的激光,都具有波长相对较长,热效应强的特点。它们都能在非接触组织照射下使组织产生气化。这类激光的波长大都长于 1 300nm,如 10 600nm CO_2 激光、2 940nm 脉冲 Er:YAG 激光、2 100nm Ho:YAG 激光、2 000nm Tm:YAG 激光等。

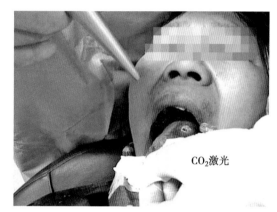

CO_2激光

图 3-2-1　激光非接触照射

非常精细的损伤性照射治疗都是在非接触照射状态下完成的,如角膜成型、虹膜打孔等,这种高精度的损伤是接触照射不可能做到的。非接触照射完全是激光波长的组织穿透特性的发挥。采用非接触照射进行损伤性治疗时,一定选择波长较长、热效应强的激光。非接触照射非常有利于无菌治疗。

二、接触照射

接触照射是指治疗时要将光纤接触组织才能起到切割气化或凝固作用的照射方法。接触照射是由于有些波长的激光组织吸收率低、热效应弱,照射时组织升温缓慢,不易产生燃烧气化。这在很大程度上限制了这类激光在临床的使用,最典型的就是 810nm 和 980nm 半导体激光,及 1 064nm Nd:YAG 激光。接触照射就是针对这类激光的使用方法。

照射时首先要对光纤端头做激活处理,借助光纤端头燃烧产生的高温使组织气化。激活的光纤头能达到近千度高温,用这种高温的光纤头接触组织可瞬间产生气化,这就是所谓的接触照射。这种照射方法的目的就是克服短波长红外激光热效应弱、不能直接气化组织的缺点。

短波长红外激光的特点是组织吸收弱,穿透率高,穿透深,虽然不能使组织的温度升高达到气化的程度,却能使组织产生深度达 5mm 甚至更深的不可逆损伤——凝固坏死。这个凝固的深度属于隐性损伤范围,从组织表面是观察不到的。用这类激光在非接触照射下实施组织气化,不仅困难也很危险。

接触照射虽然违背了使用激光的初衷(不接触组织),但是克服了短波长红外激光热效应弱、无法切割或气化组织的弱点,同时在很大程度上缩小了隐性损伤范围,提高了损伤精度,使这类热效应弱的激光应用范围得到了很大扩展。接触照射是利用激活的光纤产生高温接触组织,使激光间接地发挥作用,因此激光波长的热效应弱、穿透率高、隐性损伤范围广的特性完全消失。

激光的使用存在接触与非接触照射之分是红外激光组织热效应强弱差异所致,因此照射时激光的功率设置和具体的照射操作方法,以及照射中需遵循的原则都是不同的。(图3-2-2)是舌部血管瘤用980nm半导体激光在非接触状态下凝固照射的结果,这种波长的激光热效应弱,非接触照射下只能使组织产生凝固,照射前必须重新切割光纤。图3-2-3是810nm激光接触照射的结果,照射前要对光纤进行激活处理,利用光纤端头的高温部分接触组织将病变气化祛除,可以看出气化创面周边和基底没有过度的白色凝固,说明在整个气化过程中对不可逆损伤范围的控制是很精准的,体现出短波长红外激光接触照射完全能达到或接近CO_2激光的照射结果。

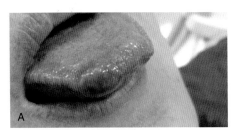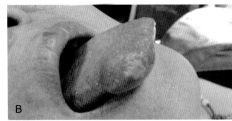

图 3-2-2   激光的非接触照射凝固
A. 术前;B. 术后即刻

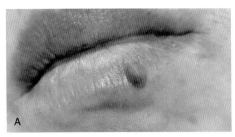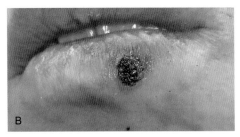

图 3-2-3   光纤接触照射气化病变
A. 术前;B. 810nm 激光点触气化术后即刻

虽然810nm激光热效应弱,非接触照射不能使组织气化,但采用接触照射的方法就能达到气化目的。

非接触照射中激光波长是决定损伤精度主要因素;接触照射中激光的损伤精度受多种因素影响,包括激光输出功率、光纤接触组织的力度、接触时间的长短。其中光纤点触组织的力度和时间是控制损伤精度的关键。

第三节　激光的非损伤性治疗和损伤性治疗

一、非损伤性治疗

激光治疗总体可分两大类：一类是非损伤性治疗，另一类是损伤性治疗，也可称为非损伤性照射和损伤性照射。

非损伤性治疗是指在未造成组织不可逆损伤的前提下达到治愈病变的目的。如波长630nm激光的理疗性照射不会对组织产生任何损伤，照射时只有温热感。红外波段的激光在适当控制激光功率密度的前提下，也可以进行非损伤性的照射治疗，但功率密度要严格控制。照射既要保证治疗的有效性，又不能对被照组织产生损伤。如CO_2激光虽然热效应最强，很容易使组织产生气化，但是控制好功率密度依然可以进行非损伤性的理疗照射，如用大光斑、低功率密度照射治疗疱疹。

组织对可见光波段激光的耐受强于红外波段激光，是由于组织对这一波段的激光吸收率低，热效应弱。630nm He-Ne激光和波长相近的半导体激光是非损伤性照射治疗常用的激光，输出功率在几十毫瓦或几百毫瓦之间，在非损伤治疗中是很安全的，不会造成组织的热损伤。非损伤性照射治疗以激光生物刺激作用为主，起消炎止痛、促进伤口愈合、加快组织功能恢复等作用。

在非损伤性照射治疗中，有原光束照射和扩束后的大光斑照射两种方法。中医科用激光进行穴位照射替代针灸治疗就是采用原光束照射，光斑直径2~3mm。如果是光纤输出，可采用近距离或接触照射，这样不仅保证照射的准确性也可以获得足够的功率密度。用于穴位照射的激光输出功率在10~20mW之间，照射时间10~15分钟。He-Ne激光是红色可见光波段的激光，光斑位置一目了然，可以准确照射在穴位上。这种被俗称为激光针灸的照射治疗方法，能很好地排除患者对传统针灸的恐惧，提高治疗的舒适感。

激光的穴位照射要保证激光束垂直照射在穴位面上，以减少反射产生的光损失，保证激光束能准确照射到穴位深处，否则偏离穴位和经络，难以发挥激光穴位照射的治疗作用。照射的穴位选择完全依照针灸穴位的选择原则，区别仅在于针穿刺变成了激光照射。

很多病变面积都会大于激光的原光斑面积，治疗时需将光斑放大照射。如照射皮肤或黏膜表浅的溃疡、各种软组织炎性病变、手术创面及各种软组织的无菌性炎症如关节软组织的损伤、关节炎等。照射能起到明显地改善组织血液循环、消除水肿、消炎祛痛、解除局部痉挛、促进组织愈合等作用，对组织表面和皮下组织的炎性病变都有明显疗效。照射时的功率密度控制要根据选用的激光波长而定。绝不能使组织产生灼热感是控制激光强度的原则，否则会失去非损伤治疗的意义。

大光斑照射时需要适当提高激光器的功率输出以保证有效的功率密度，确保照射疗效。单管输出的氦氖激光输出功率有限，很难保证大光斑照射的功率密度，可以采用分区域多点照射的办法覆盖整个病变。目前多采用640nm或较接近630nm波长的半导体激光阵列技术的照射仪，能很好地保证大光斑照射下有足够的功率密度。大光斑非常适合褥疮及其他大面积溃疡的照射治疗。

扩束后大光斑照射要注意两点：一是激光光斑的高斯分布特性会导致组织接受的光照

强度不均,因此在进行如褥疮等这种大面积病变的照射时,光斑之间要有 1/4 直径范围的重叠,以弥补光斑边缘的激光强度不足;二是由于激光额定输出功率的限制,太大的光斑很难保证足够的功率密度,因此光斑的扩大范围有一定限度,要根据激光本身的最大输出功率,调整光斑最大值,确保大光斑照射时功率密度的有效性。

要特别注意功率密度大小与照射时间长短的匹配。对于弱激光的照射而言,适当的照射剂量对人体组织有加速血液循环、促进组织代谢、提高免疫力、促进组织愈合等作用。照射剂量过大会产生抑制作用,照射效果反而不佳。照射功率密度不足,照射时间再长也不能产生有效的刺激作用,照射时要根据具体情况设定光斑大小、功率密度和照射时间,也可以根据治疗效果适当调整激光强度。

照射时间可根据功率密度而定,通常功率密度在 20~40mW/cm^2,照射时间在 10~15 分钟的范围。每天照射一次,连续照射 7~10 天为一个疗程。

红外波段的激光容易被组织吸收,热效应较强,很容易使组织温度升高,在非损伤性治疗时要特别注意控制这类激光照射的功率密度,采用大光斑低功率密度照射,否则很容易造成灼伤。

皮肤的肤色深浅对红外激光的组织吸收有明显的影响,是设置激光照射强度的考虑因素。非损伤照射的激光功率密度受激光波长和皮肤色度的影响,照射中根据组织反应情况及时调整。

照射前一定要对激光输出功率、照射距离和时间等照射条件做术前测试。最安全有效的办法就是术者以预设的条件照射自己的皮肤,确定这种照射条件下不会使皮肤产生灼热感,再根据患者肤色适当调整,肤色深要将功率密度适当降低,这样才能保证照射不出现意外损伤。

红外激光照射时,组织升温的高低和快慢受功率密度和照射时间长短的影响。功率密度越大,组织升温越高越快,很容易产生热损伤,所以要严格控制功率密度。照射中要严格控制激光强度,确保组织缓慢升温,并使局部温度始终保持在 37~39℃之间,直至照射完成。

不同波长、不同功率密度使组织升温的极限和到达极限的时间不同,这是红外激光进行非损伤性照射治疗时必须考虑的因素。非损伤照射治疗的时间在 10~15 分钟之间,组织对不同温度耐受时间不同,因此激光功率密度的控制原则是,使组织的温度控制在能耐受 15 分钟的范围内。

如果在照射中组织的温度随时间的延长持续升高,说明激光功率密度偏高。红外激光波长不同、热效应强弱不同,以及不同肤色对激光吸收强弱不同,要使组织温度能始终保持在 37~39℃范围内,所需激光功率密度和照射时间会有明显差异,因此红外激光在实施非损伤照射治疗中功率设置需要全面考虑,既能起到治疗作用又不会产生热损伤。

功率密度设置好后一定要确保照射距离不改变,否则一旦距离变小、功率密度提高,很容易导致组织温度急剧升高发生热损伤,造成患者对激光治疗的反感。相反,距离变远、光斑变大、功率密度下降会影响治疗效果。这也是红外激光在非损伤照射中表现出来的复杂性。

由于激光器功率显示存在误差,建议不要用激光器显示的功率值计算功率密度,这种计量方法极不准确。对红外激光来讲,不同肤色的皮肤对激光的吸收会有明显差异,导致不同的患者对照射的耐受程度不同。因此,术前的强度测试是非常必要的。

红外光是非可见光,照射时一定打开指示光以确认照射部位。术前的强度测试要照射术者手臂内侧,这个部位感觉比较敏感,以持续照射 5 分钟内没有灼热感为准。标准的安全照射强度应保证组织始终处于温热状态。照射中要嘱咐患者,出现灼热感应立即做出提示,以便术者立即调整照射强度。避免在非损伤照射中出现热损伤。

CO_2 激光的热效应非常强,照射时皮肤表面会很快达到耐受极限温度,产生这个温度的组织很表浅,要使深层组织升温,需要表面组织的热传导,因此需要持续照射以利于热传导作用,这就需要严密控制照射的功率密度,保证长时间照射组织升温不超过耐受阈值。

从波长的穿透能力和组织吸收能力而言,810nm 激光在红外激光中最适合用于非损伤照射治疗。其作用特点是组织穿透深、作用范围广、升温缓慢,直接穿透到深层组织产生热效应,适合较深层组织的照射治疗,如关节炎、软肋骨炎、溃疡等病变,治疗安全且效果明显。

适合非损伤性照射治疗的适应证有:冠周炎、慢性唇炎、黏膜溃疡、牙龈炎;皮肤科的斑秃、白癜风、压疮、烧伤、甲沟炎、痤疮、慢性溃疡等,原则上讲表浅的炎性病变都适合采用激光的非损伤照射治疗。

非损伤照射治疗中多以 630nm 激光为主,使用安全,普及性强。红外激光的非损伤照射大多是在科室内没有红色激光的情况下实施,无形中也提高了科室激光的使用率,但需要使用者有一定的激光知识和使用经验。

二、损伤性治疗

损伤性治疗是利用激光照射使病变组织产生不可逆损伤,达到祛除病变的目的,如对病变组织气化和凝固照射。在激光临床治疗中损伤性治疗的方法应用最广泛,技术含量最高。这种治疗方法是利用激光的热效应对病变组织产生不可逆热损伤。

热具有传导和辐射的特性,若控制不当很容易出现超范围损伤且不易被观察到,很容易被忽视,这种隐性损伤的坏死部分一旦脱落,可能就会造成穿孔、组织缺失、变形等严重的损伤后果。这种治疗方法特别强调确保损伤精度、严格控制损伤范围。影响损伤性照射治疗的因素很多,了解激光的损伤特性才能理解控制损伤精度的重要性,才能有意识地严格控制照射强度和照射时间,治疗中减小对周围正常组织的损伤。

激光的损伤性治疗比非损伤治疗更复杂。不同的病变,性质不同、发生的部位深浅不同,需要选择不同波长激光和不同的照射方法,治疗中还要根据病变组织反应情况及时调整激光功率密度或光斑的移动速度,精准控制激光气化或凝固深度。这一切都是为了保证治疗的损伤精度,确保在祛除病变组织同时最大程度保证正常组织不受损伤。本书以激光损伤性治疗技术为主要内容进行介绍。

第四节　激光的热损伤特性和控制

一、激光的组织热效应

激光的损伤性治疗主要是利用激光照射产生高温,使病变组织气化或凝固坏死。人体组织成分除 70% 的水分外,基本物质是蛋白质。蛋白质极易受温度影响失去活性。对生物组织而言,失去活性意味着死亡或消失。激光的损伤性治疗就是利用激光热效应产生高温,使病变组织产生热损伤失去活性,达到祛除病变组织的目的。

激光的生物热效应是指激光照射组织能使局部温度升高。在各种波长的激光中,红外波段的激光热效应是最强的。临床上就是利用红外激光这一突出特点用于治疗。热效应是红外激光在组织中穿透和吸收的综合结果,是红外激光用于临床治疗的基础。热效应在组织中的作用强度和影响范围与激光波长、功率密度、照射时间长短有密切关系,其中激光波长是决定因素。

波长决定激光热效应的强弱。热效应的强弱又决定了激光在组织中穿透力的强弱,进而影响着照射功率的设置和照射时间长短的控制。由于红外激光的照射治疗是以热效应为基础,因此搞清激光的生物热效应特点或热损伤特点,才能在治疗中利用和发挥激光波长的特性,有效控制激光作用组织的范围,做到精准治疗。

损伤性治疗是利用红外激光的热效应使病变组织产生不可逆热损伤。治疗分气化、切割、热凝固三种方法。气化和切割是将病变组织燃烧气化直接祛除。热凝固治疗方法是将组织温度升高并控制在100℃左右,使病变组织在原位发生凝固坏死失去活性,待几日后自然脱落。不同治疗方法对热效应的利用方式不同。

在气化、凝固治疗中,虽然激光强度控制和具体照射方法上有区别,但其中包含的激光组织穿透、吸收、组织产热、热传导、组织的温度耐受等影响激光照射结果的因素是相同。这些因素又与激光波长紧密相关,具体表现在不同波长的激光组织热效应不同、作用组织的深浅不同、气化或凝固作用强弱及快慢不同,除此之外,还有连续或脉冲的照射方式的选择,照射时功率密度和照射持续时间和累积照射时间的控制等,所有这些因素共同作用,决定了激光作用于组织的范围和损伤精度。这一切的实质就是要充分利用不同波长激光的热效应特点。

除波长因素决定的热效应外,激光照射的强度即功率密度,也决定着组织气化或凝固反应的强弱;照射时间的长短决定激光最终作用范围的大小。更具体地讲,激光的波长和功率密度决定照射精度,累积的照射时间决定激光最终作用范围,它们共同决定着激光照射治疗的结果。

照射所需激光功率密度的大小与激光波长有关,例如波长较长的红外激光气化组织所需的照射功率密度明显低于波长短的红外激光,就是因为波长较长的激光组织吸收率高,热效应强,即使较小的功率密度也能使组织产生气化或凝固。这也是激光波长决定热效应强弱的体现。掌握各种波长红外激光的生物热效应特性是临床应用中选择和使用激光的基础。

红外激光的热效应源于组织中的水分对红外激光的吸收。

红外波段的光子极易被组织水分子吸收,使组织局部温度升高。从红外光水吸收曲线(图3-4-1)可以看出,不同波长的红外光在水吸收曲线的位置高低不同。位置越高表明水对这一波长激光的吸收力越强;位置越低吸收力越弱。生物组织含70%的水,因此红外激光组织热效应的强弱完全取决于水对红外光吸收的强弱。

水对激光吸收越强,组织吸收激光就强,激光被组织吸收越多,产热量越大,组织升温越高;相反,吸收越弱,产热越少,组织升温缓慢,因此形成不同波长的红外激光组织热效应的强弱不同。这种差异表现为:强者可以使组织瞬间升温到500℃以上,产生燃烧气化反应;弱者只能使组织缓慢升温至100℃左右,仅处于热凝固状态。组织对激光吸收的强弱又决定着红外激光在组织中穿透力的强弱或穿透率的高低。也可以说水吸收不仅决定红外激光热效应的强弱,也决定着激光在组织穿透力的强弱。

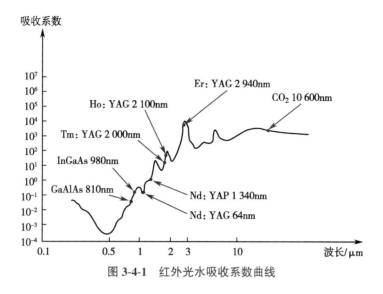

图 3-4-1 红外光水吸收系数曲线

从红外光的水吸收曲线可以看出,波长越长水吸收越强,波长越短水吸收越弱。水吸收越强的激光组织热效应越强,水吸收越弱的激光组织热效应越弱。热效应强的红外激光越容易使组织气化;热效应弱的激光照射很难使组织气化只能维持在热凝固状态。更主要的是热效应强弱决定了激光在组织的穿透能力。热效应越强的激光组织穿透能力越弱,热效应越弱的激光组织穿透能力越强。这种穿透力的差异在各波长激光的初始损伤对比图中可以很直观地体现出来(图 3-4-2)。

在治疗中,术者能否很好地控制组织气化或凝固反应的强弱及最终的作用范围,都在于术者对激光组织热效应特性和组织穿透

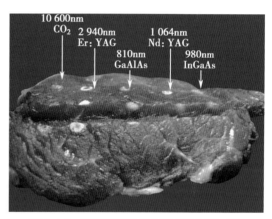

图 3-4-2 不同波长激光初始损伤深度对比

特性的了解、掌握和应用程度,是控制激光功率密度和组织损伤精度的关键,也是激光使用的基础。对控制损伤精度、减轻术后不良反应来讲,了解和掌握组织热耐受温度和热传导特性等相关概念,也是非常重要的。

二、组织的温度耐受与热累积损伤

(一) 组织的温度耐受特性

人体组织的结构物质是蛋白质。蛋白质对温度非常敏感,耐受力很低。100℃的温度可使其瞬间失去活性。人体组织内的水分及内部的血液循环起着很好的散热作用,对一定范围内的温度有一定的耐受力。对人体组织而言,对温度的耐受极限是不产生生理意义上的热损伤。组织对不同的温度有不同的耐受时间。图 3-4-3 展示了人体组织对几个不同温度的耐受时间和蛋白变性的温度作用时间示意曲线。

从图中可以看出,人体组织对不同温度耐受时间不同,温度越高,组织耐受时间越短。

将手指放入 50℃、60℃、70℃ 的热水中,至无法忍受时立即撤出,这个耐受时间分别约为 6 秒、4 秒、1 秒(有一定的主观因素),在这些温度和时间范围内手指是安全,没有产生生理意义的热损伤。但在 50℃、70℃、80℃ 的温度下,清澈的蛋清分别到 35 秒、6 秒、3 秒时间后变浑浊,这就意味着蛋白发生了凝固变性。这种测试虽然比较粗略,但能显示生物组织对不同温度有不同的耐受时间的特性,或者说不同的时长耐受不同的温度。这一特点在损伤性照射中对通过控制照射时间来控制损伤精度具有非常重要的指导意义。温度越高、组织耐受时间越短,反过来讲,如果把作用时间尽可能缩短,就能保证较高温度范围内组织不受损伤。

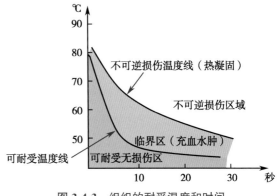

图 3-4-3   组织的耐受温度和时间

红外激光作用组织的基础是热效应。热具有传导性和弛豫性,照射治疗过程中控制激光功率密度和照射时间就是控制温度对组织作用的强度和范围进而控制热损伤精度和范围。人体组织对不同的温度有不同的耐受时间,并产生不同的变化。如 1 秒钟的时间,温度 100℃ 时使组织产生凝固坏死,300℃ 产生碳化,500℃ 彻底燃烧气化。如果这些温度的作用时间缩短到 1 毫秒,100℃ 不足以使组织产生凝固;如果时间进一步缩短为一微秒,500℃ 也不足以使组织产生燃烧气化。从中可以看缩短作用时间就能提高组织的耐受温度,减轻热损伤。对激光的损伤性照射而言,缩短照射时间就是为了减小损伤范围、提高损伤精度。

在连续激光的照射中,要使病变组织充分气化,温度要在 500℃ 以上,这是碳元素燃点决定的。这么高的温度范围人为很难控制,而控制温度的作用时间是很容易做到的,通过控制照射时间或温度的作用时间来提高组织的耐受温度,才可能达到控制热损伤范围的目的。

人为控制时间最快约 0.1 秒,在这个时间内 90℃ 温度作用组织可以不发生凝固。也就是说组织对 90℃ 的温度耐受时间为 0.1 秒,只要温度作用时间短于 0.1 秒,这个范围的组织就是安全的,不会产生不可逆损伤。这个时间也是踩脚踏开关和光纤点触组织所用的最短时间,也就是说人为控制损伤的最高温度大约是 90℃。

对人体组织而言,一旦作用温度或作用时间任何一项超过耐受阈值就会产生不可逆损伤,而且温度超过 1℃、时间超过 1 秒,和超过 10℃、10 秒的结果没有任何区别,都是不可逆损伤。照射是通过控制照射时间来控制损伤范围的,提高损伤精度除严格控制激光强度外,还要在照射时间上做到"秒秒计较"。

(二) 组织温度耐受意义

红外激光照射组织产生的损伤有两部分:一部分是"显性损伤",另一部分是"隐性损伤"。组织产生燃烧气化同时表面出现凹陷,这个损伤的变化过程和损伤范围是可以直接观察到的,是"显性损伤"。在凹陷的创面下方还要一定深度范围的凝固、充血水肿等热损伤,这部分损伤是观察不到的,是"隐性损伤"。这种损伤结构的特点,是源于激光的穿透特性和组织内的热传导作用。

在隐性损伤范围中凝固层是不可逆损伤,而充血水肿层是组织处于可逆损伤向不可逆损伤转化的临界状态,任何短暂的延长照射都会促使它向不可逆损伤转化,使不可逆损伤范围扩大。强调尽量缩短照射时间,就是为了提高组织耐受温度,减小临界组织向不可逆损伤转化的范围。

　　从图 3-4-4 可以看出临界层所处的温度范围在 40~90℃,对于红外激光产生的高温来讲,这个温度范围显得微不足道,但对于人体组织来讲,几秒之差甚至一秒之差就能使这层组织免于坏死。从组织对温度的耐受特性来讲,若将照射时间缩短在 2 秒内,图中 70℃ 层面以下组织都是安全的,不会产生凝固变化;如果照射持续 5 秒,不仅 70℃ 层面组织会产生变性坏死,60℃ 层面的组织也会向凝固坏死转化。这样临界组织就会进一步凝固,使不可逆损伤范围逐渐扩大。因此说缩短照射时间对提高损伤精度意义重大。这也是为什么用大功率密度照射比用小功率密度气化组织时更能有效地减小过度损伤或热累计损伤的原因。

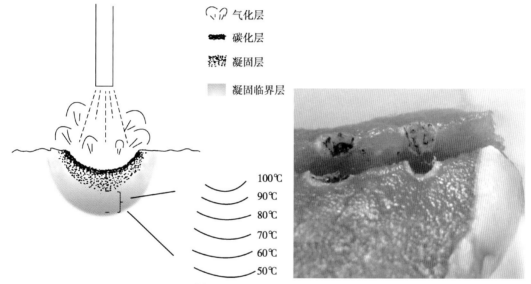

　　　　气化层
　　　　碳化层
　　　　凝固层
　　　　凝固临界层

100℃
90℃
80℃
70℃
60℃
50℃

图 3-4-4　被气化时组织纵深不同热损伤层次示意图

　　缩短照射时间可以提高局部耐受温度,缩小损伤范围。相反,延长一秒的照射时间,不仅降低了组织耐受温度也增加热量,特别是在组织耐受温度阈值附近,照射时间的延长不仅增加组织热量还会降低组织的耐受温度。原本可以耐受 80℃ 温度层的组织由于时间延长了一秒,不仅 80℃ 层产生凝固还导致 75℃ 层面的组织产生了凝固,使不可逆损伤范围扩大。

　　照射中增加功率密度,提高组织反应速度,缩短照射时间,就是缩短了一定温度对组织的作用时间,利于缩小损伤范围。尽可能缩短持续照射时间是提高损伤精度、减小过度损伤范围的主要措施。断续照射不仅能使组织获得散热时间,关键还在于把连续作用时间切断,阻断照射时间的持续延长,提高组织的耐受温度,这一点脉冲激光更具优势。

　　(三)热累积损伤

　　随着照射时间的延长,滞留在组织内的热量不断增加,一旦热量使局部组织温度持续时间超过组织耐受时间阈值,就会导致局部热损伤,这就是热累积效应。热累积效应产生的损伤是造成过度损伤的原因之一。红外激光中,短波长激光的热效应越弱,组织反应缓慢,照射时间相对较长,产生热累积效应越明显,越容易发生热累积损伤。

　　热累积损伤的本质就是照射时间的延长,超过了组织对一定温度的耐受值,降低了组织耐受温度,使临界组织层的变性范围扩大。缩短照射时间可以提高温度耐受层,缩小临界层内发生变性的范围。

热累积产生的热损伤程度,表面看取决于升温的高低和时间长短,实质上是由热量的多少决定的。激光功率密度越大、照射时间越长产生热量越多,相应地,滞留在组织内的热量也会增加。随着照射时间的延长,热量的增加就会逐渐形成热累积。

热累积损伤就是在一定范围内、一定热量或温度持续作用时间超出组织的耐受值,也就是局部温度和持续时间都超过组织的耐受值。热累积作用主要发挥在临界层内,持续照射使局部组织温度超过了耐受阈值产生了热损伤。

热累积的后果是促使临界组织发生不可逆的凝固坏死,将整个热损伤范围扩大。其影响范围或损伤程度与激光波长有密切关系。波长决定热效应的强弱,决定组织反应强弱和照射时间的长短。特别是照射时间的长短,在相同的照射条件下缩短照射时间,可以减小热量的累积和传导,这个热量就是临界范围内组织温度升高的动力,随着照射时间的延长,这种滞留热量逐渐增加,使临界组织的耐受温度降低,增加向凝固转化的可能性。这就是热累积效应对周围组织产生的热损伤,使原本可以避免的损伤最终转变成不可逆热损伤。

(四)避免热累积损伤

在红外激光的照射中,热累积损伤是很容易发生的,但可以采取相应措施将其降低到最小程度。最主要的措施就是尽可能缩短持续照射时间,能照射一秒绝不照射两秒、能断续照射绝不连续照射。激光的使用者要在主观上建立尽可能缩短持续照射时间的概念。充分利用激光器的断续照射功能。

尽可能选用波长长的激光照射,这类激光组织热效强组织反应迅速,会大大缩短照射治疗时间,有利于减轻热累积损伤。

除波长外,决定组织热累积损伤范围的因素还有功率密度(温度的高低)、照射时间及光斑(热源)大小。多数情况下,几个因素同时作用才会有效。如高功率密度、大光斑、长时间照射一定会造成大范围损伤。若单纯提高作用温度(提高激光的功率密度),而刻意缩短照射时间反而有利于缩小损伤范围,提高损伤精度,有利于减轻热累积损伤。总之,照射的最终结果所涉及的范围大小和是否产生过度损伤或热累积损伤都与照射时间长短有密切关系。

任何累积作用都需要时间,热累积也不例外。而累积所经历的时间长短,又影响着组织耐受温度的高低。60℃时组织可耐受 4 秒毫发无伤,一旦超过这个时间就会产生不同程度的热损伤,甚至不可逆的变性坏死。持续时间的长短决定补充热量的多少和使局部升温的高低。时间越短,热量越少,组织耐受的温度越高,受累的范围就小;相反,作用时间长、热量累积量大,同时作用时间的延长进一步降低了组织的耐受温度,最终使热受累范围增大。

减轻热累积损伤不仅可以采用缩短持续照射时间的方法,也可以通过延长间歇时间,使组织充分散热后再重复照射,避免组织持续升温,缩短温度的作用时间。间歇时间的长短要根据一定温度范围的热弛豫时间而定。为了阻止升温,间歇时间就要长于弛豫时间;相反,如果要保持温度不变,就要使间歇时间短于热弛豫时间。

热弛豫时间是指一个温度状态向另一个温度状态变化所用时间。如果组织从 60℃降到 50℃需要 3 秒,这 3 秒的时间就是 60~50℃的热弛豫时间。要阻止组织温度超过 60℃就要使照射间歇时间长于 3 秒,如 4 秒、5 秒后再照射,这样组织温度始终保持不会超过 60℃。如果 60℃ 状态的持续时间始终短于 4 秒的耐受阈值,60℃ 范围内的组织不会产生热损伤。相反,若间歇时间短于 3 秒,在组织温度没有明显下降的情况下再次受热,就会使组织始终保持 60℃ 温度状态,实际形成了 60℃ 持续作用,且时间也超过了这个温度的耐受时间阈值,因此会造成组织的热损伤。也就是说如果间歇时间短于组织热弛豫时间,组织就会始终处于 60℃ 温度状态,持续时间超过了耐受阈值时间,会就造成这个范围的临界组织向不可逆损伤转化。

在脉冲激光的照射中,可以利用脉宽,脉冲频率和脉冲的占空比等参数的调节,尽可能给组织散热时间,阻断热对组织的持续作用,能非常有效地减弱照射中的热累积效应。在激光美容照射中,结合组织的热弛豫时间,调节脉宽或脉冲占空比,突出激光能量对病变组织的损伤作用,在减少热累积损伤的同时,强化选择性损伤的作用优势,减少正常组织的热损伤。

脉冲占空比的设置根据组织热弛豫时间来设置,要结合激光波长的组织特性,再根据组织反应的具体表现进行调节。通常比值小有利于减少热累积损伤,避免正常组织出现热损伤,但会降低照射效率,延长治疗时间。

决定热弛豫因素较多,如组织密度,组织的导热率以及与周围环境的温差等,这里蕴含着很多值得研究的内容。了解热弛豫概念有利于术者更有效地利用脉宽、脉冲频率、占空比,最大程度地减小对周围正常组织的热损伤,突出选择性损伤的优势。

三、激光的组织穿透特性

人体软组织是半透明胶体,激光能穿透组织内部产生一系列生物效应。这种组织特性也是激光被用于临床的基础,特别是在非损伤性照射治疗中,穿透特性起着决定性作用;在损伤性治疗中,对血管瘤实施凝固照射时,激光的穿透性也发挥着重要作用。

激光波长种类很多,不同波长的激光在组织中穿透特性不同。总体上讲,500~750nm 波长的激光组织穿透力最强,在非损伤性治疗发挥着重要作用。紫外和红外波段的激光因波长的不同,组织穿透能力强弱有明显差异。特别是红外波段的激光,不同波长对组织的穿透力差异非常明显,呈现出波长越长穿透力越弱或穿透越表浅的趋势。这种穿透特性的差异源于组织对不同波长激光吸收强弱的差异。激光组织穿透力的强弱直接影响治疗的损伤精度,这种差异与激光的组织热效应强弱有对应关系。

激光的穿透特性不仅指激光在组织的穿透能力,也包括影响穿透力的因素。同一波长的激光在不同组织内穿透力是不同的。能准确体现激光组织透特性的主要指标是"组织穿透率"。它是激光穿透一定深度后透射光强与入射光强的比值,体现激光的组织穿透强弱特性。

穿透深度是在特定条件下激光穿透组织的结果,在不同的定义条件下会得出不同的穿透深度结果。理论上讲,激光在介质中的传播距离被视为激光的穿透深度。这个距离不仅与被照物体或介质特性有关,还与激光波长、激光照射强度有紧密联系。不同的入射光强会有不同的穿透深度。而且如何定义入射光和透射光的强度影响穿透深度的结果。如,入射光强衰减 95% 的深度一定大于衰减 90% 的深度、90% 穿透率的深度一定大于 80% 的。穿透深度只说明激光穿透特性表现出来的程度,或一定强度下激光穿透的结果,它会随激光强度的变化而改变,体现激光强度对组织穿透作用的结果。

激光组织穿透特性包括"穿透率"和"穿透深度"。前者体现激光波长决定的激光穿透特性,后者体现激光强度决定的激光穿透特性;前者是波长因素、后者是强度因素。

激光的穿透特性也受组织因素的影响。在非损伤性照射治疗中,组织不发生生物或物理变化,始终保持原始状态,激光的组织穿透率不会发生改变,保持着原有的穿透特性。在损伤性照射治疗中,初始损伤的凝固一旦产生,组织的生物和物理性质就会发生改变,激光组织穿透率就会降低。要进一步提高穿透深度就要提高激光功率密度,增强照射强度。凝固使组织原有的半透明特性被彻底破坏,激光的穿透率因此严重降低,穿透力减弱。

在红外激光穿透组织的整个深度范围内,存在有效穿透深度和无效穿透深度之分。即使在某一深度可以测得穿透的激光,如果强度不能发挥生物作用,这种穿透对照射治疗也毫无意义,属无效穿透深度。临床使用激光与其他学科使用激光有很大区别,对激光特性的理解和应用也会存在差异。临床的激光照射是为了使被照组织发生一定程度的生物学变化,照射才有意义。能使组织产生生物学变化的穿透深度才是有效穿透深度。所以探讨激光的穿透特性要以有效穿透为标准。

组织一旦发生热凝固,原本半透明胶体性质的组织变成了不透明的固体,生物特性和物理特性发生质的变化,激光的组织穿透率急剧下降,穿透力减弱、深度表浅。这种穿透力的前后不一致,是红外激光在损伤性照射中的   大特点。这种特点在短波长的红外激光照射中表现最明显。在血管瘤的凝固照射中,光斑范围内一旦形成凝固,要想通过持续照射加大凝固深度,作用不大。由于这类激光的组织吸收和热效应都弱,凝固又使组织密度增加、组织颜色变浅,这不仅降低了激光穿透率,也进一步减弱了组织对激光的吸收力度。所以短波长红外激光凝固治疗时,光斑内出现凝固后就不需再持续照射。

对波长长的 CO_2 激光而言,虽然组织穿透率很低,但热效应极强,组织凝固后会瞬间被气化,因此穿透率的变化对 CO_2 激光的照射没有影响,只要持续照射就能将气化深度无限延伸。在凝固照射中,可以通过持续照射,借助组织的热传导作用来增加凝固深度。穿透率的变化不是在所有红外激光中都能体现出来,只有热效应较弱的激光在单纯凝固照射时才会产生一定影响,对组织的气化或爆破反应不起作用。

从各类波长激光的组织穿透特性来讲,波长长、热效应强的红外激光组织穿透率虽然低,但照射中不受组织性质变化的影响,依然可以保证原有强度的作用,气化或凝固深度可以通过照射时间的长短来控制;波长短、热效应弱的激光组织穿透率虽然高,但受组织性质变化的影响明显,在非接触照射中,凝固损伤深度就是初始损伤深度。

用于临床治疗的红外激光,最终都能使组织产生气化。组织产生燃烧气化要经历凝固、碳化、燃烧三个反应阶段。其中凝固反应是气化前最初反应阶段,因此称为初始损伤。激光的有效穿透深度就是形成初始损伤的穿透深度。初始损伤深度最能客观体现激光波长的穿透特性。结合图 3-4-1 水吸收曲线和图 3-4-2 凝固深度对比图可以看出,在水吸收曲线的位置越低水吸收越弱的激光,初始损伤越深,组织穿透性越强;在曲线的位置越高水吸收越强的激光,初始损伤越表浅,组织穿透性越弱。

四、激光的初始损伤

红外激光作用组织的终极结果是使组织气化。从温度变化来讲,在组织从 36~600℃或更高的升温过程中,经历充血水肿、凝固、碳化、气化等变化。在激光有效穿透深度范围内,组织温度升高到一定程度时才能产生这一系列不可逆的热损伤。首先出现的不可逆变化是热凝固,在此之前组织经历的充血水肿等可逆变化是不易观察的。

凝固是组织最先出现的不可逆损伤变化,可以直接观察到,是组织发生气化前最初的反应,这个最先产生的凝固就是初始损伤。凝固深度就是激光的初始损伤深度。它能客观地体现红外激光的组织穿透深度或穿透能力。凡是损伤性照射,组织都要经历这个变化。

初始损伤的凝固深度是激光在组织原始状态下穿透产生的结果,能客观地反映不同波长激光的组织穿透特性。如图 3-4-2 所示,不同波长的激光初始损伤深度是不同的,体现了不同波长激光穿透性的差异。需要注意的是,初始损伤深度与所谓的穿透深度不能等同,初始损伤深度小于所谓的穿透深度。

通过观察红外激光照射鸡蛋清的反应过程,可以从三维角度了解到不同波长红外激光的初始损伤(凝固)形成过程和结果的差异,有助于全面认识红外激光的组织损伤特性。从中可以发现功率密度的大小对初始凝固深度的影响并不明显,但对凝固反应的快慢影响明显,这一点与可见光激光的组织穿透深度随功率密度提高而加深的特性是截然不同的。

对热效应弱的短波长红外激光来讲,凝固形成过程中在深度变化上有一个短暂的停滞,是由于照射过程中组织的热传导起着局部散热的作用。凝固形成过程也是激光穿透率和组织吸收率逐渐下降的过程,同时由于激光的热效应弱,产生热的速度和量不足以弥补热散失量,以至于无法维持一定的凝固速度,出现一个短暂的热平衡。随着照射时间的延长,凝固的横截面会逐渐变大,直到最后热平衡,凝固体积再次停滞不变;若再继续照射,光斑中心就会开始逐渐萎缩脱水,白色的凝固表面变成焦黄色或黑色的碳化,甚至有燃烧的出现。

凝固状态停滞时间长短因激光波长而异,波长越短停滞时间越长,若不进一步提高功率密度,凝固范围基本不发生变化,这一点 810nm 激光表现最明显。波长越长停滞时间越短,如 CO_2 激光,虽然初始凝固深度非常表浅,若严格控制功率密度,可以通过延长照射时间逐渐加深凝固深度,但若稍有不慎就会在凝固表面出现碳化甚至气化。实施深层凝固时,用短波长激光照射比用波长较长的激光更安全,不仅可以避免出现表面气化导致凝固失败,初始损伤深度也可以发挥作用。

功率密度越大,初始凝固出现越快、横截面积越大、表面出现碳化或气化的变化过程越快,但深度变化不明显。这个变化过程出现得快慢或是否出现碳化最终由激光波长决定。波长越短热效应越弱,反应越慢,反应后期也很难出现碳化。提高功率密度可以加快凝固反应的速度,是否能增加凝固深度要因激光波长而定。功率密度的提高有一定限度,否则表面出现气化就会失去凝固治疗的意义。初始凝固深浅是激光波长决定的。建立初始损伤的概念对选择照射激光、控制损伤精度具有非常重要的指导意义。

初始凝固深度是在组织原始状态下,在激光有效穿透深度范围内形成的,在随后的持续照射中表面出现的碳化、气化都是建立在这个凝固的基础上产生的,这个凝固层会随着气化反应的持续,向组织纵深移动,它像先遣部队一样,总是冲在气化作用的前面。它涉及的范围直接影响着治疗精度。也就是初始损伤决定激光治疗的损伤精度。

初始损伤深度对单纯的凝固治疗有非常重要的指导意义,可以根据血管瘤的深浅选择相应初始损伤深度的激光。如 810nm 激光的初始凝固深度有 5mm,可以在非接触照射下对体积较大的血管瘤实施凝固照射,而不能用于表浅的毛细血管扩张或鲜红斑痣的治疗,要选用初始损伤(凝固)表浅的 CO_2 激光或者用 810nm 激光激活光纤的点触照射,才能达到表浅凝固治疗的要求。

　　由于生物组织形态不稳定,对初始损伤的测量很难做到精确,但做这个测试对了解激光的损伤特性是非常重要的。在测试不同波长激光的初始凝固时,所需功率密度是不同的,这也是不同波长激光热效应强弱差异所致。测试尽可能用红肉,这样容易观察到白色的凝固出现。波长较长的红外激光如 CO_2 激光和脉冲 Er:YAG 要特别注意,用非常小的功率密度才能出现凝固,稍有不慎就会出现气化。照射时间的长短也要控制得精准,一旦组织变白,出现凝固立即停止照射。

　　热效应强的红外激光,组织反应速度快,初始凝固会瞬间出现,而且很表浅,这意味着在临床治疗中损伤精度高,祛除组织的精度最高达 10μm,波长越长的激光这种表现越突出,如 CO_2 激光、脉冲 Er:YAG 激光。随着激光波长变短,激光初始凝固逐渐增厚加深,如波长为 1 340nm 的 Nd:YAP 激光,凝固已经明显增厚,虽然凝固表面能很快出现气化,但相比 CO_2 激光,气化速度明显变缓,精度也逐渐降低。1 064nm、810nm、980nm 这些波长更短,产生凝固更缓慢,表面不易出现气化。凝固一旦出现,涉及深度就要比 CO_2 激光深 3 个量级,差距是非常明显的。在临床治疗中若在如此深的凝固基础上产生气化,不仅毫无临床应用意义,关键是会造成严重的过度损伤。这类激光的非接触照射只适用于深层凝固治疗。

　　激光的初始损伤深度代表了激光的损伤精度,治疗中无论是凝固还是气化,可以根据病变的深浅,选择相应初始损伤深度的激光实施照射。从图 3-4-5 中可看出波长越长,初始损伤越浅薄的激光,损伤精度越高,创面的碳化层和凝固层越浅薄,甚至不明显,如脉冲 Er:YAG 的创面。相反,短波长 810nm 激光,初始损伤深,精度低的激光即使是接触照射也会留下明显的凝固,从图中气化创面边缘状态的对比,不难看出不同波长激光的组织损伤精度差异。

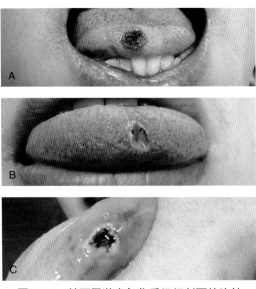

图 3-4-5　被不同激光气化后组织创面的比较
A. CO_2 激光;B. Er:YAG 激光;C. 810nm 激光

图 3-4-2 中体现的初始损伤差异源于组织对不同波长激光吸收强弱的差异。激光越容易被组织吸收，衰减得就越快，越难以向深层穿透，因此穿透率越低、初始损伤越表浅。有一种疑惑："既然 CO_2 激光穿透深度只有 $10\mu m$ 左右，为什么实际气化深度远远超出这个范围"。这是由于在实际照射中，功率密度和照射时间都远超出产生初始损伤的条件限制，气化过程反应迅速，很难观察到初始损伤的凝固过程，形成气化深度相当于是无数个初始损伤和气化作用的叠加。

建立"初始损伤"的概念对选择激光具有非常重要的指导意义。术者可以从初始损伤的角度，客观地了解激光的组织穿透特性。激光的波长不同、热效应不同，产生初始损伤的时间长短和所需功率密度大小不同。波长越长，产生初始损伤所需功率密度越低、时间越短、反应越快、形成的初始损伤越表浅；相反，波长越短，所需功率密度越大、产生损伤时间越长、越缓慢、损伤深度越深。

初始损伤表浅，意味着激光的组织吸收率高、热效应强、组织反应迅速、产生初始损伤的时间短暂。使用这类激光照射时要特别注意观察组织的反应变化，及时调整功率密度；起始照射的功率密度要小，否则，瞬间的凝固或气化深度就会超出治疗范围。如用 CO_2 激光照射表浅的病变时，要注意降低功率密度，否则由于组织反应速度太快，瞬间的气化就能导致过度损伤。初始损伤越表浅的激光越要注意控制照射的功率密度和照射时间。

与连续 CO_2 激光相比，脉冲 CO_2 激光和脉冲 Er:YAG 更能充分发挥初始损伤表浅的优势，用单脉冲或低频率脉冲输出照射时，能得到接近初始损伤精度的照射结果，最适合美容照射。由于初始损伤精度高，损伤非常浅薄，即使是很表浅的病变，术者也能很从容地控制损伤深度。

在用连续 CO_2 激光实施精细损伤的照射时，通常要在很低的功率密度下照射，才能得到接近初始损伤深度的照射效果。有时激光的输出功率要调小到接近阈值功率的程度。由于每台激光器输出激光的阈值功率不同，照射时还需及时调整光斑大小才能确保功率密度能适应精细照射的要求。这需要不断积累经验。初始损伤精度发挥到极致的治疗当属眼科的准分子激光角膜成形术，损伤精度可控制在 $1\mu m$ 内。

五、激光的组织穿透率和衰减率

穿透率是激光穿透到组织一定深度，透射光的强度与入射光强度的比值。透射光对入射光比值越大说明激光穿透组织能力越强，反之越弱。不同波长的激光组织穿透率不同。同一波长激光的穿透率会因组织的变化而改变。组织特性不发生改变激光的穿透率也不会改变。穿透率的高低体现着激光组织穿透力的强弱，穿透率越高说明激光穿透组织的能力越强；穿透率越低，穿透组织能力越弱。

知道了激光组织的穿透率就可以计算出组织某个层面的激光强度，或根据入射光的功率密度计算出激光的有效穿透深度。目前在有关激光医学技术文献中很少出现关于激光在生物组织中穿透率的研究报告。这是因为生物组织与其他物质不同，变量因素多，准确测出组织的穿透率有一定难度。

"衰减率"是激光穿透一定深度后，衰减的激光强度与入射光强的比值，它是从激光强度变化的角度体现激光在组织内的变化特性。通过激光在组织中衰减的强弱程度体现激光被组织吸收强弱的特性。穿透率体现激光在组织内的传播力度，而衰减率体现激光在组织内被消耗或吸收的强度。它们从不同角度体现了激光在组织内的变化特征。

激光的穿透率和衰减率在表达激光的组织特性上起到相互补充的作用,有了利于强化对激光在组织中变化的认识。激光在 2mm 深度组织穿透率是 70%,意味着在这个深度范围内激光衰减率是 30%,一个体现激光穿透力,另一个体现激光在组织内的强度变化。

穿透率是比值,只要组织的生物和物理性质不发生改变,即使入射光的强度变化,这个比值也不会发生变化,是真正体现激光组织穿透特性的指标。衰减率是强调激光被组织吸收的强弱。激光的组织穿透率越高,在组织内的衰减率越低,说明组织对激光的吸收越弱,激光组织穿透越深。相反,穿透率越低,衰减率越高,说明激光的组织吸收越强,组织的热效应也越强。

激光的穿透深度不仅与波长和入射激光功率密度有关,还会因为组织生物性质变化而减弱。在可见光波段的激光照射组织时,激光的穿透深度可以通过提高激光功率密度来加深,这是由于这类激光会使组织出现凝固变性和降低激光的穿透率。

只要组织生物性质不变,激光的穿透率是不会改变的。在短波长红外激光的非接触损伤照射中,凝固一旦出现,穿透率就会急剧下降,体现出组织性质变化对激光穿透率的影响,或者说不同组织激光的穿透率不同。

激光的组织穿透率低,意味着组织吸收率高,热效应强,如 CO_2 激光(图 3-4-6)既能通过持续照射来扩大或延伸激光的作用范围,满足大范围病变治疗的需要;也能通过低功率密度、短暂的照射进行非常精细的病变祛除,充分发挥初始损伤表浅的优势。图 3-4-7 就是利用初始损伤表浅的脉冲 Er:YAG 激光,在精确控制功率密度和照射时间的情况下,产生的接近初始损伤深度的治疗结果。从中可以看出只要控制得当,初始损伤深度可以在实际治疗中发挥作用,这也是脉冲激光的一大优势。

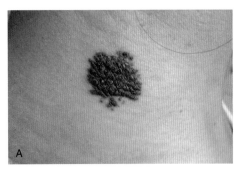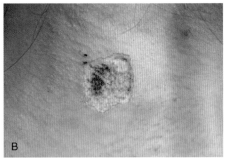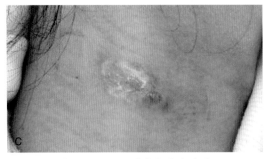

图 3-4-6　CO_2 激光气化色素痣
A. 术前;B. 术后即刻;C. 术后 2 周

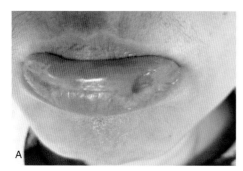
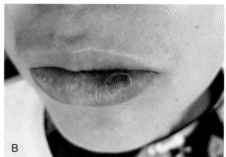
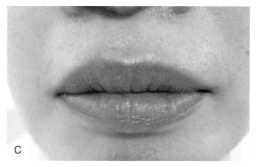

图 3-4-7　脉冲 Er:YAG 祛除色素病变
A. 术前;B. 术后即刻;C. 愈后

　　短波长红外激光穿透率高,在非接触照射深层凝固治疗或非损伤性的物理治疗中发挥着优势。选择激光波长的意义在于使激光的波长特性在治疗中能充分发挥出来。810nm、980nm 波长的红外激光特性就是初始损伤深厚,不易使组织气化。而这种特性非常适合血管性病变的凝固治疗,有利于瘤体深层凝固。

　　凡穿透率低、初始损伤表浅的激光,能瞬间使组织产生气化或凝固,损伤精度高,非常适合表浅组织病变的祛除(图 3-4-8),能有效减少正常组织的损伤。脉冲 Er:YAG 激光更容易做到这点。相比之下,初始损伤深、穿透率高的激光,产生损伤的功率密度阈值也高,照射时间长,而且一旦出现凝固,深度可直达 5mm。这类激光在非接触照射下只能用于凝固治疗或非损伤的理疗照射,若要用于切割气化治疗,必须首先进行光纤的激活处理再接触组织照射才能发挥作用,如图 3-4-9。

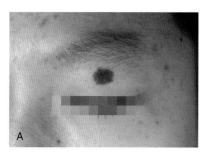
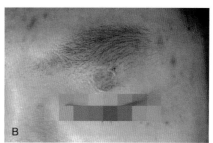

图 3-4-8　CO_2 激光气化色素痣
A. 术前;B. 术后即刻

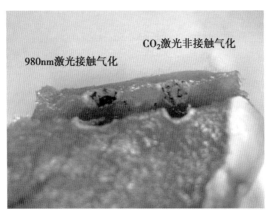

图 3-4-9   短波长激光的接触照射气化与
CO_2 激光非接触照射气化的对比图

六、热损伤的控制

激光被组织吸收产生热,使组织温度逐渐升高,最终达到组织气化的温度。这是个逐渐升温的反应过程。不同波长的激光由于热效应强弱的差异,使组织升温速度的快慢和程度都是截然不同的。波长越长,热效应越强,组织升温越快,温度越高,瞬间使组织产生气化反应。波长越短,热效应越弱,升温越慢,难以达到使组织产生气化的温度。

在组织升温过程中,不同温度阶段出现不同反应结果。仅从组织表面的反应和变化过程来看,依次为水肿充血、凝固、碳化、燃烧气化。在这个变化过程的同时,组织纵深由上至下,也会形成碳化、凝固,水肿的热损伤结构(图 3-4-4)。在组织表面产生显性损伤的同时在组织的纵深伴随着隐性损伤的形成。

组织一旦产生了气化,表面就会呈现一定程度的凹陷,而气化创面覆盖的碳化或凝固层,正是隐性损伤的最表层——碳化层。在整个气化过程中,这个隐性损伤结构就始终保持着,并随气化的持续向光照方向延伸(图 3-4-9)。

激光的损伤是三维的,既要考虑表面积的大小也要考虑纵向的深浅。这种三维结构的损伤是红外激光作用组织的特点。不了解激光这种特点的使用者,在照射过程中只会注意观察组织表面的反应状况,忽视组织纵深的隐性损伤,这也是造成医疗事故的主要原因,如穿孔、组织严重塌陷变形、功能丧失等。因此使用激光前一定要了解激光的损伤特性。

激光的这种损伤特性,要求术者在照射治疗中应从三维角度来考虑控制组织的损伤,这样才能提高祛除病变的精度。所谓精准控制损伤主要是指精准控制损伤深度,因为表面积的大小是很直观的,控制起来较容易,而纵向的隐性损伤观察不到,很难控制,这个损伤范围不仅与激光的初始损伤特性有关,也与照射的功率密度和持续照射时间有关,但是激光波长特性起决定作用。了解所用激光的波长特性、初始损伤特性,才能在照射中对精准控制损伤做到心中有数,发挥激光精准治疗的优势。

决定热损伤反应强度和范围的因素是激光功率密度和照射时间。激光的功率密度决定组织升温的快慢和高低。照射中组织表面接受的激光最强,因此产生的温度最高,随深度加深逐渐降低。

　　组织升温的快慢也取决于激光的波长特性。波长越长,达到气化温度的速度越快,有的几乎看不出组织的凝固过程,瞬间就会出现气化;反之,波长越短,组织升温越缓慢,组织只能长时间处于凝固状态,一定时间范围内无法使组织达到气化温度。这就是红外激光组织热效应强弱差异的具体表现。如图 3-4-10 所示,CO_2 激光的照射使组织瞬间产生气化,同时产生凹陷缺损,而 980nm 半导体激光只保持在热凝固状态,表面没有气化出现,甚至没有出现碳化。虽然将功率密度增加到一定强度也可以使表面出现气化,但是,在这么深的凝固层基础上气化,不仅没有实际意义,还非常危险的,后果也非常严重。

980nm半导体激光非接触照射　CO_2激光非接触照射

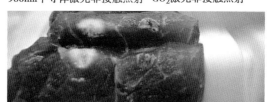

图 3-4-10　长、短波激光气化对比

　　不同波长的红外激光在组织中产生的损伤层次结构是相同的,只是由于波长不同,热效应强弱不同,损伤反应速度不同,层次结构涉及深浅的范围不同。波长越长,层次范围浅薄,隐性损伤范围越小;波长越短,层次结构越深厚,隐性损伤范围越广。

　　组织吸收激光产生热,致使组织燃烧气化,这个过程会因激光的波长、功率密度、照射持续时间的不同产生很大的差异。表现在燃烧气化出现的快慢,燃烧反应的强弱或燃烧气化的充分程度。组织燃烧越充分,气化灶表面越接近焦黄色;燃烧不充分时,气化灶表面越容易呈现黑色的碳化。治疗中不一定都要追求组织的充分燃烧,有些病变特意需要小功率密度照射,这时组织表面出现碳化也是很正常的,特别是用波长较短的激光,如 810nm、980nm 接触组织照射时容易出现这种情况。如果碳化物影响术者对组织变化的观察,可以用湿棉签擦去碳化层,再根据情况决定是否继续照射。

　　红外激光的波长越长,越容易被组织吸收,组织的热反应越快越剧烈,越是瞬间出现燃烧,如 CO_2 激光,除非刻意控制激光的功率密度,否则术者很难观察到气化前的凝固和碳化过程。相比之下,波长越短的激光,组织吸收越弱,热反应越缓慢,越要在较高的功率密度照射下才能使组织达到燃烧温度,即使产生了燃烧气化,也要在形成很深的凝固层后产生,术者对这种隐性损伤很难控制。

　　在红外激光中,波长短于 1 340nm 的激光在照射时都不太容易使组织立即气化。但是无论组织气化反应快慢、强弱,即使是瞬间的燃烧也要经历一个从 100~500℃ 以上的温度变化过程,组织也会有一个从白色凝固到黑色碳化直至燃烧气化的变化过程。

　　激光的热效应强弱是由组织对激光的吸收强弱决定的,也决定着激光组织穿透率的高低、穿透力的强弱、初始损伤的深浅。(图 3-4-2)中各波长凝固的对比,直接显现出不同波长热效应的差异;Er:YAG 激光、CO_2 激光只有微米级的深度,810nm、980nm 激光深度可达几毫米。掌握不同波长激光的组织表现差异,就能在治疗中正确选择激光,充分发挥出各激光波长的优势,避免过度损伤。

　　由于激光光斑的高斯分布特性,造成了光斑范围内组织产生的温度分布不均匀,温度的梯度分布也呈高斯分布特点,即光斑中心组织温度最高,气化或凝固最充分,随着向边缘的扩展,升温也逐渐变慢,气化或凝固明显减弱。图 2-1-5 凝固的深浅分布,客观地体现出了光斑内激光强弱分布不均的特性和产生的结果。

在图 3-4-4 组织损伤的剖面示意图中,组织表面的凹陷是气化形成的,是显性损伤。它会随着气化作用的持续,沿光照方向延伸。在气化过程中,照射创面始终附着一层焦黄或黑色的碳化层。这层碳化下面就是隐性损伤的范围,其中的临界组织最终是否形成凝固决定于照射持续时间是否超过这个温度层的耐受时间。

照射时间越短,组织耐受的温度越高,形成凝固的温度层越高或越表浅,越接近组织表面(图 3-4-4),说明损伤精度越高。如 5 秒的照射能保证 60℃以下的组织安全,60℃以上层面的组织都会产生凝固。如果是 1 秒的照射,70℃以下层面的组织其中包括 60℃层组织都是安全的,这样更大范围地保证组织的安全。最终减小不可逆损伤的范围。

提高损伤精度的最好办法是:选择长波长、初始损伤表浅、隐性损伤和临界范围小的激光,再通过控制激光密度和照射时间进一步缩小隐性损伤范围。

提高激光强度就是提高激光功率密度,就能提高组织反应速度缩短照射时间,也可以提高纵深方向的损伤精准度。减小对周围正常组织损伤就是尽可能减小临界层向不可逆损伤的转化范围。在 90℃以下温度范围内的临界组织,是可以通过缩短照射时间来缩小损伤范围(图 3-4-4)。

了解人体组织的温度耐受,对如何减小临界层组织向凝固转化能起到很好的指导作用。了解了组织的对温度耐特性,就理解了热累积损伤的本质,理解了通过缩短持续照射时间提高损伤精度的意义。

从组织耐受温度曲线可以看出,如果某一温度作用于组织的时间在耐受时间阈值内,组织不会发生变性坏死。所谓的热累积损伤,实质就是某个温度持续作用时间超出了组织耐受时间,因而造成了热损伤。即使是间断照射,如果间隔时间短于温度的热弛豫时间,不足以让组织充分散热降温,依然等同于连续照射。在温度没有明显降低的情况下,如果再次受到相同温度的作用,依然等同于原有温度在持续作用,依然会造成热损伤。这就是热累积损伤的实质。半导体激光在使用中始终强调点触,就是为了尽可能缩短"热"在组织中的持续作用,给组织散热时间,提高组织的耐受温度,这样既减少了热传导量,也减小了热损伤范围。

810nm、980nm 激光的光纤点触组织,能很好地控制组织的损伤深度,就是利用了组织对温度有耐受时间的特性。点触照射时,人控光纤接触组织的最短时间约为 0.1 秒,这个时间短于组织对 80℃或 90℃的耐受时间,意味快速点触组织可以使这个温度层的组织避免发生不可逆的热损伤。因此只要激光作用组织时间始终短于某一温度损伤的时间阈值,就能避免这个温度层面以下组织产生损伤。脉冲激光热损伤小,安全性高就在于此。脉冲间歇为组织提供散热时间,使某一温度作用时间始终短于耐受时间。

连续输出 CO_2 激光照射到组织表面时,瞬间气化能很快完成整个治疗过程,因此提高了周围组织的耐受温度,减小了损伤范围,也提高了祛除病变组织的精准度。CO_2 激光初始损伤表浅,也意味着隐性损伤范围小,实际损伤范围更容易得到控制,再加上组织气化反应快,治疗时间短,进一步缩小了临界层的组织向凝固转化的范围,更进一步提高损伤精度。

了解组织耐受温度的阈值,就容易理解控制照射时间的意义,主观上建立尽可能缩短照射时间的操作意识。尽可能缩短累积照射时间是红外激光照射治疗应遵循的基本操作原则,否则就会出现由于过度照射导致过度热损伤,造成的患者术后痛感明显,创面愈合时间延长,甚至愈后出现瘢痕、组织明显缺损或穿孔等不良后果。这些损伤都是由于毫无顾忌地持续照射造成的。

在810nm、980nm、1 064nm等短波长红外激光进行气化、切割、凝固等损伤性治疗中,都是借助光纤端头的高温对组织的热传导作用,而热传导作用的时间长短决定热传导量多少和传导范围的大小,因此强调:切割时光纤尽可能快速移动,表浅的气化和凝固时采用快速点触的方法。缩短光纤接触组织的时间就是为了提高"临界组织"的耐受温度,以减小向热凝固转化的范围,提高治疗精度。

在非接触照射中,激光波长的生物特性起着决定性作用,如穿透组织的深浅和组织反应的快慢等。特别是对短波长激光而言,凝固过程中激光的穿透率会发生变化,形成凝固的深度主要由初始损伤深度决定。在实施凝固治疗时,特别是对血管瘤的凝固治疗,要根据瘤体的深浅选择相应波长激光照射。短波长的激光,初始损伤深,就要用于体积较大的血管瘤凝固照射;表浅的小血管瘤要选择波长较长、初始凝固表浅的激光照射,或用短波长激光接触照射,这样保证产生的凝固深度与瘤体深浅相符,不至于出现过度损伤。

激光的初始损伤深度要小于被照病变组织的深度,这样才能避免产生过度损伤。照射的功率密度决定凝固反应的快慢,照射时间长短决定最终的凝固范围大小,这些都是在照射治疗中控制激光损伤范围的要点。了解组织的耐受温度和耐受时间,能为术者更好地掌握控制激光照射强度和照射时间提供参考。也使术者更好地理解为什么低功率密度、长时间照射产生过度损伤的危险性要大于高功率密度、短时间照射。前者造成的损伤范围更广泛、更具隐蔽性、破坏性更强。

就激光对组织形成的整个损伤范围而言,碳化或凝固层的深浅或者说隐性损伤的深浅决定着激光治疗的精确程度。如何控制这些层面的深浅是学习控制激光损伤的主要内容。尤其是如何尽可能缩短持续照射时间,缩小临界组织向凝固转化。波长越长,热反应越剧烈,热场范围越小,隐性损伤的深度越表浅,梯度分布范围越狭窄;而波长越短,热反应越缓慢,热场梯度分布越广泛,也就是长波长的激光损伤精度高;短波长的激光损伤精度低。

就组织损伤的深浅控制而言,波长越长的激光越容易控制损伤深度,就是因为初始损伤表浅,隐性损伤范围小,观察到的损伤范围与实际损伤范围误差就小,甚至基本一致,完全可以根据视觉观察的结果,判定损伤范围并以此为依据来调整后续的照射。图3-4-10中CO_2激光的气化灶,虽然初始损伤表浅,但最终气化的深浅可以在术者直视下通过持续照射气化完成。而短波长激光相反,由于穿透率高,热反应缓慢,热分布广泛,组织凝固的隐性损伤范围广,实际损伤远大于显性损伤范围,误差要在毫米级,所以在非接触照射状态不能使用短波长激光实施病变组织气化,就是因为误差范围太大,在气化病变组织过程中很容易造成过度损伤。

术者一定要了解激光波长的初始损伤特性、组织温度梯度的分布特性和组织温度耐受,这样能在主观上强化缩短持续照射时间的理念,在照射中才会有意识地控制照射时间,减小损伤范围,提高治疗精准度。

红外激光的组织损伤是三维的,损伤的面积大小由照射光斑面积和光斑运动范围大小决定;损伤深度由激光波长、激光功率密度和持续照射时间长短决定;气化或凝固的反应速度的快慢主要由激光波长和功率密度决定;而最关键的损伤精度,主要由激光的波长决定。这些有关激光损伤特性的基本概念都是术者必须掌握的,也是治疗中控制激光损伤精度的指南。

第五节   红外激光的临床使用特点

一、红外激光的临床应用特点

红外波段的激光会造成生物组织不可逆损伤,临床上就是利用这个特性祛除病变组织,因此称为损伤性治疗。把容易造成组织不可逆损伤的激光,俗称为强激光或硬激光。在激光的临床应用中,红外激光的损伤治疗占很大的比重,应用最广泛。

第一台红宝石激光器发明不久,很快在眼科被用于眼底病的治疗,CO_2激光问世后很快被用于外科的手术切割,光纤传输的 Nd:YAG 或钇铝石榴石激光出现后,很快被用于内窥镜下消化道疾病治疗。可以看出,红外激光的损伤性治疗技术始终伴随着激光技术的发展,特别是大功率红外波段半导体激光的出现,以及铥 Tm、钬 Ho、铒 Er、钕 Nd 等钇铝石榴石系列的固体激光技术的不断提高:实用化、小型化、智能化,使医用激光的红外家族得以空前壮大,也使红外波段激光的临床应用迎来了新的高潮。激光治疗在很多医院的临床科室里已成为常规治疗项目。

红外激光对生物组织的热效应是基于组织中的水分子或色素对激光的吸收作用,使激光能量转化成热。水对激光吸收的强弱,决定激光组织热效应的强弱。而热效应强弱直接影响激光的组织穿透能力。波长长组织吸收就强,激光热效应就强,穿透组织的能力越弱、初始损伤越表浅、损伤精度越高;波长短组织吸收就弱,热效应就弱、激光穿透组织的能力越强、初始损伤深厚、损伤精度越低。临床治疗就是根据这些特点选择激光治疗相应的病变。

波长最长的 CO_2 激光组织吸收强烈,热效应强,能瞬间将组织气化出现凹陷,组织穿透率低、初始损伤表浅、隐性损伤范围小等特点在临床治疗中体现出损伤精度高、气化组织作用强的优势。具有这种特点的激光,既可以用于祛除小面积、表浅的病变且不留瘢痕,又能通过大功率、大光斑持续照射,气化祛除体积较大的病变。短波长激光,如 810nm 半导体激光,热效应弱,被照组织升温不易超过 100℃,只能使组织产生凝固。这类短波长红外激光作用组织的特点是:照射时间长,组织升温缓慢,有效穿透深,初始凝固深,隐性损伤范围很广,因此这种激光在非接触照射时只适合较大型血管瘤的凝固治疗,或非损伤的理疗照射。对表浅病变的气化治疗,必须在光纤激活的情况下接触组织照射,这样才能使损伤精度提高到接近 CO_2 激光的程度。

不同波长的红外激光在组织中表现出的差异有利于治疗不同类型的病变。波长长、热效应强的红外激光,对病变周围正常组织的热损伤明显小于短波长红外激光。这类激光常被用于表浅病变的精细治疗,如表皮的色斑、扁平的疣状增生等。使用 CO_2 激光、脉冲 Er:YAG 激光等这类波长较长激光,气化或切割病变组织时,不用担心存在大范围的隐性损伤。由于初始损伤表浅,显性损伤的范围与实际损伤范围基本一致,祛除病变的精准度高,隐性损伤范围对术后的影响可以忽略。也就是说,这类激光在治疗中可以把观察到的损伤范围视为实际损伤范围,术者可以根据观察到的组织损伤范围调整后续的功率密度和照射时间,并精准地祛除病变。这一点从照片中 CO_2 激光气化灶剖面图就可以看出来。这类激光还可以在严格地控制功率密度的情况下,通过持续照射产生超初始损伤深度的凝固,临床上可用于表浅的血管性病变的凝固治疗。

810nm、980nm半导体激光在红外波段激光中波长最短,组织吸收率低,热效应弱,穿透率高,初始损伤深。这类波长的激光虽然组织升温缓慢且低,但作用范围很广。被这种激光照射时表面一旦出现凝固,其深度就能达5mm,若加上临界范围的组织实际受累深度更深,这种损伤特性就是实际的损伤范围大都处于隐性状态,表面看不出真实的损伤范围,特别是深度范围。如果在没有充分了解这类激光特性的情况下,实施非接触照射,后果是非常严重的。

具有这种广泛隐性损伤特性的激光,凝固一旦产生,要通过持续照射扩大凝固范围就非常有限了。这是因为组织半透明的光学特性丧失,激光的穿透率和组织对激光的吸收力都骤然下降。除非进一步提高激光功率密度,否则凝固深度不会明显加深。关键是,激光损伤范围是隐性的,持续照射使初始损伤深度失去了参照意义,凝固深度的控制变得很盲目。

治疗中,一旦病变产生凝固就不再继续照射,将光斑转移照下一个位置,直至整个病变组织被凝固。待术后凝固坏死组织自行脱落后,再对残余病变组织进行补充凝固照射。这样充分利用激光的初始损伤深度控制凝固范围,保证治疗不出现过度损伤,确保治疗的安全性。这是短波长激光凝固治疗的特点,也是短波长红外激光唯一在非接触照射下进行的损伤性治疗,是初始损伤特性的具体应用。

照射治疗前,一定要先根据病变性质、形状或结构,选择切割、气化或凝固等治疗方法,各种因素综合考虑之后再选择适当波长的激光照射,以保证激光的精准治疗。术者对激光波长的特性了解有利于根据病变选择照射的激光,最大限度地发挥激光波长的特点或优势。

激光治疗的结果如何,不仅在于激光波长的选择、激光功率密度或能量密度的控制、也与激光各种参数的设置等有密切关系,特别是在脉冲激光的照射中,脉冲能量、脉宽、脉冲频率等参数的设置,照射时间的控制等都对组织气化或凝固的快慢、范围大小、深浅起着非常重要的作用。当然,激光的操作(照射方法)对治疗的精准性同样起着很重要的作用,这种人为因素也直接影响疗效。

红外激光祛除病变的方式有:切除、表面气化、表面凝固。术者可根据病变情况及治疗目的,选择这三种方式之一或联合使用这些方法。如切除病变组织后,用激光气化作用将残余的组织气化,最后再对这个创面进行表浅的凝固照射。这样可以避免术后创面出血,同时也起到保护创面不受外界污染的作用。从表面看,这些治疗的操作非常简单,其实内涵丰富。一个完美的治疗效果由很多因素决定:波长、输出方式、功率或能量密度、脉宽的选择,导光臂和光纤的使用方法,以及与这些因素相对应的适应证的选择。

红外激光的治疗以即刻祛除病变组织的方法为主。切割、气化是即刻祛除病变组织的方法。凝固治疗是通过激光照射使病变产生凝固坏死,病灶不是立即被祛除而是保留在原位,通过身体的排异作用使其自行脱落。这种治疗方法适用于那些极易出血的病变。

治疗方式的选择是建立在对激光特性有一定程度的了解和具有甄别适应证能力的基础之上的。掌握不同激光的组织热效应的特点,以及激光照射的操作技法是非常重要的。控制好激光的另一个前提条件是会观察被照组织的反应状态,熟悉反应过程,例如当激光照射到组织的一瞬间,术者就应根据组织气化或凝固反应快慢或颜色变化,立即判断出激光参数设置和照射方法是否适合病变的治疗、组织在后续的照射中会出现什么变化等,然后再根据实际情况及时调整。

在照射治疗时,要仔细观察和控制组织的凝固至气化的转化过程,把握好二者转化的时机,根据病变大小、结构、性质及周围组织解剖情况及时改变照射距离或功率密度,调整激光器的输出参数。尤其对血运丰富的病变照射时要特别注意这一点,如对尖锐湿疣照射治疗。术者应在术前做一些相关的技术演练,熟悉生物组织在不同的激光输出参数、不同的照射功率密度、不同的照射方式下组织的反应变化过程和最终结果。这样才能在实际治疗中对照射做出正确反应和判断,采取相应措施。

连续激光和脉冲激光最大区别在于:连续激光持续作用于组织,照射时热累积效应明显,热凝固作用强,当然也因波长不同而差异明显;脉冲激光最大特点也是业内人士推崇的高峰值功率。激光的能量被压缩在很短的时间内发射出来,瞬间极高的能量使组织产生爆破,能量释放充分不易产生热累积效应。脉冲激光中也会因波长不同存在爆破力度强弱、热累积强弱、凝固层深浅等差异。从这两类激光的输出特点就能体现出:连续激光适用于治疗血运丰富的病变组织,以防治疗时出血;而脉冲激光适合切割或气化那些血运不丰富的病变组织,特别是硬组织,如牙体、骨组织。半导体激光多为连续输出,CO_2 激光实质为准连续激光,Tm:YAG 激光、Er:YAG 激光、Ho:YAG 激光既有连续输出又有脉冲输出。通常,硬组织照射用脉冲激光,软组织尽量使用连续激光。脉冲激光通过参数的特殊设置在软组织照射中可以发挥出损伤精度高的特性。在特殊情况下,两类激光可以交叉使用,这需要根据病变的具体情况决定。

波长不同,输出方式不同的激光在临床应用中发挥各自特点和优势:波长长的激光生物热效应很强、初始损伤表浅、穿透率很低、治疗精度高,如 CO_2 激光、Ho:YAG 激光、Tm:YAG 激光、Er:YAG 激光,其中脉冲输出型的损伤精度更高,并能用于硬组织照射;短波的激光,如 810nm、980nm、1 064nm 激光热效应弱、初始损伤深,非接触照射很难使组织气化,只用于较大体积血管瘤凝固治疗,在切割、气化的治疗中以接触照射为主。

二、红外激光的组织气化

激光的气化作用实质是软组织的燃烧分解过程。组织吸收激光能量产生高温导致自身燃烧气化,燃烧过程是组织蛋白内的 C、H、O、N、S 等元素在高温下氧化,变成 CO_2、水蒸气、NO_2、SO_2 等气体蒸发到空气中的过程。激光的气化作用非常适合治疗那些表浅、面积较大、多发、不宜切除或切除后不易缝合的病变,如体表的各种良性增生如各种疣、痣、口内的扁平苔藓及身体腔道黏膜表层良性病变,利用激光燃烧气化,可轻而易举地被祛除。这种治疗方法是激光具有的独特优势:简单快捷不出血,大小面积皆宜,特别是利用光纤通过内窥镜气化治疗体内各种小型良性增生,最能体现激光治疗的优势。

激光的气化治疗主要用于软组织病变的祛除。蛋白质燃点很低,500℃就能全部燃烧气化,所以很容易在激光的作用下将病变组织祛除。而硬组织如牙体和骨组织中,70% 是无机物,它们燃点很高,很难通过燃烧气化的方法彻底祛除。

要实施激光的气化治疗,激光器的选择很重要。选择的激光不仅能满足气化的要求,也要尽可能保证病变祛除的精准,减小对正常组织的损伤。从气化的机制可知,选用的激光要能使组织产生 500℃以上的高温,激光热效应要足够强才能使组织瞬间产生气化,快速祛除病变。气化反应速度快,更需要严格控制照射时间,必要时要采用点射的方法,确保精准地祛除病变,断续照射有利于及时调整激光强度。选用初始损伤表浅或隐性损伤范围小的激光,使创面凝固层浅薄,减少对周围正常组织的损伤。只有波长较长的激光可以满足非接触照射气化的要求,如 CO_2 激光、脉冲 Er：YAG 激光等。

强调激光治疗的损伤精度是指在病变完全祛除的前提下,对周围正常组织产生损伤要尽可能小。正常组织损伤范围越小意味着治疗精度越高。如果在病变祛除后创面周围出现 1~2mm 宽度范围的热凝固层,表明产生了严重的过度损伤,这种情况主要由于激光波长选择不当;另一个主要原因就是持续照射时间过长。在激光的气化治疗中,激光的波长选择和照射时间的控制是影响损伤范围和精度的两个重要因素。

激光作用组织时必然存在光穿透和热传导现象,治疗中对周围正常组织造成热损伤也是不可避免的,但是术者可以采取相应的有效措施尽可能缩小这个范围。要达到这个目的,首先要选用组织吸收率高、热反应剧烈、组织穿透率低的激光。激光的波长选择是决定精准治疗的主要因素。图 3-5-1 是使用 CO_2 激光这种初始损伤表浅的激光,通过表面分层气化精准祛除病变的实例。提高激光损伤的精度不仅是为了精准祛除病变组织,也更是为了保证在彻底清除病变组织的基础上,尽可能减少对正常组织的损伤。

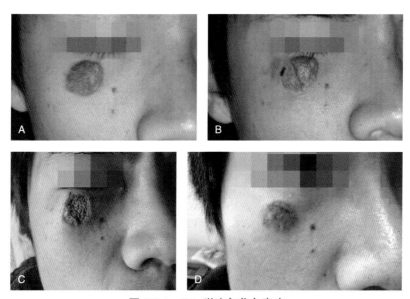

图 3-5-1　CO_2 激光气化色素痣
A. 术前；B. 术中；C. 术后即刻；D. 愈后

热效应强的激光,隐性损伤范围小,气化产生的实际损伤范围暴露很充分,术者对损伤范围可以精准把控,通过持续气化将整个病变祛除;热效应弱的激光初始损伤深厚,显性损伤范围小,即使出现气化,从组织表面呈现的凝固也无法判断实际的凝固深度,大部分损伤处于隐形状态,术者很难准确把控损伤范围,这时对凝固深度的估计主要以激光的初始损伤深度作为参考,因此治疗时一旦凝固形成就要停止照射。这类激光是无法用于非接触气化照射的,一定要采用接触照射才能产生气化作用。

气化病变组织是激光治疗的一大特点,组织吸收激光产生高温导致了组织的燃烧。燃烧是能量缓慢的释放过程,组织在燃烧的同时还会将热量向四周传导扩散。扩散的热量是导致病变周围正常组织产生热损伤的根源,所以增强或提高组织的燃烧或气化速度,尽可能缩短整个气化时间,减少热扩散是减少对正常组织损伤的关键。但是对于软组织而言气化时热传导是不可能完全避免的,有时甚至会利用这种热量使周围组织产生凝固,发挥止血作用。术中不出血是激光用于临床的主要优势,照射治疗时要根据病变的实际情况,正确选择激光的波长,严格控制激光强度和照射时间,使凝固层厚度控制在能发挥止血作用的最小范围内。

对脉冲 Er:YAG 而言,其波长为 2 940nm,极易被水吸收,热效应极强,又具有高脉冲峰值功率,能对组织产生强烈的爆破作用。爆破能将能量充分释放,照射中组织内残留的热量很少,又由于脉冲是间歇照射,整个照射过程中热累积效应很弱,对周围组织的热扩散作用也很小,多重原因使这种激光在软组织照射中很难产生凝固发挥止血作用。这类激光止血效果明显弱于连续激光。

热效应较强的脉冲激光用于软组织"气化"(爆破)时容易出血,用于软组织病变气化治疗时,在参数的设置上需要注意用长脉宽和高脉冲频率的设置,以减弱组织的爆破作用,增强燃烧作用以提高凝固止血作用。脉冲照射是断续照射,治疗时痛感明显小于连续激光,因此有些小而浅的病变可在无麻醉状态下进行治疗,如治疗脸部或体表的色斑。

热效应强的脉冲激光,可以通过参数设置使激光的输出尽可能接近连续输出的状态,使软组织产生近似燃烧的气化反应,但气化程度会因激光波长或参数设置上的差异有所不同。脉冲 Er:YAG 在最长脉宽,最高脉冲频率的设置下可以使软组织产生气化,治疗中的止血效果也明显增强。但脉冲激光用于软组织照射时,过度追求连续激光的作用效果,反而破坏了脉冲激光损伤精度高的特性。适当利用爆破作用对提高软组织的损伤精度是非常重要的。

波长 1 064nm 的脉冲 Nd:YAG 激光由于组织吸收率低、热效应弱,即使是脉冲输出,除非照射在色度很低的黑色组织上,一般情况下不易使组织产生明显爆破反应。脉冲激光的在软硬组织中是否能产生爆破作用主要决定于激光的波长,其次是组织的色度高低。

Tm:YAG 激光、Ho:YAG 激光波长分别为 2 000nm 和 2 100nm,虽然可使组织直接气化但由于燃烧速度稍弱于 CO_2 激光,基底的碳化和凝固层也厚于 CO_2 激光。从气化组织的角度讲,这两种波长激光完全可用于软组织气化治疗,而且止血效果明显,但是目前这类激光使用成本很高,输出功率太大,用于体表组织气化,如用牛刀杀鸡,目前多用于泌尿科的前列腺手术和输尿管碎石。在 Ho:YAG 激光碎石中,由于会产生大量的热,所以一定在良好的水冷却条件下进行,否则,结石的高温会损伤尿路组织。Tm:YAG 激光的照射也是在水环境下实施的,有利于避免对周围组织的热损伤。

810nm、980nm 半导体激光是红外激光中波长最短的,接近可见光波段。组织对这类激光的吸收率低,热效应明显弱于其他波长的红外激光,很难使组织产生气化温度。但它们最大的优点在于能用光纤传输,因此很容易结合内窥镜用于体内气化照射治疗。虽然 2 100nm 脉冲 Ho:YAG 激光可以用光纤通过内窥镜进行腔道内气化病变组织,在非接触照射状态下气化、凝固比 810nm、980nm 半导体激光精度高,更安全有效,对周围正常组织损伤小,但 Ho:YAG 激光的价格是 810nm、980nm 的 7~8 倍,使用成本高。因此在购买激光时需要多方面考虑,不同激光各有利弊,要结合实际情况而定。这两种半导体激光由于生物热效应很弱,无法使组织燃烧气化,所以在照射治疗时,一定要提前对光纤进行激活处理,并且在接触组织的状态下实施气化,这样才能达到精准气化的目的。

进行腔道内病变的气化,一定要注意功率或能量密度的控制,由于腔道器官壁组织都很薄,气化病变时激光强度控制不当,很容易造成穿孔。激光输出设定好后要注意控制光纤与靶组织的照射距离,接触照射要注意控制点触力度,以此来调整气化的反应速度和深度。最主要的是控制好照射时间,连续输出的激光一定要采用断续照射。

脉冲的频率和脉宽直接影响气化的进程快慢和止血效果,以及气化后创面凝固层的深浅。通常照射治疗应从较小的功率或脉冲能量输出、中档频率、适中的脉宽等参数设置开始,再根据组织的反应情况进行调整。如果用连续的980nm、810nm半导体激光,首先将光纤头激活,然后以1~2W的输出功率开始照射,点触病变组织并观察组织气化强弱。根据组织气化情况再小范围调整激光输出功率。气化到病变组织基底与正常组织交界处时,光纤点触的力度要减轻,动作要快这样才能保证提高损伤精度,尤其对肠胃、输尿管、气管等腔道壁的照射,避免术中或术后出现穿孔。应做到既祛除了病变组织,又能避免正常组织损伤。实际上,激光的照射治疗没有固定的照射模式或照射参数,都要根据组织反应的具体情况随时调整,但遵循的原则是从小功率密度开始照射,然后再调整,以保证不出现瞬间的过度损伤。术者控制损伤范围时除了根据观察到的显性损伤范围,还要考虑隐性损伤的范围,这样才能保证尽可能不伤及正常组织。

激光气化祛除病变的优势在于,对面积较大或多发的表浅病变实施治疗,术中不出血,视野清晰,病变祛除立竿见影,见图3-5-2。对术后可能会出血的创面要进行适当凝固照射,这不仅起到止血作用,也起着保护底层组织不被污染的作用。980nm、810nm、1 064nm激光的气化灶基底本身已经形成了良好的凝固层,所以不用刻意地再凝固创面。这几种激光在内窥镜下实施小范围表浅病变的气化非常有效,如小息肉、内膜异位、尿道狭窄或粘连等,但是一定要在光纤激活状态下接触组织气化。

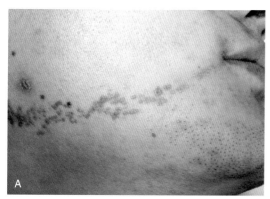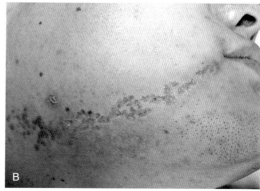

图 3-5-2 CO_2 激光气化疣状痣
A. 术前;B. 术后即刻

需要注意的是,热效应强的脉冲激光在峰值功率的作用下,会使组织产生很强烈的爆破,治疗中一定要及时调整脉冲能量、脉宽等参数,控制爆破力度。如脉冲Er:YAG激光照射软组织时,强烈的爆破作用不能使组织形成有效的凝固层,组织很容易出血,所以参数设置要以长脉宽,中偏高档的频率为主,这样可以减弱爆破力度,有利于增加组织的凝固,防止术中出血,否则治疗中出血会极大地影响后续的治疗。

在脉冲激光的照射中组织一旦出血,术者就应该很快意识到参数设置可能有不当之处,需要立即调整,不然照射很难继续下去。这种情况在热效应弱的脉冲激光中也要注意,特别是用 Nd:YAG 激光照射色度较低的组织时,如文身、鲜红斑痣、色素痣等由于激光波长短、穿透率高,爆破深度比脉冲 Er:YAG 激光要深得多,以至于失去了选择性损伤的作用。总之,脉冲激光照射软组织时要注意的原则是:避免产生强烈的爆破反应。方法就是采用长脉宽、高频率的参数设置,还要及时调整光斑大小,控制脉冲能量密度。

照射治疗应从较小的输出功率开始,再根据组织气化快慢或爆破力度的强弱,首先调节照射距离改变功率密度或能量密度,如果作用不明显再调节激光输出功率。气化速度太快不利于控制气化深度,也不利于观察组织的变化。正确的激光参数设置应该使组织出现明显的凝固后再逐渐气化,这样的反应过程才能有很好的止血作用。这在内窥镜手术中更为重要。

无论使用连续还是脉冲激光,都要注意预防术后穿孔。虽然激光气化后所遗留的凝固层能起止血防感染的作用,但是如果术者只注意组织表面的显性损伤范围,没有考虑气化创面下隐性凝固深度,有可能在凝固层脱落时造成组织穿孔。术者一定要强化激光的显性和隐性损伤的概念,照射中始终要把隐性损伤范围和观察到的显性损伤范围结合起来考虑,作为控制激光照射强度和时间的依据。这样才能避免造成过度损伤。

810nm、980nm 半导体热效应最弱,非接触照射时组织很难出现明显的气化,万万不能在内窥镜下进行非接触照射气化。

Tm:YAG 激光气化作用强烈,形成的热凝固层明显比 810nm、980nm 激光表浅,通过内窥镜实施腔内手术时,隐性损伤范围小,容易控制损伤精度,内窥镜下气化病变组织是比较安全的,但是也要防止长时间的持续照射。膀胱内为封闭环境,虽然在水环境下照射,由于空间小,仍然有因热辐射导致的热累积损伤的风险。810nm、980nm 半导体激光在光纤激活的情况下,结合内窥镜进行体内软组织接触气化治疗,要控制好接触照射的时间和点触的力度,接触时间要短,点触的力度要轻,这样才能保证高损伤精度,否则,操作不当很容易造成过度热损伤,甚至穿孔。

三、红外激光的组织切割

激光切割是利用激光的气化作用将病变组织边界气化,最终将病变组织分离出来的过程。尽管激光切割不能完全代替传统手术刀,但激光切割病变时所表现出来的优势,是传统手术刀无法比拟的。激光切割的优势不仅在于精细,关键在于它能通过光纤将激光的切割作用发挥在传统手术刀无法达到的部位,而且切割时组织不出或少出血,切口无需缝合,鉴于这些优点,可以用激光实施水平切割(图 3-5-3),这是传统手术刀不能做到的。尤其是通过光纤在内窥镜下的切割,体现得最充分。不同波长,不同输出方式的激光,具体切割的方式和切割的结果也有不同。

红外激光的组织切割方式有接触切割和非接触切割。光纤传输的激光都是接触切割,导光臂传输的激光都是非接触切割。切割后切口边缘的碳化和凝固层的厚度、边缘的整齐度、刀口的宽窄也各不相同。这与激光的波长选择、参数设置、光斑大小、功率密度、接触或非接触切割及术者手控制的平稳度等诸多因素有密切的关系。

激光的切口是否需要缝合要根据所用激光和病变本身的性质和部位及切割后周围正常组织的状态而定。有些波长激光切口即使缝合,切口两边依然不能愈合起来。这是由于切口两边的凝固坏死范围太宽。这种现象主要发生在短波长激光的接触切割中,如 810nm、

980nm、1 064nm 等激光。CO_2 激光和 Er:YAG 激光的切口是非接触切割,切口可以缝合的,并愈合良好,与手术刀切口的愈后基本相同。它们的切口边缘凝固范围很窄,两边的组织可以通过组织液的渗透建立联系,最终愈合在一起。

选择激光切割前要考虑切割的目的,若是引流或释放瘢痕张力的单纯切开,如系带或粘连的切断等不需缝合的切割在激光的选择比上较宽泛,凡能使组织气化的激光都可以实施这种切割。术后一定要缝合的切割就要选用 CO_2 激光或 Er:YAG 激光这类热效应强、非接触照射的激光切割,如实施包皮环切术、外痔的切除等。

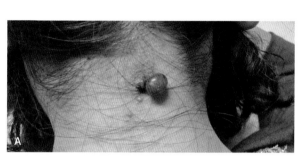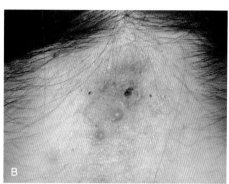

图 3-5-3　激光的水平切割
A. 术前;B. 术后即刻

用导光臂传输的激光在非接触状态下,用激光的焦点照射组织完成切割,如激光 CO_2 激光、脉冲 Er:YAG 激光(用窗式输出)。切割时将激光焦点落在靶组织上,按预定线路移动焦点就能起到切割作用。这类激光的切口细、切口边缘整齐、边缘凝固层浅薄。切割时注意控制好光斑的运动速度,切口的深度与光斑移动速度有很大关系。功率一定,光斑移动速度越慢切口越深;相反,光斑移动越快切口越表浅。切割时所用的功率密度大小与光斑移动速度的协调,不仅可以有效控制切割深度,也影响整个切割治疗的效率,以及切口边缘的热凝固范围、切口缝合后愈合。

光纤接触组织切割首先是因为光纤输出激光是发散的,只有光纤输出端口的光斑最小,接触组织切割才能得到最窄的切口。接触切割也是为了克服激光热效应弱的缺点,借助光纤端头自燃产生的高温去气化组织,达到切割的目的。虽然都是接触切割,热效应强的激光如 Tm:YAG 激光本身是能直接气化组织的,接触切割是为了得到更窄的切口;而 810nm 等短波长激光的接触切割是为了克服激光自身不能产生气化的弱点。凡是光纤输出的激光,无论热效应强弱都必须接触组织切割,否则难以保证切口的精细。

光纤接触组织切割,刀口不太整齐是由于光纤在组织中运动容易遇到阻力,光纤运动速度不均匀,手控力度不一致,使光纤产生气化范围大小不均匀所致。光纤切割要尽可能用细光纤,以减小切口宽度或改善切口不整齐的情况,也能减小光纤对周边组织的热损伤范围。接触切割的切口都是不宜缝合的,即使缝合了,切口两边也不能愈合在一起。

光纤的接触切割适用于瘢痕或粘连组织的切开释放张力、皮脂腺囊肿的切开、脓肿切开引流或从根部水平切割明显带蒂的肿物等治疗。这些都是无需缝合的切割。810nm、980nm 半导体激光和连续或脉冲 Nd:YAG 激光,在切割前都要先将光纤做激活处理,这种切割也适合内窥镜下小范围精细切割或切开,光纤不适合较深层的切割。Tm:YAG 激光、Ho:YAG 激光切割时光纤不需要激活处理,它们热效应很强,接触到组织就会立即产生燃烧气化发挥切割作用。

光纤切割的切口宽窄由光纤直径决定。光纤直径大,切口宽,反之切口窄。切割尽可能选用细光纤,如用直径 200μm 的光纤切割。细光纤接触切割时,光斑大小很接近导光臂输出的焦点光斑,不仅提高了切割的功率密度,还能减小切口边缘组织的热损伤范围。但光纤太细切割过程中很易折断,因此切割时要注意力量的控制。只有在光纤接触到组织时再出光,否则激光能量不能被组织吸收释放出去,造成光纤自身燃烧质地变脆,切割时极易折断。

光纤探出套管的长度不要太长,否则由于光纤太细变软,切割时不易控制力度。光纤探入组织的深度,以光纤激活范围的长度为限,见图 3-5-4。当激光功率不够强,光纤燃烧温度不高,组织气化反应缓慢,如果强行加快光纤移动速度,用力过猛很容易折断。虽然光纤切割没有焦点光切割那么流畅,但有手感、易控制,应用范围更广泛,特别是进行体内病变的切割。

导光臂和光纤的切割各有利弊。导光臂切割是非接触照射,虽然切割没有手感,不易控制深浅,但无菌效果好、切割效率高、光斑运动顺畅、切口缝合后愈合良好;光纤切割需要接触组织,术者可通过调整力度来控制切割深度,这样切割更准确,但光纤移动的速度控制和顺畅感明显受限,而且切口不宜缝合。在临床治疗中术者应根据病变的性质和生长部位以及治疗目的,结合激光特点,选择适合的激光实施切割以充分发挥激光波长优势为原则。

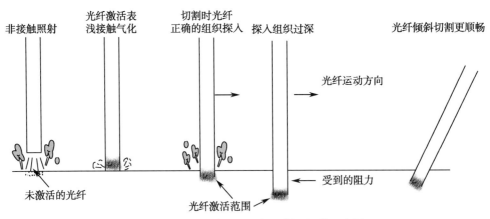

图 3-5-4   激活和未激活光纤照射组织的示意图

内窥镜下切割要用略粗的光纤,如直径 400μm 或 500μm,这样光纤韧性强不易折断,也能经受较大功率密度,切割起来易控制力度。除了泌尿科的前列腺切割外,妇科腹腔镜下用激光切割分离粘连带,普通外科胆囊切除,结肠息肉的切除等结合内窥镜的使用非常广泛。通过内窥镜采用直接气化或凝固病变的方法更能体现使用激光治疗的优势,如腹腔镜下气化子宫内膜异位组织,凝固体内组织表面的血管瘤,及出血点凝固治疗等。

激光切割的方法更适合用于体表病变。切割过程本身直接影响愈合效果。皮肤表层的切割不缝合也不会留下明显的痕迹,这也是选用激光切割的原因之一。如果病变的性质、部位、组织结构等原因必须用激光照射治疗,术后必须缝合,就要选用 CO_2 激光或 Er:YAG 激光等切割。通常情况下,术后一定需要缝合的治疗最好不要用激光切割,因为在多数激光的切口边缘的凝固坏死层较厚,严重阻碍两边组织液或血液的渗透,无法使组织愈合在一起。切割要尽可能选用长波长、气化作用强、切口边缘凝固范围小的激光。

切割的方法直接影响切口质量。首先应将被切割组织在牵拉、撑、挑等作用下产生一定张力,这样被切割时组织会很快分开,避免在后续切割中受到二次照射,产生热累积损伤。光纤的接触切割要根据光纤头激活的范围决定每层切割的深浅,正确的方法应该是光纤探入组织深度约 1mm 范围,光纤向运动方向倾斜,牵拉着光纤运动,这样可以减小阻力,使光纤运动更顺畅。如果光纤垂直探入组织过深(图 3-5-4),不发光的部分没能使组织气化,这部分组织会阻碍光纤的运动,客观上减慢了光纤的运动速度,不仅导致切口不整齐,也容易造成局部组织过度气化或凝固。

焦点光切割是非接触照射,没有手感,更没有阻力感,切割更顺畅;切割深度完全由功率密度大小和光斑的移动速度决定。功率密度一定时,焦点移动越慢切口越深;移动越快切口越浅。用激光切除病变组织看似简单,激光照射到组织瞬间被切开,但需要对光斑大小的控制、激光参数的设定、光斑的平稳移动控制等基础有一定的掌握。

激光切割无论是在内窥镜下还是在体表,病变体积都不宜太大,特别是在体内。首先体积较大的病变血运丰富,镜下出血不易控制;其次激光在密闭的狭小空间内长时间照射产生的大量热辐射,会造成周围组织的热损伤,术后会出现大范围水肿甚至坏死,造成病人严重的术后不良反应。要避免长时间持续照射,特别是使用连续激光照射时,尽可能采用断续输出照射。

在气管镜或喉镜下激光切割病变,病变体积小,操作空间狭小,要尽可能选用细光纤。由于光纤端头的热辐射很容易造成周围组织的热损伤,光纤越细,越有利于减小对周围正常组织的热辐射,也能提高祛除病变的精准度。避免长时间连续照射,要分层切割。光纤探入组织的深度一定要与光纤的激活范围一致,切割一层后要停顿时 1 至 2 秒,再切第二层,这样能有效精准地控制切割深度,光纤移动应尽可能快,这样才能减少热累积,避免对周围组织的热损伤。

激光切割涉及病变组织的性质、解剖的位置、激光波长的选择、激光参数的设定、导光臂和光纤的使用、切割深浅的控制、刀口缝合后的愈合等诸多因素,需要全面考虑。凡术后需要缝合的激光治疗不要用短波长激光切割。切割时对周围正常组织的保护很重要,应用湿棉纱将正常组织进行遮盖或隔离,避免被激光误照射,如激光实施包皮环切术时,要用湿棉纱将龟头隔离起来。

四、红外激光的组织凝固

红外激光被组织吸收产生热,使组织温度逐渐升高至产生气化。这是组织从常温到 500℃ 以上温度的变化过程,其中在 100℃ 内是组织凝固过程。这一过程中组织从半透明的胶体变为乳白色不透明的固体,并完全丧失了生物活性,被称为凝固坏死。当温度超过 100℃,组织开始脱水,当上升到 300℃,组织从白色向焦黄色再到黑色转变即出现碳化过程。临床的凝固治疗就是将激光功率密度控制在使组织温度升高并保持在 100℃ 左右范围内,致病变组织发生凝固坏死的过程。

这种凝固方法适用于治疗那些血运丰富难以实施切割或气化的病变,如血管瘤和小型化脓性肉芽肿。这些病变的特点就是血管异常增生,治疗中极易出血。热凝固祛除病变的方法不仅能避免切割或气化时出血,也有效地防止术后创面感染。凝固治疗的适应证都与血运丰富或血管畸形有关,多数血管性增生病变都适合采用热凝固的治疗方法。

激光热凝固祛除病变组织的方法与切割气化不同。它不是即刻将病变组织祛除,而是用低功率密度的激光照射病变组织,至其凝固变性,照射完成后坏死组织依然保留原位,待数日后自行脱落。这样可以利用坏死组织的覆盖作用保护与之相连的正常组织不受外界刺激,避免术后愈合过程中感染或出血。

凝固治疗方法是激光独有的。虽然凝固治疗产生的损伤大部分都是隐性损伤,照射过程虽有些盲目,但治疗可以根据病变深浅选择相应初始损伤深度的激光,完全可以避免过度损伤。因此术者要对激光初始损伤有一定了解。照射中控制好功率密度,有些病变不一定一次凝固到位,允许二次照射治疗,这也是为了避免过度损伤。

如果选用的激光热效应比较强,照射时要特别注意。激光功率密度应控制在使组织始终处于白色凝固状态的强度。照射过程中要严密观察组织变化,若凝固颜色变为焦黄或灰黑色说明功率密度偏大了,组织有碳化趋势,这时要立即拉远照射距离降低激光的功率密度或停止照射。

凝固治疗要从低功率密度开始。照射海绵状血管瘤时,凝固出现的同时瘤体表面会出现塌缩。凝固的颜色与瘤体有关,瘤体为鲜红色时凝固的颜色为白色;瘤体为深红色时凝固的颜色为灰色。质感松软,上皮较薄的瘤体,凝固过程中会在光斑中心出现塌缩,随后组织逐渐变白或灰色,这个变化过程的快慢与激光波长和激光功率密度大小的有关。

要学会通过观察瘤体形状和凝固颜色的变化控制激光的强度。激光波长越长、功率密度越大、凝固反应越快。术者反应也要及时,一旦凝固、挛缩出现,就要准备移动光斑,直至将整个病变凝固。在血管瘤的凝固治疗中,控制好凝固速度非常重要,特别是上皮组织较薄的血管瘤,如果功率密度过大,瘤体内水分膨胀过快表皮无力束缚,会导致瘤体爆炸。

选用不同波长和不同发光方式的激光实施凝固时,激光的参数设置和功率密度的控制也是不同的。波长不同,组织凝固反应的快慢不同,初始凝固的深浅也不同。凝固照射时要根据病变的深浅、大小选择相应初始损伤深度的激光。被选激光的初始损伤深度一定要小于病变深度。

血管瘤的凝固照射通常选用短波长的连续激光,如:氩离子激光、铜蒸气激光、810nm 激光、980nm 激光、连续 Nd∶YAG 激光。照射时光斑的大小要根据病变面积、激光输出功率、组织凝固速度等而定,采用光斑移动扫描照射的方法扩大凝固范围,以适应较大面积瘤体的照射。要善于利用不同波长的激光产生不同凝固深度的特点治疗不同深度的病变。

凝固是组织被激光照射后最先产生的不可逆损伤,是组织自然状态下激光穿透力得以充分发挥的结果。但是凝固一旦产生,组织变成了不透明的白色固体(图 3-5-5)。激光的穿透力就会明显下降,对组织的作用深度变得表浅,再加上热传导的散热作用,使局部凝固升温出现短暂停滞。若激光热效应较强,继续照射会使凝固的表层温度继续升高、脱水发生萎缩,凝固的颜色开始变成焦黄色直至变黑碳化,而凝固的深度不会有明显加深。在凝固和萎缩出现停滞迹象时就要停止照射或移动光斑变换照射位置。

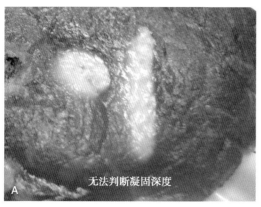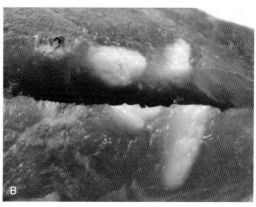

无法判断凝固深度

A

B

图 3-5-5　凝固表面的状态和实际的凝固深度

A. 凝固表面的状态；B. 实际的凝固深度

在凝固的平衡状态未被打破前,凝固深度是激光的初始损伤凝固深度。这个短暂的平衡会随照射时间的延长、组织内热累积温度不断升高、激光强度的变化等原因被打破。平衡被打破意味着初始凝固深度被突破,继续照射凝固深度出现不同程度的加深。结合凝固的变化特点,再根据病变组织的深浅范围,控制光斑的照射时间,就能调整实际的凝固深度。这种方法只适合热效应强的激光。

短波长红外激光在非接触照射凝固时,最初凝固深度的判断是以激光的初始损伤深度作为参考的。术者应在治疗前用动物组织做一些凝固测试,熟悉所用激光的初始凝固深度,对不同波长的激光、在不同功率密度的条件下产生凝固的深度有大概了解,做到心中有数,才能准确地控制凝固范围。对于体积较大且深的血管瘤,凝固不可能做到一步照射到位,应该分次治疗,这样可以避免过度损伤的产生。

凝固治疗除使用连续激光外,脉冲激光也可以实施这种治疗。而且脉冲激光一大优点是能借助短波长激光水吸收弱、色素吸收强的特点产生选择性损伤,对弥散的血管性病变如鲜红斑痣照射非常有效。红外激光的热效应源于组织内部的水分和色素对激光的吸收。长波长激光主要是水吸收产生的作用,色素吸收的作用显得微不足道;短波长激光水分吸收作用弱,使色素吸收作用得以突显,且起主导作用。照射时激光被色素吸收产生热,使组织温度快速升高,而非色素或颜色浅的组织以透射、反射为主,对光的吸收很少,组织升温缓慢,在脉冲激光的峰值功率的作用下更进一步强化了这种差异,使色度低的组织率先凝固坏死,色度高颜色浅的组织保留下来,最终形成了选择性损伤。调 Q 脉冲 Nd:YAG 激光、翠绿宝石激光等治疗鲜红斑痣、太田痣、祛文身、祛体毛等就是利用短波长脉冲激光的这种损伤特点达到治疗目的的。

组织穿透率高的激光初始凝固深,隐性损伤范围广,因此使用这类激光凝固一定要避免术后出现穿孔现象。由于照射过程中凝固坏死的组织都保留在原位,照射过程中组织表面不会出现明显的缺损,即使凝固坏死的范围贯穿腔道壁,表面依然保持完整,具有一定欺骗性,但坏死组织一旦脱落必然形成穿孔。所以对表浅的组织实施凝固治疗时一定强化防止穿孔的意识。照射治疗时始终要想到隐性损伤范围,以初始损伤深度作为控制气化或凝固深度的参考依据。例如对耳郭上的病变照射,一定用穿透率低的长波长激光或脉冲激光直接气化,这类激光的隐性损伤范围很小,有利于达到精准控制损伤深度治疗的目的。

如图 3-5-5 所示,从表面观察不能判断凝固深度(隐性损伤范围),一旦凝固过度,组织坏死脱落会发生穿孔现象。在内窥镜下做腔道内手术时更要考虑到这个因素,如在胃肠道内的激光照射。

五、如何避免过度损伤

在红外激光照射治疗过程中,由于光穿透和热传导作用,不可避免地在一定程度和范围上对周围组织造成损伤,但有些损伤原本可以避免只是因某种失误导致其出现,或者说不该出现的损伤出现了,就是所谓的过度损伤。这种损伤是可以通过一系列措施避免或被降低到最小程度。

由于适应证的界定、激光波长的选择、参数设置、照射方法等方面的失误,导致组织的损伤远远超出合理的范围。如穿孔、组织的明显缺失、功能减退、愈合时间显著延长、痛感强烈等,这些都是过度损伤的结果。其中激光照射功率密度过大,照射时间过长是最常见产生原因。有些过度损伤的发生,是因为术者没有系统地学习激光基本知识及相关操作技术,盲目使用激光造成的。

激光治疗的失败有很多因素,首先要检讨适应证选择是否正确,以及激光波长的选择和照射中的操作过程是否规范。激光波长的选择和照射方法失误最容易发生过度损伤,是影响激光作用正常发挥的关键。适应证选择错误必然造成激光特性无法正常发挥,照射过程中组织反应也会出现异常,很容易造成组织过度损伤,甚至造成严重不良后果。

避免过度损伤,正确界定激光的适应证是非常关键的,是发挥激光特色的基础。对非激光适应证实施激光照射治疗,肯定会导致激光使用的失败。有些过度损伤完全是激光操作失误导致的,其中激光的功率密度和照射时间控制不当,最容易出现过度损伤。尤其在使用波长较短、初始损伤较深的红外激光照射时。这种情况主要由于经验不足,对激光的组织穿透特性及组织中热传导特性不甚了解、照射控制过于随意、对激光损伤的隐蔽性认识不足,误认为看到的损伤范围就是组织实际损伤范围,殊不知可能只是冰山一角。

激光参数设定好后,无论气化还是凝固,一旦反应结果显现,术者就应该立即根据组织反应状态,判断出激光波长的选择和激光的功率密度等照射条件是否恰当、相关参数的设置是否适用于病变组织的气化或凝固,并及时做出调整,使组织反应尽可能接近理想状态。这样才能做到避免过度损伤的发生。

以表面气化为例,激光照射的理想状态是:激光照射到组织,瞬间气化造成的组织凹陷深度不应使术者感到意外。实际上每次照射病变之前,术者都会根据病变性质和结构特点对激光气化的反应状态有心理预期,如果照射功率密度过高,组织瞬间的气化深度超出术者预期,术者会略感紧张,对瞬间出现的气化深度有失控的感觉。当激光波长选择正确、照射强度控制得当时,瞬间的气化深度符合术者的预期,术者对气化深度的控制会感到从容。更量化地讲,瞬间的气化深度不应超过病变本身深度的四分之一,这样在随后的持续气化中才能有充分的调节余地,才不至于出现超深度范围气化或过度损伤。

CO_2 激光气化反应迅速、强烈,若激光功率密度控制不当,极易出现气化深度瞬间超出预期的现象。所以用这种激光气化,输出功率设置不能太高,如从 3~4W 开始,根据病变面积适当放大光斑,如在组织表面快速点射一下,观察组织气化深度和反应的速度,观察这种照射条件是否符合术者预期,然后再做相应调整。气化深度要给后续的气化照射留有余地,不能瞬间气化到底部,否则极易超范围气化导致过度损伤。

术者要强化从三维角度观察和控制激光损伤范围的意识。治疗中气化的面积和深度或凝固的面积大小可以直接观察到,这种显性的损伤范围可以通过改变光斑大小或移动光斑来控制。相对来讲,过度损伤不易发生在表面范围,或者说,显性损伤的范围是可以精准控制的。过度损伤主要发生在不可见的隐性损伤范围中,也就是组织纵向损伤深度范围。热效应强的激光如 CO_2 激光、Er:YAG 激光、Ho:YAG 激光、Tm:YAG 激光,由于初始损伤表浅或隐性损伤范围占比小,术者观察到的损伤范围可以看成是实际损伤范围,因此可以通过调整功率密度和照射时间及时调整气化面积和深度,对实际的损伤范围予以控制。这些激光造成的过度损伤主要因为是照射功率密度过大、组织气化反应过于迅速,术者来不及反应,最终导致气化深度超出病变范围进入到正常组织。这种现象在长波长、热效应强的连续输出的激光中最容易发生,特别是在连续输出的 CO_2 激光照射过程中。因此用这类激光气化要从小功率密度开始照射,然后根据情况逐渐调大,才能保证气化反应可控,避免过度损伤的发生。

短波长、穿透率高的激光如 810nm、980nm、1 064nm 激光,在实施凝固照射时,只能看到凝固面积的大小,而深度是不可见的,也就是说对隐性损伤范围的控制是比较盲目的,容易造成过度损伤。在凝固照射中,对深度的控制常以激光的初始损伤深度为参考。这类激光在单纯凝固治疗中不建议通过持续照射来加深凝固范围。常规做法是,组织一旦出现凝固,光斑停留 2~3 秒即可变换照射位置。停留时间的长短还要根据凝固反应速度快慢而定。热效应强的激光凝固反应快,光斑停留时间要适当缩短,否则易出现碳化甚至气化。术者要结合激光波长、照射的功率密度、病变的结构特点,如血管瘤表皮的厚薄等因素综合考虑。

非接触照射气化中肉眼观察到的显性损伤范围与实际损伤范围有一定误差的,这个误差就是因为存在隐性损伤,误差大小由隐性损伤范围而定。隐性损伤范围越大,判断实际损伤范围的误差就越大。因此,要提高治疗精度、减小过度损伤,就要尽可能选用隐性损伤范围小的激光或照射方法,以减小显性损伤与实际损伤范围的误差,使激光的损伤范围完全显示在视觉范围内,提高治疗的准确度。激光的隐性损伤范围与初始损伤深度有密切关系。如 CO_2 激光、脉冲 Er:YAG 激光初始损伤 $10\mu m$ 左右,隐性损伤非常浅薄,意味着治疗中显性损伤与实际损伤的误差就很小,可以直观地控制实际损伤范围。810nm、980nm 激光初始损伤深度达几毫米,隐性损伤范围就广,显性损伤范围与实际损伤范围差距巨大,难以控制实际损伤深度,容易造成很大的损伤误差,因此 810nm、980nm 的短波长红外激光不能用于非接触照射气化病变组织。

红外激光照射病变组织时,会对周围正常组织产生一定程度和范围的热损伤,包括可逆和不可逆的损伤,这些损伤有的是由热传导作用造成的。如果术者对激光的波长特性以及热传导的特性有所了解,完全可以将这种影响降低到最低程度。通过选择激光波长、控制照射功率密度、缩短照射时间来减弱热传导中热源的作用,尽可能使热的作用限制在病变区域内。最主要的措施就是,尽可能缩短光斑的照射时间、尽可能选择波长较长的激光照射,如 CO_2 激光、Er:YAG 激光、Ho:YAG 激光等热效应强且初始损伤表浅的激光;尽可能缩短持续照射时间和累积照射时间,减小热传导或热辐射对周围正常组织的影响,减少热量在组织中的传导和累积,这样才能提高组织的耐受温度,避免过度损伤的产生。

在出现的过度损伤的实例中,有些是因为超长时间照射导致的,这种情况更容易发生在短波长的红外激光照射中,由于激光热效应弱,组织气化或凝固反应缓慢,无形中延长了照射时间,增大热的传导量和传导范围。过度损伤的根本原因,主要是照射功率密度过大,持续照射时间过长,最终导致作用在组织的热量增加。避免过度损伤的机制在于减小热量的产生和热量传导。激光功率密度的大小影响热量产生快慢,照射时间的长短决定了热量的大小和扩散范围的大小。

从图 3-4-6 中可以看出不同波长激光的损伤精度的差异。三种激光气化创面对比,脉冲 Er:YAG 激光的创面表层最干净整齐,没有碳化和凝固层,说明实际损伤范围完全显现出来,几乎没有隐性损伤,这就是高损伤精度的体现。与脉冲 Er:YAG 激光相比,CO_2 激光的创面覆有较薄的碳化和凝固层,这表明在祛除病变同时,创面周边的正常组织受到了轻度热损伤,虽然这种碳化和凝固比较表浅,但发挥着止血和保护创面的作用,是照射治疗需要的结果。仅从损伤范围和精度的角度讲,连续激光照射组织时,热传导量明显大于脉冲激光,对周围组织损伤更明显。810nm 半导体激光创面周围的凝固范围明显大于 CO_2 激光创面,体现出 810nm 波长激光在接触照射中对周围正常组织产生的损伤范围是最大的,与 CO_2 激光和 Er:YAG 相比,就属于过度损伤。这也说明选择恰当波长的激光器对精准治疗、避免过度损伤起着非常重要作用。在实际工作中,如果术者有选择条件时,最好选波长较长的激光进行切割或气化治疗,以达到减小过度损伤的目的。

在激光照射过程中,产生过度损伤的热量大小与激光功率密度,光斑的大小(在接触照射中指光纤的直径大小)、照射时间的长短有直接关系。激光的功率密度、光斑大小、光纤直径都影响着热传导中热源范围和温度的高低。热源大小决定对周围热传导的规模,温度高低影响着热传导的速度,温度越高与周围温差越大热传导速度越快;持续照射时间的长短决定热传导的热量多少,也决定着热传导的范围的大小。照射持续时间越长传导的热量越大影响范围越广,越容易造成过度损伤。

控制激光的过度损伤要从光斑或光纤直径大小、激光强度和照射时间三方面入手,特别是接触照射本身就是热传导机制发挥的作用,更要注意对这三个因素的把控。图 3-4-6 中 810nm 的创面可以通过适当提高激光输出功率加快气化反应速度,同时提高点触的速度或缩短接触时间,减少导热量,进一步减小周边组织凝固范围。从图 3-2-3 可以看出快速点触气化创面周边的凝固明显减小。了解产生过度损伤的因素才能有效地采取措施避免或控制它的产生。

术者对过度损伤要有清醒的认识,有正确的判断。治疗的损伤范围明显超出病变原有范围一定是过度损伤。1mm 直径的病变产生 2mm 直径的创面就属过度损伤,治疗的损伤范围与病变范围相比是不能接受的;5cm 直径病变气化后边缘出现 1mm 宽的凝固层,相比之下可以接受,但也属过度损伤,因为这个损伤范围采取措施可以进一步缩小。术者对照射中产生的损伤要有强烈的控制欲,要有强烈的意识采取措施将损伤范围尽可能减小。术后病人痛感明显、创面愈合明显缓慢,这都是过度损伤的表现。有些过度损伤是激光波长特性导致的或者说是客观因素造成的,有些是可以减轻或避免的。术者要会甄别治疗中出现的过度损伤,知错才能在以后的照射治疗中得以纠正。防止过度损伤的根本在于避免持续照射,严格控制照射时间。

在有多种波长的激光可供选择的条件下,对软组织的气化或切割尽可能选用长波长的激光,如 CO_2 激光、Er:YAG 激光、水激光、Ho:YAG 激光、Tm:YAG 激光。若科室里只有短波长的激光,如 810nm、980nm、1 064nm 激光,一定要在光纤激活的情况下接触组织切割或气化。凡是光纤传输的激光只有接触组织切割才能得到最窄的切口,切割时光纤的移动速度要快。

第六节　连续激光与脉冲激光的照射特点

一、连续激光的照射特点

(一)连续激光的特点

连续激光是指可持续发光,且在发光过程中光强不发生变化的激光。由于是持续发光所以适合用于软组织的燃烧气化和凝固照射。照射时通过对激光输出功率、照射光斑大小和照射时间的控制就能达到精准控制损伤祛除病变的目的。

很多波长的激光既可以做成连续输出型也可以做成脉冲输出型。目前临床常用的连续激光有 630nm 氦氖激光,810nm、980nm 半导体激光、1 064nm Nd:YAG 激光、10 600nm CO_2 激光、2 000nm Tm:YAG 激光等,这些激光波长不同、组织特性不同、输出功率大小不同,被用于不同病变的治疗。Tm:YAG 激光输出功率最大,用于较大范围病变的气化或切除效率很高,在泌尿科主要用于膀胱肿瘤及前列腺切除或气化的治疗。630nm、810nm、980nm 半导体激光和 CO_2 激光使用范围比较广泛。除 630nm 激光用于非损伤性治疗外,其它三种激光主要用于损伤性治疗,如对病变的切割、气化、凝固。连续激光适用于软组织的损伤和非损伤照射治疗,只是由于波长不同,照射时对激光的功率密度和照射时间的控制以及接触或非接触照射方法的选择都要根据病变的特性决定。

(二)连续激光的照射特点

连续激光输出方式比较单一,激光的输出只有功率大小的变化,有些连续激光也配有断续输出模式。通过调节激光器的输出功率或改变照射光斑大小就能控制激光的功率密度或照射强度,进而控制组织反应的强弱。在非接触照射情况下,输出功率设置后,通过改变光斑大小和持续照射时间,就能达到控制激光气化、凝固深度的目的;再根据病变大小控制光斑运动和持续照射和累积照射时间,就能很好地控制最终激光照射治疗的范围。也就是说,连续激光照射的最终结果,受波长、功率密度、照射时间这三个因素决定。通过对三个因素的控制就能很好地完成祛除病变的治疗。这一点比脉冲激光的照射要简单很多。

连续激光更适合对体积较大、浸润较深的病变实施气化和凝固照射,但是需要相对较长的累积照射时间,因此容易造成周围正常组织出现热累积损伤,术后现出水肿、充血、创面愈合时间延长。这也是连续激光的治疗精度相对较低的原因。连续激光的照射,要特别注意激光波长的选择和照射时间的控制,避免长时间持续照射。采用断续照射能给局部组织散热时间,以减少热累积,特别是在波长较短的 810nm、980nm、1 064nm 等激光的接触照射中更要注意这一点。

照射时间分为持续照射时间和累积照射时间。持续照射时间是指光斑在原位保持不间断照射的时间,持续时间的长短影响照射光斑内组织损伤精度。连续激光的照射中强调断续照射就是为了更好地控制损伤精度。累积照射时间是指整个病变的照射治疗时间,决定整个治疗过程激光产生的损伤范围。术者对被照组织的反应状态有正确的判断,对持续照射时间和间歇时间控制得当,累积照射时间的长短对治疗的损伤精度影响不明显,只是对特大病变的气化中由于累积照射时间太长,可能会导致患者有明显术后痛感且时间较长。

控制持续照射时间长短影响治疗的损伤精度。即使所用激光的初始损伤很表浅,若照射时间控制不当,依然会造成气化或凝固超出病变范围,不仅表现在显性损伤范围的过度损伤,在隐性损伤范围内也会因持续照射时间过长,组织的温度耐受层降低,使临界组织向不可逆损伤转化的比率提高,增加了损伤范围,降低了精度。在连续激光的使用中控制持续照射时间是非常重要的因素,决定着损伤治疗精度的发挥。由于人为控制的最短持续时间只有 0.1 秒,很难满足实际需要,所以才在连续激光中增加了断续输出功能,断续输出可以使持续照射时间缩短为毫秒、微秒,能够明显提高损伤精度。

术者根据激光波长或热效应的强弱、照射的功率密度、病变的深浅控制光斑的持续照射时间长短;累积照射时间的长短受病变体积大小影响。照射中控制好光斑持续照射时间和间歇时间,即使累积照射时间延长同样可以保证整个治疗的损伤精度,不会出现过度损伤。因此,控制照射时间是连续激光照射技术重要环节。

在气化照射中为了精准控制气化深度,光斑的持续照射或停留时间通常只有 1~2 秒,甚至更短,为了适应大面积的气化照射,通常采用连续扫描照射,这样气化深度可以通过光斑的移动快慢来调整。这种照射既可以精准控制气化深度又可以满足大面积的气化照射。

在照射中,要保证损伤精度,除了尽可能选用波长较长的激光外,也可以通过适当提高照射的功率密度来实现。提高功率密度,可以加快组织反应速度,无形中缩短持续照射或累积照射的时间,减少热累积,避免过度损伤;减少热对周围组织的影响范围。

连续激光主要通过燃烧气化作用祛除软组织病变。相对于爆破反应,燃烧是能量缓慢释放的过程,组织燃烧产生的热量会在热传导的作用下扩散到周围组织,并产生一定范围的热凝固,因此连续激光作用软组织时,止血效果非常突出;正是因为这一点,也很容易造成热累积、产生过度损伤。燃烧产生的高温可以使大部分病变组织失活,所以非常适合切除或气化病毒性的组织增生,如寻常疣、尖锐湿疣等,但注意对产生的烟雾要及时排除,避免术者和患者吸入体内。连续激光是无法通过燃烧作用祛除硬组织病变的。

激光治疗追求精准,要尽可能减少对周围正常组织的损伤。对影响连续激光损伤精度来讲,在激光波长、激光功率密度、持续照射时间中前两者是决定因素,后者是影响因素。而后者决定前两者作用的发挥。初始损伤深度是决定激光损伤精度的先决条件。在非接触照射中,如果激光的初始损伤深度本身就有 3~4mm,那么任何精细控制功率密度和照射时间的方法都不可能将损伤精度提高为 1mm。如果用 810nm 波长的激光非接触照射扁平疣,那么无论如何控制功率密度和照射时间,最终损伤的深度范围都会远远超出病变本身,导致严重的过度损伤。这是因为激光的初始损伤深度本身就远远超过病变。

总之连续激光的照射特点就是在尽可能选用初始损伤表浅的激光外,严格控制光斑的持续照射时间,发挥间歇时间的作用提高和控制损伤精度。

二、脉冲激光的照射特点

(一)脉冲激光的特点

脉冲激光不仅是间歇输出,关键是每个脉冲输出过程中激光有强弱变化。这意味着在每个脉冲输出过程中,激光强度不可能始终使组织产生爆破或燃烧,需要达到一定强度,这个强度就是激光使组织产生爆破或燃烧阈值。要用好脉冲激光,首选要了解脉冲激光的特点。

脉冲激光的间歇输出和峰值功率是脉冲激光的最大特点也是应用核心。"间歇"和"峰值功率"的照射特点可以减弱组织的热累积效应,避免过度损伤,提高组织损伤精度,充分体现出激光的波长特性。脉冲激光的输出变化多端,如脉冲能量大小、脉冲频率高低、脉宽长短等变化。这些不同的输出形式再结合光斑大小的变化,产生不同作用特性的激光,适应不同病变的照射。任何一项参数的变化都会使照射结果发生特有的改变。所以脉冲激光的照射具有多样性、复杂性和精准性的特点。也正是因为这种多样性决定了它在治疗中可以通过不同照射方式用于不同的病变照射,因此脉冲激光治疗的损伤精度很高。

脉冲激光的最大优点是能产生爆破作用。爆破作用不仅减轻了靶组织周围的热累积损伤,还能很好地将激光波长的穿透特性精准地体现出来,真正实现对组织微米级的损伤精度。虽然 CO_2 激光的初始损伤深度也在微米量级,但对于连续输出型激光而言,人为因素很难将照射时间控制在微秒级,因此瞬间的气化深度也会超出初始损伤范围,以至很难产生接近初始损伤深度的损伤。脉冲型 CO_2 激光和脉冲 Er:YAG 激光能将照射时间缩短在微秒甚至更短的时间如纳秒、皮秒、飞秒,这样能使激光微米级高精度的初始损伤特性发挥出来。

很多连续激光为提高损伤精度、减轻热损伤,设有断续输出的功能,也经常被称为脉冲输出。这种所谓的脉冲实质是连续输出的斩波技术,形成间歇输出,但输出的激光没有强弱变化,从波形上看呈矩形,更不会形成很高的峰值功率(见第二章图2-2-1),因此称为断续输出。真正意义上的脉冲激光,不仅断续输出,在每次输出激光过程中激光强度一定有很明显的强弱变化,而峰值功率的强度是连续激光无法达到的,具有这种特性的激光才是真正意义上的脉冲激光。

脉冲激光有多个参数控制着激光输出的状态,各参数的不同设置,不仅影响激光穿透组织的深度或爆破强度,还决定被祛除组织的形态变化。在短脉宽、低脉冲频率的设置下,组织以爆破反应为主,照射时可以看到组织被崩解成絮状物。在长脉宽和高脉冲频率照射下能看到组织有明显的燃烧反应,烟雾中伴有浓浓的蛋白质燃烧的气味,这意味着此时组织燃烧作用明显,更有利于病变在彻底失活的情况下被祛除。

人体硬组织如牙体或骨组织无机物含量高,无法像软组织那样能充分燃烧。硬组织密度相对较高,导热能力强,若用连续激光照射不仅很难使其充分气化,不能气化的无机物还会以很高的温度沉积在照射区域内,这些沉积的高温无机物会向周围产生热传导,对周围组织造成很严重的热损伤。脉冲激光的爆破作用彻底解决了这种热沉积问题。

目前临床上能使硬组织产生强烈爆破作用的脉冲激光有 Ho:YAG 激光、Er:YAG 激光、Er.Cr:YAGG 激光和脉冲型 CO_2 激光。它们分别用于泌尿科的碎石、口腔科的牙体祛腐和美容照射。Ho:YAG 激光用于骨科也很具有潜力。

在相同条件下,波长越长、热效应越强、爆破功率阈值越低、越容易使组织产生爆破、爆破力度越强,如波长 2 940nm 的脉冲 Er:YAG 激光;波长越短、热效应越弱、爆破功率阈值越高,相对不容易产生爆破,如 1 064nm 的脉冲 Nd:YAG 激光、755nm 翠绿宝石激光等,但当遇到色度较低颜色深的组织或脉冲能量密度达到一定强度时也会产生爆破。产生爆破的功率阈值的高低与激光波长和组织颜色深浅有关。

　　无论牙体、骨组织还是结石,其内在的水和有机物含量的多少,影响着激光的作用效率。组织含水量和色度越高激光的爆破力度越强,波长越长的激光爆破作用越烈。脉冲激光输出的峰值功率,强化了水或色素对激光的吸收作用。

　　脉冲激光输出有强弱变化,因此每个脉冲能量中不是全部能量都能产生爆破或燃烧反应,需要超过一定强度才能发挥作用。

　　在脉冲波形示意图中,底部的虚横线表示使软硬组织产生燃烧或爆破的激光功率阈值。在脉冲激光输出过程中,凡在阈值线上方的激光强度都是能使组织产生爆破或燃烧的;而线下的激光强度都是不能的。特别是在每个脉冲的后期,阈值线下的激光功率不仅不能使组织爆破燃烧,还会滞留在组织内,如脉冲波形示意图中阴影部分(图3-6-1、图3-6-2)。这部分能量对气化或爆破作用而言,属无效能量。无效能量的强度虽然弱,但仍能产生一定热量,随着脉冲数量累积产生的热量不断增加也会造成一定的热损伤。在照射中,脉冲激光参数的设置和调控,实际上就是在对有效能量和无效能量占比的调节,如对硬组织照射来讲,要尽可能地提高有效能量的占比减少无效能量的份额,以提高组织爆破效率。方法就是用短脉宽低脉冲频率的设置;在软组织照射中,无效能量不仅不能减少,还要适当加强,以增强软组织的凝固反应,强化止血作用,方法就是加长脉宽、提高脉冲频率。

　　在实际应用中,即使激光的波长不同,对无效能量的处理原则和参数的设置都是相同的。如脉冲 Er:YAG 激光、水激光、Ho:YAG 激光被用于硬组织爆破时,为了提高爆破力度都要通过调短脉宽、提高脉冲能量来实现。不仅提高了峰值功率、也缩短了脉冲后期"阈值线下"激光能量的作用时间,减少了无效能量的占比(图3-6-3)。设置短脉宽是提高硬组织爆破效率的首选方法。

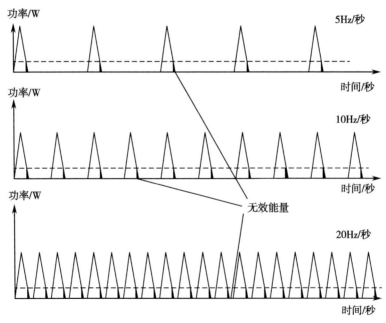

图 3-6-1　不同脉冲频率的示意图

频率越高,无效能量份额越多

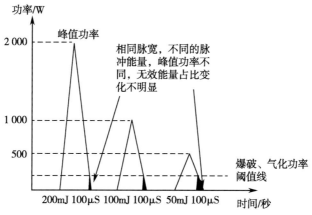

图 3-6-2 不同脉冲能量产生的峰值功率不同

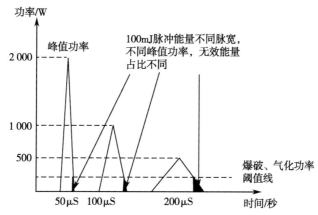

图 3-6-3 相同脉冲能量、不同脉宽产生的峰值功率不同

（二）脉冲激光的照射特点

脉冲激光照射的特点就是,激光照射的控制要从多个方面入手,利用三大核心参数的组织特性,通过不同设置改变激光对组织的作用特性以适应不同性质的病变治疗。

在照射治疗中,控制组织损伤精度是非常重要的。脉冲激光的三个核心参数中脉冲能量和脉宽起着主要作用。除波长因素外,决定作用于组织深度的是激光的峰值功率。脉冲能量和脉宽是峰值功率的决定因素。峰值功率(或峰值功率密度)影响着激光的组织穿透力度。照射中对组织反应状态的控制始终都要涉及到峰值功率的大小。

控制激光脉冲的峰值功率在祛除硬组织病变中起决定性作用。脉冲频率在软组织的照射中决定着凝固止血作用,脉冲频率的合理应用有利于拓宽脉冲激光用于软组织病变的治疗范围。脉宽的长短变化可以改变激光爆破力度、控制爆破深度。脉冲激光的特性或优势还体现在能很好地利用激光波长特性通过组织间的色度差产生选择性损伤。

峰值功率的高低由脉冲能量和脉宽决定。脉冲能量和脉宽是决定峰值功率的两个不同因素,二者形成的峰值功率作用特点不同。通常在硬组织照射中,用脉宽调节峰值功率;在软组织中,用脉冲能量来调节峰值功率。需要注意的是,峰值功率不是直接设置的参数,是脉宽或脉冲能量设置产生的结果,了解峰值功率的产生及作用于组织的特点才能充分发挥脉冲激光的优势。

在软组织照射中峰值功率大小决定着激光穿透组织深度和组织反应强弱,在硬组织中决定组织爆破力度或组织祛除深度和速度,在软组织中还影响组织是否出血。脉冲能量设定后,脉宽决定着峰值功率的高低;越长峰值功率越低,反之脉宽越短峰值功率越高。通过缩短脉冲持续时间提高脉冲激光的峰值功率,就能在激光碎石和祛除硬组织病变治疗中提高效率。对临床治疗而言,间歇输出的脉冲激光照射到组织时,残余热量在激光间歇时间内得到散失,可减轻对病变周围正常组织的热损伤,减轻术后并发症。

脉冲激光的照射特点还在于治疗前的参数设置,不同性质的组织,不同的照射方法参数设置的原则不同。各参数间也有一定的相互制约作用。如脉冲 Er:YAG 激光用于牙体祛腐时的频率不宜高于15Hz,以10Hz为宜。过高的频率(如15Hz以上)不仅对提高组织祛除效率作用不大,还限制了脉冲能量的最高值,也限制了峰值功率的提高,而峰值功率在提高硬组织的祛除效率上发挥着重要作用。在硬组织的照射中,参数的设置要以有利于提高峰值功率为前提。由于激光器自身的额定功率限制,高频率下激光的脉冲能量输出无法达到最大值。

低脉冲频率设置能得更高脉冲能量有利于硬组织照射,能充分发挥脉冲激光的潜能。如激光器的额定输出功率为10W,在脉冲频率10Hz时最大脉冲输出可以达到1 000mJ。但如果把频率提高到20IIz,那么最高能量输出只能达到500mJ,这种设置不仅增加了无效能量,还限制了最大能量的输出,这种设置不利于硬组织爆破,有利于软组织照射。而1 000mJ的峰值功率比500mJ高一倍,峰值功率越高越有利于增强组织的爆破作用。在硬组织照射中参数设置首先调节脉冲能量,若脉冲能量不能达到最大值时,把脉冲频率值调低到5Hz或10Hz甚至最低,消除脉冲频率对输出脉冲能量的限制,有利于脉冲能量达到最大值。

软组织照射要用长脉宽和高脉冲频率的参数设置,以延长"阈值线下"激光能量的作用时间,增加"无效能量"以利于软组织产生热凝固发挥止血作用。对短波长脉冲激光而言,虽然组织吸收弱、热效率低,很难使组织产生爆破,但是如果组织色度很低,颜色深时也会产生爆破作用,因此在祛除文身或鲜红斑痣等照射中要特别注意适当增大脉宽,降低峰值功率,以避免组织产生爆破。用长脉宽设置不仅能降低峰值功率,还能延长"阈值线下"无效能量的作用时间,同时增加"无效能量"的占比,既有利于减弱软组织的爆破力度、增强热凝固作用,也有利于减小组织出血的可能。不同波长的脉冲激光,由于作用组织的特性不同,照射的参数的设置也有差异。

脉冲激光用于软组织照射治疗时,不同的波长,不同的病变作用机制不同。有的以水吸收作用机制为主,有的以色素吸收作用机制为主,因此照射的参数设置和照射方法也是不同的。波长长的激光主要以水吸收作用为主,而波长短的激光主要以色素吸收为主,如2 940nm Er:YAG 激光、2 100nm Ho:YAG 激光、2 000nm Tm:YAG 激光、2 780nm 水激光等都以水吸收为主,它们热效应强,很难实施选择性损伤的治疗。而在美容中凡是选择性损伤的治疗,都以532nm、694nm、755nm、1 064nm 短波长激光为主,这些波长激光水吸收作用很弱,色素吸收的作用突出,利用色度差异导致对激光吸收的差异,产生选择性损伤。在牙体祛腐的照射中由于腐质含水量和色度低,所以在祛龋过程中水和色素同时发挥吸收激光的作用。

软组织内水含量相对比较均衡,多数病变组织内部没有明显的色度差,因此不会出现光吸收差异,也就不会产生选择性损伤。泌尿科的激光碎石是水和色素的吸收共同发挥作用。激光碎石时脉冲能量、脉宽和脉冲频率等参数的设置要与碎石效率和结石的粉碎度兼顾考虑。例如短脉宽或高峰值功率,虽然结石很容易破碎,但粉碎程度不够,而且峰值功率过高,产生的压强大,造成结石的漂移,反而不利于进一步对结石的粉碎,因此不能一味追求短脉宽高峰值功率。要考虑到结石的粉碎程度,适当调节脉冲能量、脉宽和频率,做到既能保证结石粉碎度利于排出体外,又能提高碎石的速度,缩短治疗时间。术者对脉冲能量、脉宽、峰值功、频率在碎石中起到的作用有较深刻的认识,才能善于观察被照结石的反应状态,根据具体情况对脉宽、脉冲能量和脉冲频率进行调整。

(三)脉冲激光的照射注意事项

在脉冲激光的照射中,每个脉冲在组织内产生热量大部分随爆破作用被释放。残余热量对组织升温高低的影响与脉冲能量、脉冲频率、照射时间及组织吸收激光的强弱有密切关系,其中频率大小至关重要。频率越高脉冲间隙越短,图 3-6-1 意味着组织散热时间越短,单位时间内产热越多,组织热积累量越大,对周围组织产生的热扩散也增强,增大对靶组织周围的热损伤程度。在碎石时,高脉冲频率看似对提高结石的粉碎度有利,但高频率照射增加了结石热量累积,再加上散射光长时间对周围软组织照射产生热,即使是在流动的水环境下照射,由于照射空间狭小,也会因持续长时间的照射产生热累积,造成局部周围组织热损伤,特别是输尿管组织的损伤,甚至造成穿孔。在碎石或其他硬组织的照射中脉冲频率不宜过高,10~15Hz 为宜,甚至更低。在实际照射治疗中,激光参数的设置不可能千篇一律,一定要根据靶组织的反应情况及时调整。术者要对脉冲能量、脉冲频率、脉宽等激光参数的临床意义有深刻认识,才能用好脉冲激光,把脉冲激光的优势发挥出来。

对于脉冲输出的 10 600nm CO_2 激光、2 940nm Er:YAG 激光、2 100nm Ho:YAG 激光而言,波长较长,主要以爆破方式祛除病变组织。爆破作用只能使病变组织破碎,对病变细胞的灭活作用较弱,因此要避免用这类脉冲激光以爆破方式祛除病毒型、结核型、恶性肿瘤等病变组织。在必须使用的情况下,可以通过激光参数的设置,使脉冲激光的输出接近连续输出状态,如用最长的脉宽、最高的脉冲频率设置照射,这样能很好地削弱组织的爆破反应,增强燃烧反应,使病变组织产生明显的燃烧气化彻底失活。如通过燃烧气化祛除病毒型病变如寻常疣、尖锐湿疣等。

脉冲激光的脉宽和脉冲能量是相互制约的。在最高脉冲能量的设置下无法得到最短的脉宽。最短脉宽下不能得到最大的脉冲能量输出,但能得到最高的峰值功率对提高硬组织祛除效率非常重要。在对硬组织照射时,参数设置应先设定好最短脉宽,再调节脉冲能量,这样可以得到最强的峰值功率,提高照射效率。在脉冲激光的使用中,充分利用脉冲参数的组织特性,既能提高治疗效率又能提高组织的损伤精度。

三、脉冲激光各参数的组织作用及临床意义

脉冲激光最具特点的地方就是波形顶部的峰值功率。脉冲激光的实质是将激光能量压缩在极短的时间内释放出去,使激光强度得到惊人的提高。脉冲的持续时间越短,峰值功率越高,对组织的作用越强。如 1J 能量的激光在 1ms 内发射出去,峰值功率可为 1 000W,发射时间缩短为 1μs 时峰值功率可达 1MW。目前脉冲时间最短能达到皮秒、飞秒,产生的瞬间功率强度可想而知。

脉冲激光用于临床不仅是因为对周围组织的热损伤小,关键是脉冲激光的爆破作用解决了连续激光不能祛除硬组织病变的难题。对波长较长、热效应强的脉冲激光而言,损伤精度极高,能充分发挥出激光波长的损伤特性。在激光美容治疗中,脉冲激光的选择性损伤优势得以充分发挥。脉冲激光的输出方式特殊,控制激光输出的参数较多,因此要用好脉冲激光,发挥出其优势,就要对它的工作特性及各种参数的组织作用特性进行深入的了解。

与连续激光相比,脉冲激光参数的设置比较复杂,但损伤精度要高于连续激光。脉冲激光在软、硬组织的照射中,参数设置和遵循的原则是截然不同的。照射硬组织时,为了提高祛除病变的效率,可以尽量提高脉冲能量的输出;对软组织的照射而言,由于要考虑止血作用,不仅不能一味地调高脉冲能量,还要适当减低,并配以相对较高的脉冲频率,以增加阈值线下无效能量作用于组织,发挥凝固止血作用。脉冲能量越高,峰值功率越高,组织的爆破力就越强。这对提高硬组织的祛除效率很有帮助,但对软组织而言,过度的爆破反应使组织无法形成有效的凝固,不利于发挥止血作用。组织一旦出血,照射就很难继续进行。

脉冲激光照射软硬组织的区别在于,硬组织照射以高脉冲能量、低脉冲频率、短脉宽的设置为主;软组织照射以适当的脉冲能量、相对较高的脉冲频率、长脉宽设置为主。在选择性损伤的美容照射中,脉冲能量、脉冲频率、脉宽都要根据组织反应情况,三者兼顾地调整。弄清这种截然不同的参数设置机制,有利于术者根据病变组织的具体情况,灵活调整激光参数,以达到最佳治疗效果。实际上,即使完全根据激光器提供的参数照射,也可能无法达到预期的治疗效果。这是因为实际激光器的工作和输出状态不一定符合激光器内固化的参数设置值,所以很难得到说明书中所描述的照射效果,这涉及激光照射剂量的准确性(在后面章节中有说明)。要掌握激光参数的组织作用机制,术者才能根据病变组织变化的状态,灵活合理调整参数,以获得理想的治疗效果。

脉冲激光工作参数包括:脉冲能量、脉冲频率、脉宽、它们是决定激光作用组织特性的核心参数,决定着组织瞬间爆破或气化的深度和强度、凝固作用的强弱。平均功率和总能量(简称能量)是三个核心参数的“衍生品”,起不到控制激光的作用,但体现脉冲激光输出的强弱状态。脉冲能量、脉冲频率、脉宽这三个核心参数的不同组合可以演变出不同作用特性的激光输出,用于不同病变的照射治疗。

峰值功率的高低由脉冲能量大小和脉宽的长短决定,见图 3-6-2、图 3-6-3。它是调节脉冲能量和脉宽的产物,是决定脉冲激光作用组织强弱的重要因素,如组织爆破力度的强弱、瞬间爆破或气化的深浅、组织凝固的深浅等。脉冲激光作用组织的主要机制是爆破。当然也可以通过参数变化使软组织产生一定程度的燃烧气化和凝固。由于脉冲时间短暂,瞬间的爆破作用可使能量充分释放,因此对光斑周围组织的热损伤小。临床上通过三个核心参数不同设置和匹配组合,用于不同病变组织爆破、切割、气化、凝固、打孔等治疗。了解了这三个参数的组织作用特性,就能在临床治疗中用好脉冲激光,充分发挥出脉冲激光的特点和优势。

(一) 脉冲能量

“脉冲能量”是指激光器发射一个激光脉冲所具有的能量多少,单位是毫焦或焦耳。脉冲能量的大小体现脉冲激光输出的强弱。由于每一个脉冲都是在短于一秒的时间内发射出来的,所以用能量值的大小来表示强度。在脉冲激光的参数中“脉冲能量”和“能量”是两个概念,不能混为一谈。前者体现着脉冲激光输出的强度,所以“脉冲”两个字是绝对不能省略的;后者是指一定时间内激光输出或照射的总能量,它是脉冲能量、脉冲频率和照射时间共同作用的结果,可以看出它的大小与时间长短有关。二者一定要明确区分开。在实际照射治疗中,术者根据病变的具体情况首先考虑设置的参数就是脉冲能量,然后再考虑脉冲频率的设置,脉冲能量直接关系到激光对组织的作用强弱和深浅。脉冲能量越高意味着峰值功率越高,被照组织反应越强烈、作用深度越深。

脉冲激光的输出有强弱变化,在每个脉冲照射过程中,激光的强度只有超过一定阈值时才能发挥爆破作用,也就是说对于爆破型的脉冲激光而言,在每个脉冲内,存在有效和无效能量之分。所谓有效能量是指激光强度超过损伤功率阈值的能量范围,是产生爆破作用的能量;无效能量是指激光脉冲后期激光强度下降到低于损伤阈值的能量范围,它不能使组织产生爆破或燃烧气化,但会滞留在组织内使组织温度升高,甚至使组织产生热凝固。见图 3-6-2、图 3-6-3,在每个脉冲照射中,激光的瞬间功率超过阈值线越高,爆破作用越强。从脉冲波形示意图中可以看出不同脉宽和脉冲能量的设置能得到不同的峰值功率,同时,脉冲内的有效和无效能量比例也是不同的。在实际应用中就是通过参数的不同设置改变这两种能量的比例,以控制脉冲激光的爆破力度或凝固作用的强弱。阈值线上方能量比例越大,爆破力度越强;脉冲后期阈值线下无效能量比例越大,越有利于软组织凝固。反过来,当决定采用爆破或凝固的治疗方法后,就要从如何分配这两部分能量的角度出发,通过脉宽、脉冲能量、脉冲频率的设置,提高或降低两种能量的占比,达到控制组织爆破或凝固反应强弱的目的。在脉冲能量不变的情况下,调节脉宽是分配两部分能量比值最有效方法,它可以在绝对减小无效能量的情况下提高阈值线上能量占比,是最有效提高峰值功率、减少热累积的方法,见图 3-6-3。

由于红外波段的激光以损伤性治疗为主,因此提高损伤精度,尽可能减少对正常组织的损伤是非常重要的。不仅要求尽可能选择长波长的激光照射,脉冲能量或脉冲能量密度的设置或控制也是非常关键的。

除了脉冲能量、脉冲频率和脉宽外,脉冲激光还有一个参数就是平均功率。它是脉冲能量和脉冲频率的乘积,在激光器控制面板上可以随着脉冲能量和脉冲频率的设置自动显示出来。平均功率只体现脉冲激光输出的强弱状态,不能决定激光作用组织的特性,即使平均功率相同,组织爆破或凝固的反应结果也完全不相同,因为相同的平均功率下脉冲能量和脉冲频率是可以变化的。

能量指激光照射的总量,是脉冲能量、脉冲频率和照射时间三者的乘积,是一定时间内激光输出或照射的总量。它与时间有密切关系,只代表激光对组织的作用量,不能决定作用特性。

以上这些参数以不同方式决定或体现着激光照射组织的结果特征和范围。能量决定激光照射组织的最终作用范围,而平均功率体现脉冲激光的输出强度。脉冲能量、脉冲频率和脉宽决定激光作用组织时表现出来的爆破、气化或凝固等反应强度和特征。其中脉冲能量的大小是决定组织反应状态的核心参数。从参数设置来讲,脉冲激光的组织作用特性是由三个核心参数是设置决定的。在三个核心参数不同的设置下即使平均功率相同也会产生不同的照射结果。这就是脉冲激光使用的复杂性。

图 3-6-4 显示的结果可以直观地反映出脉冲能量在组织反应中起到的作用。图中的照射结果是在相同的脉宽、平均功率、照射时间、照射总能量和不同的脉冲能量、脉冲频率的设

置下产生的。相同的平均功率、相同的照射时间意味着照射总量是相同的,平均功率相同意味着照射组织的激光强度或作用效率是相同的。这两个照射剂量指标决定激光作用组织的范围是相同的。但是由于决定组织反应特征的核心参数——脉冲能量和脉冲频率不同,组织产生反应特征就不同。图片中鲜明地显示出脉冲能量越高,祛除组织的深度越深;脉冲能量低祛除组织深度浅。说明脉冲能量大小决定激光作用组织的深浅。脉冲能量高,组织爆破力强,反应深;脉冲能量低,组织爆破力弱,反应浅。

临床治疗中为了精准地控制激光作用组织的范围,减小术后组织的不良反应,不仅要考虑激光的照射总量,还要利用核心参数的特性控制爆破、气化或凝固深度,使组织反应结果更符合治疗要求。如照射表浅的鲜红斑痣,若脉冲能量过大爆破力度太强可能会造成组织出血,因此照射时要先预射一个光斑,以观察组织反应,正常情况下红色的病变组织变成灰白色后即可,若组织表面出现破碎现象甚至出血就要适当调低脉冲能量,甚至还要适当调整脉冲频率和脉宽。原则就是要保证照射区域内产生选择性损伤。

从图 3-6-4 可以看出,即使平均功率相同,内在的脉冲能量和频率设置不同,产生的组织反应结果如气化深浅范围不同。说明平均功率不能决定被照组织的反应特征,而脉冲能量和频率才是关键所在。脉冲能量越高,峰值功率越高(图 3-6-2),激光组织穿透深度越深,同时爆破或气化反应也越强烈;反之,脉冲能量低,峰值功率就低,爆破力度弱,穿透组织就表浅。

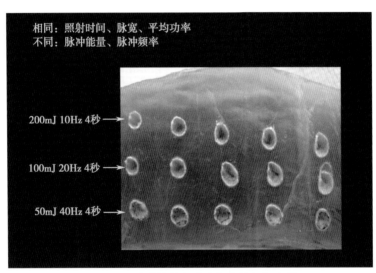

图 3-6-4   脉冲能量和脉冲频率的组织表现

如图 3-6-4 所示,在脉冲能量较高的情况下,尽管脉冲频率低,照射脉冲总次数少,但组织祛除深度依然最深。虽然照射脉冲总次数最多,但由于脉冲能量低,最终祛除组织的深度最浅,这是由于低脉冲能量激光本身穿透能力就弱,而高频率使脉冲间隔时间变短,增加了组织内热累积量见图 3-6-1,使组织的凝固作用增强,组织凝固对激光的穿透起到阻挡作用,又进一步减弱了激光的穿透力,所以在热累积和低峰值功率多重因素的作用下,最终导致低脉冲能量、高脉冲频率的照射产生的爆破深度明显表浅。又一次证明脉冲能量的大小决定着脉冲激光作用组织深浅的特性。

总量相同时,照射结果不一定相同,关键在三个核心参数如何设置,其中最主要的是脉冲能量的高低。在实际应用中要提高组织的祛除效率和深度,应首先考虑提高脉冲能量,而不是增加脉冲频率或延长时间增加照射次数。

图 3-6-4 中的照射结果差异就是脉冲能量越大、峰值功率越高、组织穿透力越强的作用的结果。而脉冲频率高,总照射脉冲次数虽然最多,但脉冲能量 50mJ 最低,峰值功率最低,组织穿透力最弱,再加上高频率照射产生的凝固阻碍激光的穿透,所以组织被祛除的深度最浅。在示意图中,比较阈值线以上部分的能量也可以看出,200mJ 波形中有效能量的占比率远高于 50mJ 能量,而这部分能量是在爆破中直接发挥作用的能量,尽管总脉冲次数最少,但200mJ 脉冲能量比 50mJ 祛除组织(爆破组织)的效率更高。高脉冲能量的设置更利于硬组织的爆破作用,低脉冲能的设置更利用软组织的凝固止血。

在祛除硬组织的治疗中,可以单纯追求提高脉冲能量或峰值功率,就是因为硬组织不存在止血问题。牙体结构相对简单,组织内富含无机物,脉冲能量越高峰值功率越高,激光穿透越深,越有利于牙体祛龋。而在软组织中由于存在血运问题,峰值功率越高,软组织的爆破反应越强,这会导致组织内血管破碎造成出血,阻碍照射继续进行。在脉冲激光用于软组织治疗时,不能单纯追求高脉冲能量来提高病变祛除速度,还要考虑止血效果。出血会阻碍组织对激光吸收,也会使术者无法分辨病变组织与正常组织,严重影响后续的照射治疗。

在照射软组织时,参数设置与照射硬组织正好相反,需要降低峰值功率以减弱组织的爆破力度,使爆破转为燃烧气化,以利于组织产生凝固增强止血作用。这就需要降低脉冲能量中阈值线上方的能量占比,增加"无效能量"占比,在降低脉冲能量同时相对提高脉冲频率如 20~30Hz,不仅要考虑提高组织祛除速度,还要考虑避免组织出血,这就是与照射硬组织不同之处。

软组织病变的祛除应采用爆破结合燃烧气化作用的方法,提高脉冲频率可以增强组织的燃烧程度,这种相对减弱爆破力度强化燃烧作用,借助热传导将热转给周围组织产生凝固封闭血管,发挥止血作用。这个热量就是脉冲后期阈值线下无效能量累积形成的。在软组织的照射中,强调提高脉冲频率,就是增加单位时间内脉冲次数,使组织产生热累积以利于形成热凝固(图 3-6-1)。从图 3-6-4 中也能看出高频率下组织的凝固反应随脉冲频率的提高而增强,白色凝固逐渐加重。200mJ、10Hz 组织损伤深,表面没有白色凝固,而 50mJ、40Hz 组织损伤表浅,表面有明显白色凝固。这充分体现出脉冲能量有利于组织的祛除(爆破)效率,频率有利于组织产生热凝固、提高止血作用的特点。

用脉冲激光祛除软组织病变时,理想的脉冲能量和频率的设置结果应该是:在组织产生气化被祛除同时组织不出血,反应中伴有轻微的爆破作用,这有利于保证损伤精度和祛除速度。具体方法是先从低脉冲能量开始,然后根据组织气化强弱再逐渐提高脉冲能量或缩小光斑提高脉冲能量密度。如从 100mJ 冲能量和 20Hz 的频率开始以 5~6mm 的照射距离试照射,观察组织的气化和凝固情况,再调整距离的远近,控制脉冲能量密度。正常的组织反应结果是不仅有烟雾产生还伴有轻微的爆破声,而且组织表面出现凹陷。

凹陷的组织表面应覆盖一层明显的白色凝固层,没有出血现象。这是脉冲激光作用于软组织时的理想状态。但如果病变组织较大,需要提高祛除速度以节省治疗时间,就要提高脉冲能量密度,但同时也会增加出血的风险,这时需要根据组织的反应状态及时调整脉冲频率,以达到祛除组织的同时还具有良好凝固止血效果的目的。根据组织反应速度的快慢,再改变照射距离,调整功率密度以控制组织的祛除速度。要注意,一旦照射距离拉近,功率密度就会提高,此时虽然提高了祛除效率,但凝固作用可能被减弱,导致出血的可能性提高。脉冲能量的大小要根据病变组织的深浅、试照射时初始损伤的深浅、组织反应快慢等因素设置,并配合频率高低的调节发挥止血作用。照射距离的远近变化是及时调节组织反应快慢的最快捷和有效的方法。

　　在软组织的照射治疗中不建议用水冷却,对于脉冲激光而言,特别是波长长的激光,组织吸收强,爆破已将大部分能量释放,残留在组织中的热量很少,激光作用表浅不会产生如连续激光那样的热损伤,关键是软组织中需要一定热量凝固组织,发挥止血作用,而水冷却减弱了高脉冲频率产生的热累积作用,反而不利于治疗中的凝固止血作用,而且水的冷却造成局部热量散失,也削弱和减慢了软组织的燃烧作用和祛除组织的速度。虽然脉冲激光对组织的爆破、燃烧、凝固等作用的强弱在于参数的设置,但最根本的因素还在于波长。比如2 940nm 脉冲 Er:YAG 激光的组织爆破作用非常强烈,而 1 064nm Nd:YAG 激光只有在刻意提高能量密度或照射色度很低的黑色组织的情况下才会产生爆破作用。

　　(二)脉冲频率

　　脉冲频率是指激光器一秒钟内发出激光脉冲的次数。设置脉冲频率就是调整激光器每秒钟内发射脉冲激光的次数。对硬组织而言,提高脉冲频率在一定程度可以加快组织祛除速度;对软组织而言,能增强局部组织的热累积效应,有利于组织凝固止血,影响着激光祛除组织的快慢和深浅。从图 3-6-5 中显示的不同频率照射的结果可以看出这点。

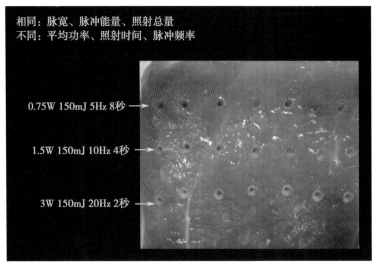

图 3-6-5　脉冲频率的组织作用

　　脉冲频率越高,祛除组织越表浅;频率越低,祛除组织越深。尽管脉冲能量和照射的脉冲总数相同,由于照射频率不同,完成照射总量所用时间不同。高脉冲频率,虽然完成照射时间短,但由于频率高,脉冲间隔时间短,阈值线下无效能量容易聚集,导致热累积效应增强,有利于使组织产生热凝固。凝固的组织减弱了后续激光的穿透力,最终使整个祛除组织的深度较浅。相比之下,脉冲频率低时,脉冲间隔时间变长,组织有比较充分的散热,因此不易产生热累积形成热凝固,激光的穿透力可以得到充分发挥。又一步说明在软组织照射中高脉冲频率对凝固作用有利,对激光穿透力发挥有明显的阻碍作用。

由于软组织对温度的耐受力弱,极易产生热凝固,高脉冲频率对祛除组织的效率有抑制作用。硬组织不存在凝固和激光穿透率变化的问题,所以提高脉冲频率在一定程度上可以起到提高祛除组织效率的作用。但是对硬组织祛除效率而言,提高脉冲频率不如提脉冲能量的作用明显。在激光参数的设置中,脉冲频率过高往往会降低脉宽或脉冲能量调节上限,因此照射硬组织时频率不宜过高,10~15Hz 即可。由于不存在止血问题,参数设置时可以优先考虑提高峰值功率,这样可以有效减少阈值线下能量。对于提高峰值功率而言,缩短脉宽比提高脉冲能量更有效。提高脉冲能量虽然可以提高峰值功率,但阈值线下能量的份额不能减少;缩短脉宽不仅能提高峰值功率,同时也减少阈值线下无效能量份额,增加有效能量占比,这对祛除硬组织非常有利,能使更多的能量发挥在爆破作用中。

当脉冲能量和脉宽(峰值功率)相同的情况下,脉冲频率的作用就会凸显出来。脉冲频率不同,脉冲的间隔时间不同,阈值线下无效能量的累积量不同(图 3-6-1)。频率越高,脉冲间隔时间越短,热散失量越少,阈值线下的"无效能量"累积量也越大,增强了组织的热凝固反应。相反,脉冲频率低,即使脉冲总次数相同,线下无效能量份额相同,但低频率的脉冲间隔时间长,组织有散热时间,所以阈值线下无效能量转化的热累积作用弱,热凝固作用也弱,阻碍激光穿透力的作用就小,因此频率越低的照射,组织被祛除或爆破的深度越深;频率越高,热累积越大,组织凝固作用越强,阻碍光穿透越严重,祛除组织越表浅。如图 3-6-5 所示,频率最高的 20Hz 组平均功率也最高,尽管它照射的时间最短只有 2 秒,但照射的总脉冲次数与 5Hz、8 秒组的照射脉冲次数一样多,所以总能量也相同;5Hz、8 秒虽然平均功率最低,脉冲频率最低,累积照射时间较长,组织祛除却最深。显示平均功率高,并不意味着(爆破、气化)祛除组织的作用力强;平均功率低也不意味着祛除作用弱。由于高重复频率,脉冲间隔短,各脉冲照射后的余热在组织内有机会叠加积累,使组织产生热凝固,而凝固层会进一步阻止光的穿透。相反,低频率照射时各脉冲间隔时间长,组织热量容易散失,热积累效应弱,不易产生凝固层,对激光穿透力没有阻碍,使激光能有效地穿透组织深处,所以祛除组织深度较深。高脉冲频率增强了阈值线下无效能量累积作用,有利于软组织产生热凝固,而在硬组织照射中会使牙体或结石温度升高,不仅对提高牙体祛腐或碎石的效率毫无增强作用,反而会造成周围组织的热损伤。在硬组织的照射中脉冲频率应在 10~15Hz 之间,不宜过高。

在脉宽固定的情况下,不同的脉冲能量,意味着峰值功率不同,激光的组织穿透力度不同,照射结果不同;频率越高凝固作用越强,祛除组织的深度越浅;频率越低祛除组织越深,表面不出现白色凝固。体现出高脉冲频率照射的热累积效应比低脉冲频率强。因此不难理解为什么对软组织照射,要采用高脉冲频率来加强止血作用,以低脉冲频率用于硬组织照射。

由于激光器受额定功率限制,激光的脉冲能量和脉冲频率不可能同时设置在最高值。比如激光器额定功率是 8W,脉冲频率设置范围在 10~40Hz 间,那么脉冲能量的设置范围在 200~800mJ 之间。对硬组织照射时,要先将脉冲频率降到最低,再调脉冲能量,这时才能得到最大输出能量 800mJ。若先将频率设为 20Hz,那么脉冲能量最高只能达到 400mJ。照射硬组织时要想得到高脉冲能量,就要先将频率降低,才能得到高脉冲能量。脉冲激光照射祛除软组织病变时,要以尽可能减轻爆破作用为参数设置原则,使组织接近气化状态增强止血作用。脉冲频率的高低影响着组织祛除或气化深度和凝固速度,因此照射过程中要根据组织变化情况和治疗目的等具体情况及时调整脉冲频率。组织祛除速度也可以通过改变光斑大小调整。

在脉冲激光照射软组织的治疗中,经常出现由于频率设置不当造成组织出血,使治疗不能顺利进行的情况。止血的方法是:首先压迫出血点,然后将照射距离拉远使光斑变大以降脉冲能量密度,在释放出血点的压力时立即照射,这时靶组织应有明显的凝固反应,出血随即消失;如果不行,再调高脉冲频率、适当降低脉冲能量、加长脉宽,从远距离开始照射,逐渐靠近出血点;当观察到白色凝固出现时就要保持照射距离,这个过程要在 1~2 秒完成,达到止血效果即可。

(三) 脉宽

脉宽的正式名称是脉冲持续时间,脉宽的叫法来源于示波器中脉冲波形底边宽度。脉宽的时间单位用毫秒、微秒、毫微秒、皮秒、飞秒等。脉宽时间越短激光峰值功率越高。脉宽越短激光的技术含量越高,所以目前很多脉冲激光都以脉宽级别为激光命名,以显示其技术水平等级,如皮秒激光、飞秒激光,但从工作介质来说,它们可能就是 Nd:YAG 激光或其他固体激光,如红宝石激光等。相同的脉冲能量以不同的脉宽发射,就能形成不同强度的峰值功率。峰值功率越高,激光穿透组织越深,爆破反应越强。若激光器有脉宽调节功能,就要在脉冲能量设置之后,根据病变特性调整脉宽,改变照射的峰值功率,适应治疗需要。比如凝固血管瘤一定要将脉宽设在最长一挡,以利于软组织凝固。

从图 3-6-6 可看出脉宽的组织作用特点。在其他照射条件都相同,只以不同脉宽的条件下照射。脉宽越短,组织祛除深度越深,脉宽越长,组织祛除深度越浅。结合图 3-6-3 可以看出,脉冲能量相同时,脉宽越短,峰值功率越高,激光穿透组织越深,阈值线上方有效能量占比越大,参与爆破的能量越多,爆破效率越高;脉宽越长峰值功率越低,激光穿透组织越浅,阈值线上方有效能量占比越小,参与爆破作用的能量越少,而阈值线下方的无效能量占比增大,这些能量不仅不能参与爆破,还会滞留在组织内产生热,增强组织的热凝固,进而阻碍激光的穿透。

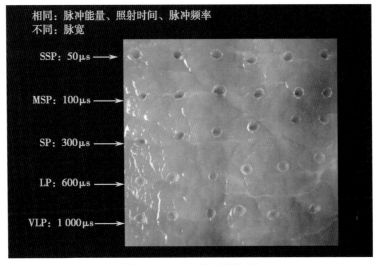

图 3-6-6　脉宽的组织作用

　　长脉宽不仅降低峰值功率,也减弱了激光的穿透力,脉冲间歇时间变短,更利于凝固出现,组织凝固又进一步阻碍了激光的穿透,这些多重的作用使长脉宽激光祛除软组织的深度明显变浅。相反,脉宽短峰值功率高,激光穿透能力强,结合图3-6-3脉冲波形示意图可看出,由于脉冲持续的时间缩短,脉冲间隔时间变长更有利于组织的散热,同时损伤阈值线上有效能量比重增大,大部分能量被用于爆破,只有少量的能量在组织内产热,热积累作用明显减小。这也减弱了热凝固的产生及凝固层对光的阻挡作用,激光的穿透力能得以充分发挥,因此短脉宽的激光祛除组织的深度更深。

　　在软组织的照射中,因为要考虑避免组织出血的因素,就要以长脉宽设置为主。在硬组织照射中不需要考虑止血因素,可以将所有能量都用于硬组织的爆破。脉宽越短阈值线上方有效能量占比越大,线下无效能量越小,脉冲能量使用率越高,因此照射硬组织时,以短脉宽设置为主。

　　脉冲激光用于软组织照射治疗,可以减轻患者的痛感,有时可以在无麻醉下进行治疗,患者是可以耐受的。脉冲激光的波长不同,对组织的爆破强度不同,波长越长爆破作用越剧烈,如脉冲 Er:YAG 激光、脉冲 Ho:YAG 激光。波长越短爆破作用越弱,如脉冲 Nd:YAG 激光,但对深色特别是黑色的组织爆破作用也很明显。用短波长脉冲激光这个特性可以用于色素性病变的照射,能产生选择性损伤的治疗效果,是这种波长激光的优势。在软组织的照射中即要有效地祛除病变组织,又能形成有效的凝固避免出血,就要将参数设置为较长的脉宽、较高的脉冲频率和适当的脉冲能量。这样可以在被照组织产生爆破的同时也伴有一定的燃烧气化作用,使表面形成有效的凝固层。激光波长不同,热效应不同,初始损伤不同,控制软组织爆破、气化、凝固反应的参数设置也是不同的,要根据组织的具体反应和临床治疗的目的做出适当调整。

　　脉冲激光与连续激光不同。连续激光的输出功率一旦设定后,只要照射光斑不变,功率密度不变,组织的反应强度不变,组织最终的损伤范围或深度只由照射时间决定。而脉冲激光不同,决定组织的祛除速度和损伤范围或深度的因素较多。例如即使激光输出脉冲能量、照射光斑,及脉冲能量密度都已确定,但由于脉宽和脉冲频率的不同,造成组织的祛除或损伤深度不同。特别是用于软组织的照射时,各参数强弱的不同组合会造成截然不同的气化或凝固结果。

　　对硬组织而言,脉宽长短决定着组织祛除效率的高低,在口腔科应用中,脉宽的长短决定着祛龋速度的快慢,在泌尿科激光碎石中不仅影响碎石速度,还影响着结石的粉碎程度。图3-6-7中显示的是不同的脉宽条件下切割牙根速度的对比。从激光器控制面板可以看出脉冲能量、脉冲频率、水、气等参数完全相同,只有脉宽不同。结果显示:短脉宽的照射所用时间短,切割速度快;脉宽长切割速度慢,所用时间长。这个对比结果说明脉宽在祛除硬组织中的作用。

　　脉宽在硬组织照射的作用比较简单,改变脉宽的长短来改变峰值功率,进而控制激光的穿透力和爆破力,控制硬组织的祛除速度。而在软组织中的作用比较复杂,它不仅决定祛除组织的速度和深浅,还影响着组织的凝固止血作用。同时也要考虑到与其他参数的匹配因素,相互间要有所协调,才能既保证提高组织的祛除速度又保证不出血,这也是激光用于软组织的最终标准。在激光美容的照射中,脉宽应用不当会严重影响选择性损伤治疗的效果,甚至导致过度损伤。

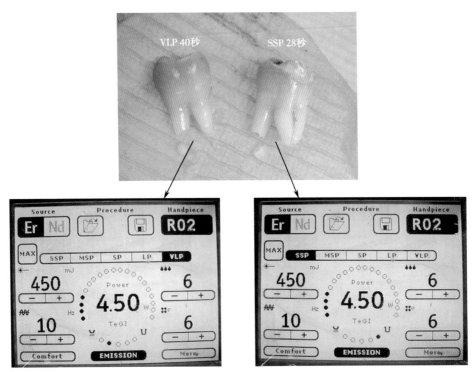

图 3-6-7   不同脉宽照射硬组织的结果差异
脉宽越短,峰值功率越高,蚀刻作用越强

在照射治疗过程中,各参数的设置和及时的调整,是建立在密切观察被照组织反应状态的基础上,通过观察组织的爆破强度、深度、气化、凝固的反应速度,以及病变表面色度等的变化及时调整相关参数;改变照射距离,通过调整脉冲能量或脉冲能量密度改变组织反应强度。例如可以通过提高脉冲能量、缩短脉宽的方法加快组织爆破或气化的速度。但是要注意的是,治疗中不可能一味追求爆破或气化速度,这容易造成过度损伤、使治疗精度下降,失去使用激光用意义。在硬组织照射中,脉宽的设置或峰值功率的调节要根据实际祛除精度的要求而定,如组织祛除过深或速度过快就要将脉宽调宽。提高脉冲频率有助于软组织的凝固作用,避免软组织出血。单纯提高重复频率并不一定能提高软组织爆破或气化的祛除速度。比如切割软组织时,如果只提高脉冲频率,虽然平均功率提高,但切割速度不会明显提高。

无论软硬组织,要提高爆破、气化病变组织的速度或效率都要从提高脉冲能量、缩短脉宽、缩小照射光斑等措施入手,再结合实际情况调整持续照射时间的长短。调高脉冲频率,加长脉宽,放大照射光斑,这些都是有利于凝固止血的措施。如用脉冲 Er:YAG 激光实施纯粹的凝固治疗时一定以最高脉冲频率、最长脉宽或低脉冲能量设置为主导,并以远距离大光斑开始照射,然后逐渐推近距离。要保证凝固过程缓慢进行,因为脉冲 Er:YAG 激光的初始凝固深度只有 10μm 左右,因此只有通过延长照射时间才能加深凝固范围,这就是波长较长的脉冲激光实施凝固治疗的特点。根据治疗的病变大小,凝固反应的快慢,调整脉冲能量或照射距离。脉冲激光各参数的设置合理与否,直接影响软硬组织的祛除速度和精度,特别是在软组织的照射中决定着组织是否出血、组织损伤精度、术后的伤口愈合等。

短波长的脉冲 Nd:YAG 激光热效应弱,凝固反应缓慢,凝固一旦形成,在深度上就不会发生太大的变化,要想通过延长照射时间来加深凝固深度作用不大,除非提高脉冲能量密度。这时的凝固深度就是它的初始损伤深度,因此用这种激光实施凝固治疗时,在照射强度不变的情况下可以参考初始损伤深度来控制凝固治疗深度。

调整脉冲频率和脉宽,可以使脉冲间隔的时间长短发生改变,以此影响组织内热累积和热凝固反应:频率越低、脉宽越短、脉冲间隔时间越长,组织的热量散失越充分,热累积量越小,不利于组织凝固,有利于增强爆破作用;相反,频率越高、脉宽越长、脉冲间隔越短,热量散失越少,热量累积越大,有利于组织热凝固。脉冲频率对周围组织的热损伤有明显影响。脉宽和脉冲频率是控制组织气化和凝固作用强弱的关键参数。

脉冲激光使用的复杂性在于对三大核心参数的应用,术者要对各参数有深入了解,掌握各参数组织作用,才能使脉冲激光的优势发挥到极致。比如美容激光照射中如果出现皮内出血,就要考虑峰值功率(或峰值功率密度)可能过高,需要降低。可以通过加长脉宽或降低脉冲能量或放大光斑降低脉冲能量密度来弱化爆破力度消除出血现象。实际上激光应用水平高低的区别就在于对参数的理解和实际应用能力,也是控制组织损伤精准的能力。

平均功率虽然显示在激光面板上,但它只体现脉冲激光输出的强弱状态,并不决定激光作用组织的特性。相同的平均功率下可以是高脉冲能量、低脉冲频率或是低脉冲能量、高脉冲频率的不同组合。前者高脉冲能量峰值功率高,虽然单位时间内照射组织的次数少,但每个脉冲对组织穿透较深,所以从祛除组织的效率而言,这种平均功率搭配对提高祛除组织的效率有明显作用,尤其在硬组织应用中表现最突出。但对于软组织而言,不仅影响着组织的祛除效率,还影响术中组织止血效果。

高脉冲能量虽然能提高软组织崩解速度,增强作用组织深度,但也意味着出血的可能性增加。如果在低脉冲能量、高脉冲频率的配置下照射,就会因为脉冲能量降低,峰值功率降低,使激光穿透深度变浅,祛除病变速度也降低;而脉冲频率高,增加单位时间内脉冲照射次数,可以弥补低峰值功率低的不足,这种脉冲能量和频率的搭配非常适用于软组织。高脉冲频率照射增强了组织燃烧气化作用,也增强了热累积效应,强化了组织的凝固止血作用。只有在软组织照射中,才可以借助提高脉冲频率增强软组织的燃烧作用,弥补低脉冲能量的不足,提高软组织的祛除速度。这种配置对提高硬组织的祛除速度作用不明显。脉冲激光照射中决定祛除组织作用强度的参数是脉冲能量或脉冲能量密度以及脉宽。在描述脉冲激光的照射强度时,必须要将脉冲能量或脉冲能量密度表达出来,不能用平均功率,因为平均功率不是工作参数,不能决定激光的组织作用特征。

用脉冲激光做软组织的凝固治疗时要特别注意,不同波长的激光需要不同参数的设置。对于波长较长的激光如 Ho:YAG 激光、Er:YAG 激光由于组织吸收强烈,很容易使组织产生爆破,因此脉冲能量的设置在 100~150mJ 范围即可,甚至更低。脉冲频率要高,如 20~30Hz,还应配合照射距离的变化,根据组织的反应状态灵活调整照射距离,一定用较小的脉冲能量密度开始照射,控制好激光的强度,使凝固缓慢地出现。凝固照射时要从远距离开始照射逐渐推近目标,一旦出现组织凝固变白,立即停止移动,保持照射距离或稍微拉远照射距离,比如从 4~5cm 处开始照射;若 2~3 秒后组织仍没有出现凝固,可以将工作尖或光纤缓慢向靶组织推进,以提高功率密度。此时严密观察组织的颜色变化,一旦组织有变白趋势就要立即停止工作尖或光纤向前移动,保持此时照射距离或稍微后撤,直至光斑内组织完全变白。

光斑持续照射时间要根据所需凝固深度而定,这类激光由于初始凝固表浅,可以通过持续照射来加深凝固深度,这一点与短波长红外激光照射完全不同。凝固出现后估计达到预期深度就可以水平移动光纤,将光斑做同心圆转动或来回扫描移动,将整个病变凝固即可。照射的脉冲能量要小,脉冲频率要高,这样能保证产生的热在组织中持续作用,有利于组织热凝固的产生并传导到深层组织。当照射的能量密度(光斑大小)和频率确定后,光斑的停留时间长短或移动的快慢决定凝固深度。

治疗时要根据病变深度控制光斑的停留时间,避免凝固过度造成过度损伤。用脉冲 Er:YAG 激光进行较深层的组织凝固时,可能会随着照射时间的延长表面会出现碳化,这时可以把照射距离略微拉远以减轻碳化反应,使凝固尽可能延续。

用脉冲激光做凝固治疗一般是出现在科室里没有连续激光可以使用的情况下不得已而为之的,这种情况很正常,实际上这也提高了科室内激光器的使用率,由于 2 940nm 波长的激光组织损伤精度很高,对于浸润较深的病变凝固治疗可以分次进行。

在硬组织中,高脉冲能量、短脉宽意味着高效率,在参数设置时可以牺牲脉冲频率来换取更高的脉冲能量。在软组织中,这种设置虽然提高了组织的爆破力度却增大了软组织出血的可能,这在软组织治疗中是非常忌讳的。高脉冲能量和短脉宽的设置只使用于硬组织照射,而脉冲频率的高低在软组织的照射中更有意义。高脉冲频率可使脉冲激光的作用性质尽可能接近连续激光。

脉冲激光的特点是,瞬间高峰值功率产生瞬间的高温,但热量值并不大,因此传到周围组织的热量很少,产生热累积作用小,不易出现热累积损伤。这就是脉冲激光比连续激光的热损伤小的根本原因。降低脉冲频率或脉冲能量都起到减少在组织内产生的作用,进而减小热累积损伤发生的可能。当然,缩短脉宽和光斑持续照射时间,依然是不可忽视的因素,这些都影响着脉冲激光对组织作用的结果,也在减少对周围正常组织热损伤方面必需考虑的因素。在利用各种参数控制组织损伤状态时,千万不要忘记光斑大小的控制是照射治疗中调整组织反应强度和深浅的最及时有效的方法。所有参数的调整,最后都要落实在脉冲能量密度、峰值功率密度和平均功率密度上的变化。

第四章 激光临床使用技术

第一节 CO$_2$ 激光的使用

一、CO$_2$ 激光的特点

CO$_2$ 激光顾名思义是以 CO$_2$ 气体作为发光介质的激光。它的波长是 10 600nm。医用的 CO$_2$ 激光器既有连续输出型也有超脉冲输出型,超脉冲输出型主要用于美容照射治疗。临床上用于气化、切割病变的都是连续输出型。严格地讲,CO$_2$ 激光不像氦氖激光是纯正连续输出,实际上是频率很高的断续输出。将 CO$_2$ 激光光束快速从纸张或木板上划过,观察激光照射的碳化痕迹,可以看出它不是一条连续的线,而是一连串小黑点。功率输出越低,点间距越长,越容易观察出这种断续照射的特点。激光输出功率越高,点间距越小,甚至连成一条直线。说明随着输出功率的提高,频率也越高,照射时也没有了断续感,所以传统上把 CO$_2$ 激光看成连续激光。

目前在临床使用的红外激光中,CO$_2$ 激光波长最长。除半导体激光外,它的光电转换率在激光器中是最高的。它工作稳定性好、寿命长、价格相对便宜、能耗低、不需要特殊电源,普通 220V 电源即可,使用成本非常低。

CO$_2$ 激光的应用历史最长,使用范围最广泛,普及程度很高。但令人遗憾的是,由于波长的原因无法用光导纤维传输,只能使用导光臂,见图 4-1-1。导光臂的操作虽然没有光纤那么轻便,但凭借它热效应强、初始损伤表浅、损伤精度高、气化效率高等优点,被很多科室用于体表各种软组织病变治疗,如皮肤科、口腔科、耳鼻喉科、妇科、外科、泌尿外科等。

导光臂输出的激光是聚焦光,因此照射光斑大小可以随着照射距离的变化发生改变。在输出的光路中,焦点光斑最小,功率密度最高,组织反应最强烈。用焦点光切割可以使切口更窄、更细、边缘更整齐。当照射距离大于焦距时,光斑变大可用于病变的气化照射。

组织的气化反应强度和深度会随照射距离远近变化而变化。由于是非接触照射,可以通过调整照射距离改变光斑大小以适应不同面积大小的病变的气化照射。特别细小的病变只能用近焦点的光斑照射,但此时激光的功率输出非常低,基本处于激光器的发光阈值附近,这样才能保证焦点附近光斑的功率密度适合表浅的气化,否则很容易造成过度损伤。

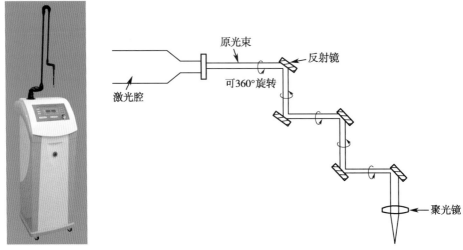

图 4-1-1　CO_2 激光器和导光臂结构原理示意图

在软组织病变的照射治疗中,CO_2 激光的表现是最完美的,它具有损伤精度高、术中不出血、气化或切割效率高、治疗时间短等优点,非常适合治疗表浅的软组织病变。从直径 1~2mm 的小色素痣、多发的扁平疣,大到几厘米的尖锐湿疣,等各种基底表浅的良性增生,以及肛肠科的外痔、泌尿科的阴茎包皮环切、妇科的宫颈炎或宫颈息肉气化等小型手术,CO_2 激光都是非常好的治疗工具。由于术中不出血,大大缩短了手术治疗时间,在小型手术的应用中极具优势。CO_2 激光的切口可以缝合,且愈合良好。

CO_2 激光不如半导体激光以及其他光纤传输的激光操作轻便灵活。由于是非接触照射,焦距较长,照射时的准确度不易把握,需要不断积累经验才能达到一定熟练程度。

CO_2 激光是一种很有特色的激光,既精细又粗犷:精细是指当功率密度控制得当时,可以进行微米级精度的气化,如在表皮或黏膜上的色斑、扁平苔藓、眼睑的色素痣等病变的气化中,能精准地控制气化深度;粗犷是指对体积较大的病变如尖锐湿疣、宫颈糜烂的照射治疗,可以采用大功率大光斑照射,使病变组织剧烈燃烧气化,通过持续照射气化将病变祛除。

由于 CO_2 激光对软组织的反应非常迅速,功率密度过大或光斑大小控制不当,很容易造成组织瞬间气化产生超深度凹陷或缺损,导致严重的过度损伤。为了避免这种情况的发生,要求使用者在操作前一定要做一些相关的演练,熟悉不同功率密度下组织气化的反应速度或状态变化,这样在实际治疗中才能根据组织反应情况对激光照射强度及时做出正确判断和调整,保证激光的损伤精度。

在红外波段的激光中,CO_2 激光的波长最长,热效应最强,能使组织瞬间产生气化,这是基于组织中的水对 10 600nm 光的强烈吸收(图 3-4-1)。由于组织对激光的强吸收,并迅速转化成热使组织气化。激光能量被消耗,强度被衰减以至于没有足够的光强继续向深层穿透,所以 CO_2 激光在组织中的穿透力很弱、穿透率低、初始损伤深度只有 10μm 左右。CO_2 激光热效应很强,能使组织瞬间燃烧气化,一般情况下很难观察它的凝固反应,只有在严格控制功率密度的情况下才能观察到最初凝固深度(初始损伤)。

从图 3-4-2 中可看出 CO_2 激光在组织的作用深度非常表浅,精度很高。图 3-4-10 也表

明 CO_2 激光气化灶底层的凝固层非常浅薄,隐性损伤范围小病变祛除精度高,对周围组织损伤很小。就其波长的热效应而言,在软组织的应用中表现是最完美的。它既能使组织瞬间气化又能在气化瞬间产生一层凝固使毛细血管封闭,起到止血作用,既有高效率的气化作用又有很好的止血作用。

由于气化反应剧烈,作用组织时间短,不易对周围组织产生热累积损伤,因此说 CO_2 激光祛除病变精准度和安全性都很高。它能做到精准治疗就是因为初始损伤表浅、隐性损伤范围小、实际损伤范围近乎完全暴露,治疗中术者完全可以根据视觉观察控制气化范围,特别是气化深度,相比短波长激光,损伤范围相对更容易精准控制。从气化组织的剖面图可以看出 CO_2 气化灶边缘的凝固非常浅薄,这说明隐性损伤范围非常小。相当于实际损伤范围完全暴露,非常有利于术者实时控制损伤范围。

二、CO_2 激光的使用特点

CO_2 激光的组织反应强烈,在治疗中对激光输出功率的大小要严格控制。从小功率开始照射,只有在治疗时感觉组织的气化或切割过于缓慢,再将功率提高,使组织反应达到治疗要求。在实际应用中激光功率设定好后,可以通过改变照射距离控制激光强度,调整组织的气化或凝固速度。

不要一味地调高输出功率,应该先通过缩短照射距离提高功率密度来提高气化强度或深度,如果改善不理想,再调高激光器的功率输出。最好在正式照射组织前,用激光照射纸张或木制品,观察燃烧的状态判断激光的强度是否符合治疗要求,避免盲目照射造成过度损伤。输出功率的设置要根据照射光斑的大小决定,而照射光斑大小要根据病变面积大小而定,保证光斑的功率密度符合照射要求。

CO_2 激光是不可见光,照射又是在非接触状态下进行的,对点状的小面积病变组织照射或进行组织切割时容易出现照射偏离目标的现象。为了防止误照射,激光器本身带有与激光同步的红色或绿色指示光,为术者指示激光所照位置。这种指示光对远距离、大光斑照射有较好的指引作用,但对近距离、小面积的照射,指示光会干扰术者对被照组织变化的观察,必要时可以将其关闭,有利于观察被照组织的颜色或损伤深浅的变化。

CO_2 激光气化作用强,误照射会留下损伤痕迹,照射的准确性尤为重要,不要伤及周围正常组织。由于 CO_2 激光照射准确性不易把控,从小功率开始照射,也是为了可以减轻误照射产生的损伤。在不用指示光的情况下,为了避免误照射,建议术者正式照射前做一次试照射,瞬间点射病变组织,看光斑是否在照射病变组织范围内,然后再开始正式照射。

CO_2 激光照射是非接触组织的照射,术者没有手感。组织被切割、气化的深浅完全凭眼睛的观察,再通过光斑大小和移动速度的变化来控制。

操作的关键在于要对组织的反应做出正确、快速的判断,确定切割、气化的深浅是否符合预期;根据光斑的大小、移动速度、瞬间产生的气化深度,对后续照射做出准确的预判或相应调整。如果组织气化太浅,可提高功率密度——缩短照射距离或将光斑移动速度放慢;若气化太深可减小功率密度,拉远照射距离或加快光斑移动速度;若是切割,就要在保持焦点光斑的情况下加快光斑的移动速度,使切口变浅。此时眼睛的判断至关重要,这种观察和控制的能力需要在实践中不断提高。

术者应该熟练掌握在没有指示光的情况下准确照射。这样可以排除指示光对观察靶组织反应的干扰,有利于准确判断组织的反应状态,根据实际情况及时改变照射强度,保证治疗的精准性和安全性。

CO_2 激光的组织气化作用非常强烈,从安全角度考虑,照射的功率密度宜小不宜大。这种激光初始损伤表浅,用小功率密度的气化,可以增强术者对气化深度控制的主动性。

功率密度过大,组织瞬间达到较深的层次,会使术者感到非常被动,丧失了对深度控制的主动性,这样极易出现过度损伤。

切割时根据要切割的深浅先将激光输出设在 3~5W 间,然后再根据切割的速度和深浅加减功率。初始的气化深度不要超过预期深度的三分之一,这样在后续的气化中对深度的控制会更从容。

在照射前要将激光器放置适当的位置,以手术视野为中心,牵动手柄使整个导光臂做各方向 360° 转动,以及拉伸和回收运动,以确认导光臂输出端的运动不受任何牵制。为了照射准确、顺利,持手柄的手一定找好支点,以保证照射的稳定。

试照射一定要在瞬间完成,踩脚踏的动作要快,尽可能减小误伤程度(由于瞬间的照射损伤很表浅,不会造成明显损伤),观察光斑照射位置是否准确地落在病变范围内。

尤其对点状病变的照射要特别注意准确性、确定组织气化的反应速度和深度在可控范围、根据瞬间产生的气化深度判断此时激光功率大小是否得当、确定光斑的移动速度能保证气化深度不超出病变深度。

照射时手一定要有支点,否则手臂悬空很难使导光臂处于稳定状态,在对点状病变照射治疗时不易做到精准照射。CO_2 激光的组织热反应非常剧烈,激光光斑一旦照偏,就会产生非常明显的烧灼痕迹。

治疗中要根据病变性质、大小、位置、结构,深浅等特点选择切割、气化、凝固等治疗方法。通常,面积较大且表浅的病变以表面气化为主,这也是红外激光祛除病变组织的经典方法。病变组织根部明显有蒂,可直接从根部做水平切割,这种方法不出血,也不用缝合。

水平切割组织,创面不需缝合是激光切割的一大优势。凝固主要用于气化时易出血的病变组织,如血管瘤。CO_2 激光凝固治疗时,功率密度的控制要格外小心,否则很容易造成凝固层表面气化,一旦血管瘤表面出现气化,瘤体就易破裂出血,使治疗无法进行下去。下面就切割、气化、凝固等照射治疗方法分别进行详细讲解。

三、CO_2 激光切割

(一) 切割特点

CO_2 激光导光臂输出的是聚焦光,焦点可小于 1mm,对切割来讲,焦点越小越好。焦点大小的差异与激光的模式、质量和厂家所配备的聚焦透镜有关。临床上用 CO_2 激光实施组织切割,实际就是激光的焦点光在运动中持续气化的作用,通过气化病变的边缘将其分离出去。所以说激光的切割实际就是激光的气化作用。

激光的焦点光斑功率密度最高,组织气化反应最剧烈,可快速完成切割,切口宽度可小于 1mm。当激光输出功率一定时,光斑移动越快切口越浅、边缘越整齐,切口边缘的凝固层越薄,越有利于缝合后的愈合;光斑移动越慢切口越深,边缘越不易整齐,且切口边缘凝固范围会变宽,这样的切口缝合后,愈合情况不理想,所以强调切割时光斑的移动速度要适当加快。

这种激光切割一定是用焦点光斑照射。激光输出功率大小、光斑的移动速度的快慢是控制切割深浅的关键,需要根据实际情况及时调整。

激光的组织切割优势在于它既能垂直切割,也能水平切割。这是传统手术刀不易做到的,是因 CO_2 激光切割时不出血体现出的优势。切割的创面不仅不出血,表面的凝固层还会为创面形成保护层,避免术后创面的感染。

CO_2 激光也常用于垂直切割,而且切口缝合后愈合良好。由于切口很窄,愈合效果与传统刀口相同。如用 CO_2 激光实施的包皮环切术、外痔切除等最能体现激光切割出血少、手术时间短等优势。

(二)切割方法

切割深度与焦点光斑的功率密度和光斑移动速度有关。由于切割的功率密度比一般的气化照射高,因此照射的准确性非常重要,否则一旦照偏,损伤是非常明显的。

通常在正式切割前在切口起始点做一个快速点射,确认光斑落在切口的起始点上。根据这一点射的深度,预估切割时光斑应有的移动速度,以达到预期的切割深度。

在切割过程中,术者要根据切口深度及时调整光斑移动速度。这需要术者对组织反应状态具有观察和快速反应能力、手柄运动及脚踏开关的控制能力及相互间的协调能力。

功率密度越高,气化组织力度越强烈,越要注意控制好光斑的移动速度,快速判断出切割的深度是否符合预期。如果感觉切口过深,功率密度太大,首先要加快光斑移动速度,这样可瞬间降低切口的深度;或者立即停止照射,将激光功率输出调小,降低功率密度。这个时间过程是非常短暂的,术者要快速反应并及时采取措施。

通过改变光斑移动速度来调整切割深度是比较快速灵活的控制方法,而且可以随机应变。光斑移动速度放慢时可使切割深度立即到位,避免多次重复切割。术者手臂稳定性不好,光斑移动缓慢就会导致切口深浅不一、切口边缘不齐。快速移动可使切割层次变得表浅,更精细。可以实施分层次切割,最终达到要求的深度。

分层切割可以比较精准地控制切割深度,切口深浅也更均匀、边缘也更整齐。CO_2 激光不易做深层组织切割,因为术中止血作用不明显,与传统手术刀相比无法体现任何优势。这主要是由于 CO_2 激光的凝固作用不足以使深层较粗血管挛缩发挥止血作用。

组织表面的水平切割或简单的组织切开不需缝合,对切口边缘的整齐度和切口的深浅、精度没有垂直切割要求那么严格,如切割带蒂的纤维瘤或明显高出组织表面的疣状物、口腔的舌系带或唇系带切断、瘢痕或粘连带的切割、释放组织张力的切割等。这些都是得益于 CO_2 激光切割不出血、不需缝合的优势。切割时术者可以根据切口的实际深度,随时改变光斑移动速度以调整切割深度。

对于大多数红外激光而言,深层的病变组织不适合激光切割或切除。深层组织切割会使激光的止血特性无法得到发挥。如果仅仅为了发挥激光的止血作用,进行较深层的组织切割是错误的,不仅激光的止血作用无法发挥,还降低了激光切割的效率。一般不主张用 CO_2 激光做皮下或黏膜下深层组织的切割。

(三)注意事项

CO_2 激光对组织的气化反应非常强烈且迅速,一旦照射偏离靶组织,被误照射的组织会瞬间气化造成损伤,甚至导致医疗事故,因此用CO_2激光治疗时要对周围组织做适当防护,如,在实施阴茎包皮环切术时,要用湿纱布将龟头遮挡起来,避免激光穿透包皮直接照射到龟头组织;对鼻内、耳道照射时也要用湿棉球置于病变组织后方,用以阻挡激光对病变后面正常组织的伤害。对于那些生长在鼻内或外耳道等空间狭窄不容易切割或切除的病变而言,把光斑放大,将病变组织直接气化是最好的治疗方法。

用CO_2激光切割或切除病变时,要注意照射距离的调节,以能获得最小光斑为宜,确保切口最窄。用焦点光斑照射,就要注意激光的输出功率设置不宜太大,否则会造成功率密度过大导致组织瞬间的气化深度超出预期范围,这种过度损伤常会使术者感到措手不及。光斑移动速度的快慢要根据切口的深浅随时调整。

基底表浅、体积较大且明显高出组织表面的、底部带蒂的病变可以用激光直接从根部水平切割祛除。有些治疗本身只需做切开引流,如皮脂腺囊肿的祛除,用激光切开表皮排出内容物,将囊内壁进行表浅气化治疗即可完成。由于切割不出血、术后不用缝合,使整个治疗变得非常简单。这是激光切割的优势。

四、CO_2 激光气化

(一) 气化特点

用大光斑照射病变表面使其产生持续燃烧气化,最终将病变祛除才是体现CO_2激光最具特色的治疗方法。虽然激光气化的应用范围有限,但这种祛除病变方法的精准性大大高于传统手术切除,能最大程度避免伤及正常组织。对表浅的、难以手术切除、药物无效的病变最能发挥它的优势。

激光气化祛除表浅的病变组织对周围正常组织的损伤远小于手术的切除,体现出激光气化祛除病变组织具有很高的精准性(见本章第五节病例详解)。CO_2激光气化那些稍微凸出组织表面、基底表浅,面积较大或多发的病变非常具有优势,使CO_2激光治疗精度高的特性得以充分发挥。

CO_2激光热效应强,可以使组织产生充分燃烧。由于初始损伤表浅,气化灶基底凝固层浅薄,对周围组织造成的损伤范围小,损伤精度高,但这意味着治疗血运丰富的病变时止血效果不理想。

CO_2激光气化组织的功率密度阈值很低,几十瓦的功率密度就能使组织产生气化,因此气化中光斑面积的调节范围很大,或者说大光斑下也能保证激光的气化强度,很容易满足对面积较大病变的气化要求。

CO_2激光波长的生物特性使它既能进行非常细小表浅病变的气化,也能对面积较大或大面积多发、体积较大的病变实施气化祛除(图 3-4-9、图 4-1-2、图 4-1-3)。用焦点光斑可以对直径 1mm 的色素痣进行气化,也可以用近 $1cm^2$ 面积的大光斑对宫颈表面进行气化。

目前临床使用的CO_2激光输出功率都在 30~50W 之间,完全能满足对各类体表病变的气化。可以用大光斑扫描照射气化面积较大的病变;也可以在一定的功率密度控制下,通过延长光斑持续照射时间,使气化深度"无限延伸"。

CO_2激光对病变组织的气化是在激光输出功率设置、光斑大小调节、照射时间等的控制中完成的。

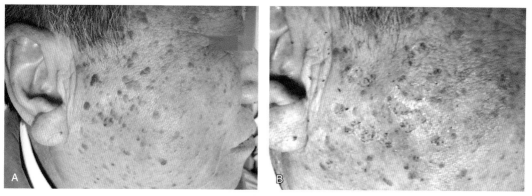

图 4-1-2 CO_2 激光气化表浅、广泛多发病变
A. 术前;B. 术后即刻

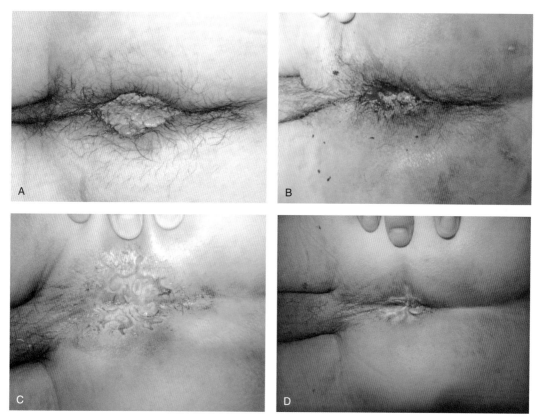

图 4-1-3 CO_2 激光气化较大尖锐湿疣
A. 术前;B. 术后即刻;C. 术后两周;D. 愈后

    CO_2 激光初始损伤层非常表浅,气化精度可控制在微米级,对那些表浅的、长期用药无效、面积较大、手术切除不易缝合的病变实施气化照射治疗非常具有优势(图 4-1-4)。既能达到彻底、精准祛除病变的目的,还能更多地保留舌组织,尽可能使舌体完整。

    CO_2 激光气化治疗不仅损伤精度高、能最大程度地保留正常组织,还简化了治疗过程,免除了传统手术切割中止血、缝合、拆线等步骤;缩短了治疗时间和愈合周期,减轻了病人痛苦。

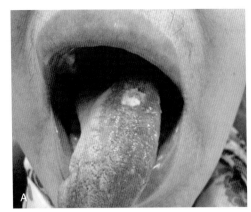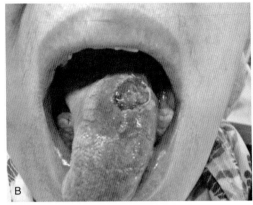
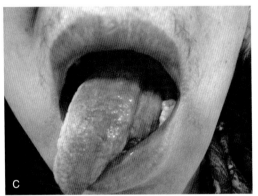

图 4-1-4 CO_2 激光表浅气化
A. 术前；B. 术后即刻；C. 愈后

  CO_2 激光的气化治疗非常完美，它既能使病变组织迅速气化，同时又在气化灶表面形成一层恰到好处的凝固层，这层凝固层既能起到止血作用又对创面有保护作用。CO_2 激光组织热效应强，组织气化反应强烈，对范围较大的病变气化治疗效率很高，同时，损伤精度高、术中不出血、视野清晰，病变组织与正常组织极易分辨。

  （二）气化方法

  CO_2 激光气化的关键是照射光斑大小和激光功率密度二者间的协调控制，在非接触的照射中，功率密度的控制是光斑大小的控制，通过改变光斑大小形成不同的功率密度来控制组织气化的强弱。不同的功率密度使组织瞬间产生的气化深度不同。但是不同面积、不同深浅的病变，需要不同大小的光斑照射，要使光斑在变化中保证功率密度有效性，就要调整激光输出功率。大光斑照射时要提高激光器的输出功率，小光斑照射要适当调低输出功率。

  照射前根据所需的光斑大小设定激光输出功率，照射中根据组织气化深浅和反应快慢、及时调整光斑大小控制反应状态，再根据反应情况对输出功率进行增减的调节。

  气化时要根据病变的深浅控制功率密度和光斑持续照射时间。CO_2 激光初始损伤表浅，损伤精度高，在适当的功率密度下，通过控制光斑持续照射时间可从容地控制气化深度，不易产生严重的过度损伤或热累积损伤，但前提是要控制好功率密度。

  功率密度的大小应控制在初始气化深度不超过病变深度四分之一的强度。也就是激光照射到组织的瞬间产生的气化深度不能太深,否则不利于后续照射。

CO_2 激光组织气化反应迅速,功率密度过大很容易使气化深度瞬间达到病变底部,这极易造成过度损伤。而且功率密度过大,气化反应迅速,不利于激光止血作用的发挥。气化时对功率密度的控制不仅是为了控制组织气化反应速度,也是为了控制瞬间的气化深度和保证激光止血作用的发挥。

气化体积较大的尖锐湿疣时,需要大光斑的同时还要有足够强的功率密度。为了提高气化效率,缩短照射治疗时间,减轻对周围正常组织的热累积损伤,采用大光斑照射,需要提高激光输出功率,确保有效的功率密度。由于病变基底血运丰富,照射需要很好地协调气化速度和凝固止血作用。根据病变大小调整光斑和功率密度,以控制病变气化速度。通过扩大照射光斑,适当降低激光的功率密度减缓气化反应,以利于在热传导作用下使病变基底产生凝固,加强止血作用。最好在病变组织产生一定程度的凝固后再被气化,而不是瞬间直接气化,这样能有效减少术中出血。

由于 CO_2 激光凝固层表浅,对于大型的血运丰富的病变很难避免术中不出血,而且越接近基底血运越丰富,出血越“踊跃”,此时 CO_2 激光无法继续进行气化,有时即使实施“压迫、凝固”的循环操作也无济于事。遇到这种病例,可与连续 1 064nmNd:YAG 激光、810nm 或980nm 半导体等激光结合使用。由于疣体表面如菜花状结构(图 4-1-3),可以先用 Nd:YAG 激光等短波长激光,通过乳突间隙照射疣体底部使其凝固,再用湿面纱擦拭疣体表面,由于瘤体基底层坏死,表层组织很容易被擦去,然后再用 CO_2 激光将疣体底部剩余的凝固部分气化,这样比单纯用 CO_2 激光气化祛除效率高、出血更少。

气化组织用非焦点光照射,在大面积病变的照射中,不仅需要适当改变照射距离调整光斑大小以控制功率密度最终控制组织气化深度和速度,还要使光斑水平扫描运动,至整个病变完全气化。这既能满足大面积病变的照射也有利于精准控制气化深度。

在有效的功率密度下用大光斑照射,既能有效气化病变,又能缩短整个治疗时间,避免因照射时间过长对周围正常组织造成热累积损伤。如图 4-1-5,脂溢性角化发生于表皮基底层,传统的手术刀很难实施这种表浅的水平方向的切割,主要原因就是不易止血和缝合。而用 CO_2 激光气化祛除,气化深度可以精准控制在表皮层,照射不出血、术后不需缝合。图片显示,病变祛除后正常组织显露出来,产生的创面略显凹陷,气化深度适当。通过观察创面表层,能轻易地判定出病变组织已被祛除干净。这种治疗效果只有 CO_2 激光等波长较长的激光可以做到。

组织对 CO_2 激光吸收极强,激光能量绝大部分都被表层组织吸收,气化灶基底形成的凝固层有一部分是热传导所致。气化时光斑处于运动状态,既缩短光斑停留时间,也减少了热传导减轻了凝固反应。缩短光斑停留时间就是缩短光斑持续照射时间,这不仅是为了控制气化深度,也是为了给被照射区域提供散热时间,减少向底层组织传导热量,减轻对周围正常组织的热损伤。

化脓性肉芽肿血运丰富,简单地从表面气化,极易出血很快会陷入无法继续治疗的尴尬境地。正确的方法是拉远照射距离,将照射光斑放大,降低功率密度使气化反应减缓,适当延长光斑停留时间,使病变组织明显经过凝固变白、焦黄变黑、最后出现燃烧气化的过程。这样使原本瞬间的气化过程变得非常缓慢,有利于气化过程中的热量向底层组织传导,增加凝固深度,使病变基底组织内的血管得以充分受热凝固,以加强止血效果。这样可减小后续气化过程中出血的可能。如，以5W左右激光功率输出，由远及近地照射，从远距离大光斑开始照射，然后逐渐接近病变组织，直到组织出现凝固，此时保持照射距离和功率密度，放慢光斑的水平运动速度，甚至停留1~2秒钟，注意要做好随时调整光斑大小的准备，以控制功率密度，避免气化过早出现。缓慢地移动光斑使凝固面积逐渐覆盖整个病变。然后将照射距离缓慢缩短，使气化反应缓慢出现，这样在病变组织基底部分得以充分凝固的情况下再开始气化，出血的概率就会大大降低。照射体积较大的病变时为了提高效率缩短治疗时间，就要采用大光斑，此时需要提高激光输出功率以保证有效的激光的功率密度。

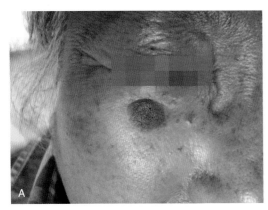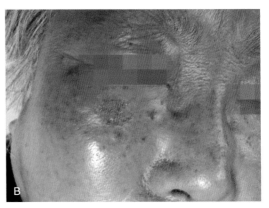
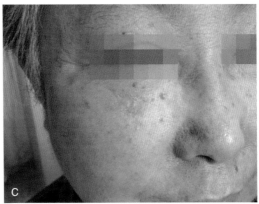

图4-1-5 CO_2激光气化脂溢性角化
A. 术前；B. 术后即刻；C. 愈后

如果气化过程中组织出血，单纯用激光照射止血作用不大。正确的做法应首先用棉签压迫出血点，待其处于贫血状态后再进行照射使组织凝固，才能达到止血目的。由于CO_2激光的初始损伤非常表浅，观察到的气化深度基本就是实际损伤深度，可以此为依据决定后续照射的功率密度和照射时间，直到病变组织完全被气化。

在治疗时要根据病变的深度，合理控制功率密度大小和照射时间的长短，尽可能减少对周围正常组织的损伤。对于面积较小又很表浅的病变，如脸部的色素痣或色斑，要特别注意调整光斑的大小，对非常细小的病变只能用焦点光斑照射时，要用激光器的最小功率输出如1W，避免因功率密度过大造成瞬间的超深度气化，同时注意照射时间的控制，采用点射的方法可以很好地缩短持续照射时间。

在表浅病变的气化中,要精准控制气化深度,防止超深度气化。注意光斑大小和功率密度的协调。光斑的面积应该为病变面积的十分之一左右,或直径大小是病变直径的四分之一左右。这是为了保证光斑在病变组织表面有充分的运动空间,这不仅有利于局部组织散热,也可以克服光斑内部光强不均匀的缺点,也能及时调整光斑气化深度确保气化创面平整、深浅一致。光斑面积大小不仅要保证能在病变范围内充分运动,还要保证光斑功率密度的有效性。术者要密切观察组织反应速度和深度的变化。

激光输出功率设定好后,光斑变大功率密度下降,使组织的气化反应变弱,深度变浅,有利于保证对表浅病变气化的精度控制。但对于明显高出组织表面的病变,气化速度就显得缓慢,治疗进程明显降低。此时应该提高激光器的输出功率,确保光斑变大后功率密度依然有足够强度,保证治疗效率。反之,即使用缩小光斑保证功率密度,也会由于有效气化面积变小,拖延治疗时间,依然影响治疗效率。光斑大小与功率密度要匹配好。

照射中,气化的深度变化快慢是由功率密度大小决定,最终气化的深浅由光斑持续照射时间而定。功率密度越大组织瞬间气化产生的凹陷深度越深,功率密度越小,气化组织越表浅。光斑的停留时间决定气化的累积深度。为了将病变组织彻底清除,通过持续照射将气化深度延伸,直到正常组织层面。

激光的波长、功率密度、持续照射时间都对气化深度及气化创面基底的凝固层厚度有直接关系。它们是影响损伤精度的三要素。CO_2 激光的初始损伤深度在微米级,对减小正常组织的损伤非常有利。此外功率密度大小和照射时间的控制对提高损伤精度发挥着重要作用,功率密度大时要特别注意控制光斑停留时间或运动速度的快慢,精准控制气化深度。功率密度过大,术者稍有迟疑拖延了光斑停留时间,很容易出现超深度气化,造成过度损伤。通常在照射接近正常组织时就要主动降低功率密度减缓气化深度进程。

(三)注意事项

临床常用 CO_2 激光实施表浅的病变气化,就在于它的损伤精度高。微米级损伤精度的意义在于可将激光的损伤限制在皮肤的角质层,要达到这种气化精度,功率密度应控制在 20~30W/cm^2 的强度范围。这种损伤精度能将发生在真皮层以上的病变彻底且精准地祛除,愈后不留痕迹,如脂溢性角化、扁平疣等。对于极表浅的病变气化,用小功率密度照射很容易满足对精度的要求。对于较深的病变可通过多层次重复气化达到病变基底,在这个过程中光斑的大小、功率密度、光斑移动速度等都需要术者根据组织的反应状况及时调整。

光斑照射到组织时,初始的气化深度不应超过病变本身深度的四分之一;激光的功率密度大小应使术者能从容地分层次气化病变;在治疗较大或较深的病变时,可提高功率密度,光斑放大些,但是不能超过病变组织范围的四分之一;根据光斑内气化深度和速度,随时调整照射距离,通过控制功率密度和光斑的移动速度,控制整个病变组织的祛除深度。功率密度和照射时间的长短,是术者控制组织气化范围重要因素。

图 4-1-6 是两例用 CO_2 激光气化的口腔病例。从术前病变的图像,对比气化术后的创面,明显看出病例 B 气化深度超出了病变本身的深度,创面凹凸不平,深浅不一,存在过度损伤。这主要是由于功率密度过大、照射距离不固定、光斑大小或功率密度频繁变化、光斑移动速度不稳定等原因造成的。但是这一切最主要的原因是功率密度过大,气化速度太快所致。同时,光斑移动不及时而且速度不平稳最终导致创面过深,表面不平整。舌左侧的白

斑气化结果是非常标准的CO_2激光表浅气化的结果,气化创面平整,创面深浅与病变基本一致,不存在过度损伤现象,充分体现了激光的精准治疗。要达到这种气化效果,就要需要严格控制功率密度。图中可以看出病变本身非常表浅,气化后形成的创面,也没有出现明显凹陷。

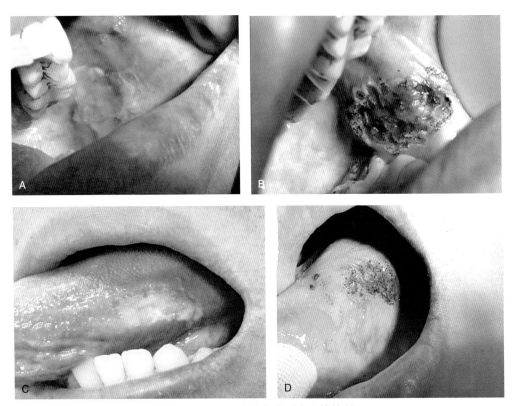

图 4-1-6　CO_2激光气化时光斑的控制
A.病例一术前;B.病例一术后即刻;C.病例二术前;D.病例二术后即刻

　　照射距离要保持固定不变,光斑的移动速要平稳,移动的快慢以组织表面不出现明显凹陷为准。低功率密度照射时,组织气化速度相对缓慢,术者对照射距离、光斑大小及移动速度的调节更从容,有利于术者对组织反应状态及时反应、快速调整。

　　在大功率密度的照射中,术者来不及反应才会造成气化深浅不一。对于CO_2激光这种组织热效应极强的激光来讲,在治疗开始时要根据最初的组织反应情况快速做出判断,当发现瞬间气化层次过深,就应立即拉远照射距离,扩大光斑减小功率密度或降低激光输出功率。

　　CO_2激光气化治疗时光斑大小要根据病变面积的大小而定,要特别注意功率密度的有效和安全,激光功率密度的控制主要是为了控制组织的气化深度。气化时要分层逐层气化才能保证治疗精度,避免产生过度损伤。

　　对于面积很小的病变只能用焦点光斑照射时,就要将激光输出的功率调低甚至更低的阈值功率。焦点光斑气化组织时要断续照射,确保控制气化深度的主动性。若瞬间出现很深的凹陷就要立即停止照射,进一步降低功率输出,每气化一层就用湿棉签将表面的碳化擦去,观察病变组织是否祛除干净,再气化直至出现正常组织层面,这样才能保证治疗祛除的精准。

输出功率一定时,光斑大小不仅影响气化反应速度,也影响激光的组织作用深度和整个治疗的效率。功率密度变小不仅气化反应变慢,深度也变浅,虽然可以通过延长光斑停留时间使气化深度加深,但会延长整个治疗时间。光斑大小的变化前提是要保证功率密度的有效性,不仅保证病变组织表面气化反应强度,还要保证深度的进展速度。这就是激光的输出功率和照射光斑或照射距离合理匹配的重要性。

五、CO_2 激光凝固

(一) 凝固特点

CO_2 激光的凝固照射主要用于那些切割或气化过程中极易出血的病变。虽然 CO_2 激光热效应极强,一般情况下很难使组织保持在凝固状态,而是瞬间燃烧气化,但是只要掌握了控制这种激光照射强度的方法还是能发挥一定凝固治疗作用的。

CO_2 激光的凝固特点是:可以通过控制照射时间,在一定程度上增加凝固深度,或者说,能使凝固深度远超自身的初始凝固深度,但凝固的具体深度不易估计。如何将这种极易使组织气化的激光控制在只产生凝固不出现气化反应,难点在于精准控制激光的功率密度。也就是要将激光的功率密度控制在只能使病变组织保持在 $100℃$ 温度范围内,并保持一定时间,使组织的热凝固反应持续下去。否则凝固形成后表面会很快出现气化,导致靶组织破溃出血。掌握了 CO_2 激光的凝固治疗方法可以在没有 810nm、980nm 等短波长激光的情况下也能实施凝固治疗,充分做到物尽其用,提高激光的使用率。

凝固的难点在于防止凝固表面出血碳化,碳化的出现意味着功率密度偏大,造成血管瘤体破溃出血。控制功率密度的目的是保证组织的凝固非常缓慢地进行。凝固一旦出现就应立即将照射距离稍微拉远,减低功率密度,避免组织进一步升温,这才能将凝固状态保持下去。CO_2 激光的热效应太强,稍微的停顿就能使靶组织温度超过 $100℃$ 的范围。拉远照射距离就是使激光功率密度降低,防止组织温度持续上升,使凝固反应维持下去。

CO_2 激光组织穿透率很低,初始凝固非常浅薄,所以要想加深凝固深度,需要持续照射,增加局部热累积量,利用热传导作用将热量扩散延伸。在延长照射时间过程中,要密切观察组织凝固的颜色,有向焦黄或灰色转化的迹象时,要进一步拉远照射距离。这个距离的变化在几毫米的范围,而且变化要缓慢,要保证凝固温度的持续,否则距离拉得太远,激光功率密度骤然下降,产生的热量不足以维持组织的凝固状态,组织温度逐渐降低,凝固反应也随之停止。这时若再缩短照射距离重新维持凝固已经不可能了。这如同要重新开始新一轮的凝固过程,但是这时组织的性质已经处于凝固状态,激光的穿透特性无法在凝固状态的组织里发挥作用。

用低功率密度和缓慢的照射距离变化来抑制组织的热反应,使组织始终保持在凝固状态的温度。如图 4-1-7 所示,由于 CO_2 激光热效应强才可能采用延长照射时间的方法增加凝固深度,这是短波长或热效应弱的激光做不到的。病变的大小深浅不同,照射凝固的时间长短不同。瘤体的实际深浅是无法准确测量的,主要根据病变表面反应出的状态或通过触诊估测出瘤体大概深度。体积较大且浸润较深的血管瘤不适合用 CO_2 激光实施凝固照射。因为 CO_2 激光很难将凝固反应延伸到组织深处。

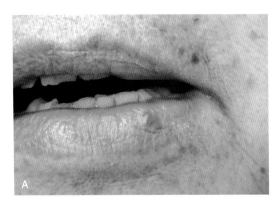
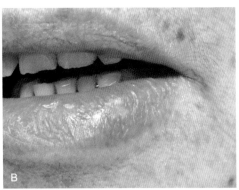
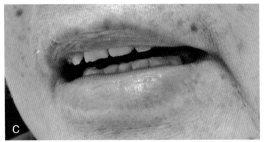

图 4-1-7 CO_2 激光实施表浅凝固
A. 术后即刻；B. 术前；C. 愈后

对于表浅的凝固，以组织变白为准，在不出现碳化的情况下延长 1~2 秒的照射即可。对于体积稍大的瘤体，变色和塌缩几乎同时出现，因此在保持凝固反应的同时，还要注意观察塌缩的变化，只要局部塌缩停滞就要立即停止照射，这表明光斑范围内的凝固深度已经到位，局部照射作用已经完成，可以转移光照射位置，否则再持续照射可能会出现碳化，导致瘤体破裂出血。

凝固治疗可以采用逐点照射或者连续移动照射。逐点照射就是在每一个光斑完成整个凝固过程后再转换位置照射，直至将整个瘤体凝固。这种方法多用于体积较大且深的病变。普遍的方法是扫描照射，随着凝固的出现，光斑连续缓慢地移动扫描，直至整个瘤体的凝固。

CO_2 激光的热效应很强，组织升温快，凝固反应不如 810nm、980nm 激光那样容易控制，照射时需要严密观察凝固表面的变化，做好随时拉远照射距离的准备，以保证组织始终处于白色凝固状态，如果表面变焦黄色，就要立即移动光斑或拉长照射距离，甚至停止照射。白色的凝固很快变灰黑色意味着激光功率密度高了，组织出现碳化。如果碳化出现在凝固初期，会严重减弱凝固层的韧性，在瘤体内血压的作用下很容易使瘤体胀破，造成出血。如果出现在凝固后期，组织凝固比较充分也形成了一定厚度，轻微表面的碳化是可以承受的，但要立即终止这个点位的照射，移动光斑另照它处。

CO_2 激光凝固形成的最初阶段是非常关键的。由于瞄准光会干扰术者对组织凝固变色的观察，常将它关闭。这可能会导致远距离照射时偏离目标，因此可以先在较近距离用小光斑做一次快速的点射，作为术前的瞄准。这时的输出功率较低，快速点射的气化痕迹非常浅薄，对后续照射没有影响，然后再将距离拉远开始正式的凝固照射。

照射一旦开始，持手柄的手要稳，保证照射距离和光斑位置不变，这样等待 4~5 秒的时间可以看到白色凝固缓慢出现。一定要注意，CO_2激光的凝固照射不能操之过急，否则很容易造成凝固失败。凝固缓慢的出现意味着激光功率密度控制的成功。

凝固越缓慢越有利于后面的持续照射。由于CO_2激光波长的热效应太强，需要非常谨慎小心地控制凝固过程，这也是长波长红外激光凝固照射的特点。凝固出现后，将照射距离稍微拉远降低功率密度，是为了防止组织持续快速升温达到碳化或气化的程度，拉远照射距离降低功率密度使组织温度始终处于只能产生凝固的程度。对CO_2激光的凝固治疗而言，凝固的面积大小可以通过光斑移动范围大小来满足，凝固的深浅在于光斑的持续照射时间。

（二）凝固方法

照射从远距离开始，但要根据激光输出功率和激光束的发散角，确定起始照射距离。病变的面积或体积较大时，为了缩短照射时间，就要采用更大光斑照射、更大的输出功率以保证激光功率密度适应照射。激光器的功率输出设置要从小功率开始，如先将功率输出设置在1~2W，照射距离要将光斑直径控制在3~4mm范围（参考指示光斑），这样可以给功率密度的调节留有较大余地。照射以远距离、大光斑、小功率密度开始照射。

由于CO_2激光是不可见光，又需要关闭指示光，因此照射的准确性至关重要，当CO_2激光在较低的功率密度下照射，组织可以非常缓慢地产生凝固。凝固表面出现塌缩的快慢跟照射的激光强度有关。但无论快慢，只要塌缩停止，就要立即将光斑移动开，这意味着凝固作用已到极限，否则凝固部分会立即出现碳化甚至燃烧现象。一般情况下，塌缩速度变慢时就要开始准备移动光斑了。

在整个凝固治疗过程中，要根据凝固反应的快慢随时调整照射距离。如果凝固出现过慢，可把照射距离推近些，适当提高功率密度；凝固速度太快，可稍微拉远照射距离，以降低功率密度。当凝固的速度处于术者可控状态时，就要保持照射距离直到组织彻底变白。

高出组织的血管瘤体出现塌缩会更明显。大面积凝固时，要使光斑做平行扫描运动或做同心圆转动，直至将整个病变组织凝固变白或萎缩。这种运动式的凝固照射方法主要针对体积较大的瘤体。要在被照组织明显变白后再移动光斑，尽可能避免重复照射，因为重复照射不仅无效，还易产生热累积作用，造成术后水肿反应加剧，病人痛感加重。

一定要控制好凝固形成的速度，因为CO_2激光热效应很强，快速的凝固意味着碳化或气化即将产生，越快的凝固反应形成的凝固层越薄。凝固反应要缓慢进行，才有利于控制凝固深度，同时，光斑处于运动状态，避免凝固的组织变黑出现碳化，否则会造成血管瘤破裂出血，致使凝固失败。

CO_2激光凝固治疗的深度控制比较灵活，可深可浅，主要靠照射时间的长短来控制，这要求术者有一定的经验。

如图4-1-7所示，表浅的凝固治疗，就是选用CO_2激光完成的。对比图3-2-2和图4-1-8可以看出波长不同、病变深浅不同，凝固结果的区别是显而易见的，其中CO_2激光由于初始损伤表浅，才能对表浅的血管性病变实施凝固治疗，而且可以变化凝固深度。它不仅能对表皮毛细血管扩张进行凝固治疗，也能通过延长凝固时间，将凝固深度延伸至毫米量级，用以治疗小型的血管瘤。CO_2激光做表浅凝固比其他波长的激光凝固更精准，但是一定要控制好激光强度。

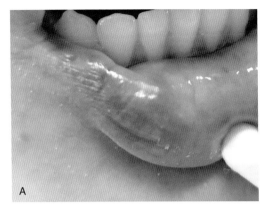
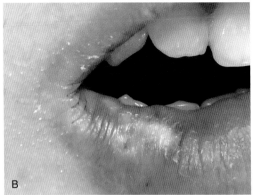
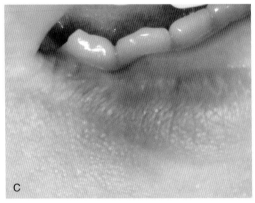

图 4-1-8   810nm 半导体激光的凝固
A. 术前；B. 术后即刻；C. 愈后

(三) 注意事项

凝固治疗不要追求一次照射到位，实际上也很难做到，因为很难准确判断病变的深度，允许二次照射治疗，避免造成超深度凝固。第一次将整个瘤体凝固，待坏死脱落后复查，根据瘤体的残余情况再进行第二次照射。

用 CO_2 激光凝固表皮较薄的血管瘤时注意观察瘤体的变化，防止瘤体内产生热膨胀造成瘤体爆炸。血管瘤的上皮组织越薄越要注意功率密度的控制，不能操之过急，凝固反应越缓慢越安全，控制好组织反应速度，使瘤体充分凝固。

如果瘤体表面凝固变白时没有出现塌缩，就要特别注意，应立即将照射距离再拉远些，使功率密度进一步降低，防止表面碳化出血或发生爆炸。瘤体爆炸是由于瘤体内热反应过快，产生热膨胀，表面的凝固收缩无法抵抗膨胀张力，这时瘤体表面只出现凝固不出塌缩，若再继续以原功率密度照射就会出现瘤体爆炸现象。

CO_2 激光实施凝固照射的关键就是凝固要缓慢出现，凝固一旦出现就要拉远照射距离。这是长波长红外激光能使凝固反应保持下去而不发生气化的关键。由于 CO_2 激光的组织穿透深度表浅，凝固深度容易精准控制，这一点，810nm、980nm 波长较短的激光是无法比拟的。

表浅的凝固治疗，选用 CO_2 激光这种波长较长的激光，优点是凝固层浅薄、精度高，只是在照射功率密度控制上有一定难度。照射时光斑移动要及时，凝固和塌缩一旦出现就要立即移动光斑，按原功率密度继续照射整个瘤体，在移动光斑以前要适当拉远照射距离。

第二节　810nm、980nm 半导体激光的使用

一、810nm、980nm 半导体激光的特点

半导体激光,顾名思义,是以半导体材料为发光介质的激光器,由于早期的基本结构与二极管相同,因此也被称为"二极管激光"。半导体激光内部发光介质不同,产生的激光波长不同。它们的波长范围可以覆盖整个可见光光谱,应用范围极其广泛,无论金属加工、信息通信、基础研究、军工武器、航天科技等都离不开半导体激光。在医学临床应用中使用最广泛的波长是 630nm、532nm、810nm、980nm 等。其中 810nm、980nm 波长的半导体激光,在损伤性治疗中使用最广泛。由于这种激光具有体积小,使用灵活,作用稳定,使用寿命长,价格低廉等优点,很快得到普及,在临床应用的红外波激光中,已经完全取代了连续 Nd:YAG 激光。

相比之下,810nm、980nm 半导体激光在红外波段激光中热效应是最弱的,在不接触组织的情况下直接照射,很难使组织温度升高到产生气化的程度,因此无法用于气化或切割病变组织,严重限制了这类波长激光在临床的应用。但是它们在很多方面体现出的优点是传统激光无法代替的。由于用光纤传输,可以轻松并准确地照射靶组织,没有导光臂那么笨重,关键是通过对光纤的"激活"处理,采用接触照射的方法,能完全克服激光自身热效应弱的缺点,很好地满足临床对病变组织的切割、气化、凝固等治疗要求。在临床治疗中很快得到了广泛使用。不仅取代了连续输出 Nd:YAG 激光在临床的使用,在一定程度上也可以替代 CO_2 激光。它小巧轻便,携带方便,操作灵活,不受环境的限制等优点都是传统激光没有的。

红外激光的组织热效应强弱,是由水对吸收激光强弱决定的。从图 3-4-1 的水吸收曲线可以看出,810nm、980nm 波长的位置最低,表明水吸收强度最弱,因此它们的组织热效应弱,很难使组织产生燃烧气化。由于组织对此类波长激光的吸收率低,在组织内衰减率就低,因此激光的组织穿透率高、初始损伤深。从图 3-4-2 不同波长的红外激光初始损伤比较可以看出这一点。从第三章图 3-4-10 所示的 980nm 激光与 CO_2 激光气化结果对比也能看出 980nm 激光照射组织时会产生 4~5mm 的凝固深度,但表面仍未见燃烧气化反应的迹象,与 CO_2 激光瞬间使组织燃烧气化相比差距悬殊。也说明 980nm 非接触照射时在一定程度上不会使组织温度高于 100℃。在实际治疗中,气化表浅的病变会在基底留下如此深的凝固坏死是十分危险的。所以这种短波长的红外激光是绝对不能在非接触照射下实施切割、气化治疗的。

810nm、980nm 激光热效应弱、组织穿透率高,非接触照射不易使组织产生气化,这种特性极大地限制了在临床的应用。利用光纤激活产生的高温接触组织使组织气化,是这类短波长红外激光在损伤性照射中的使用特点。治疗中需要根据病变的具体情况,选择接触或非接触照射的方法,是这类激光使用较复杂的一面。

810nm、980nm 激光是用光纤传输的,光纤材质是石英,其熔点在 1 300℃以上,完全可以承受激光产生的高温。所谓光纤激活是将光纤输出端面人为"污染",当激光输出时会引燃污染物并产生高温,导致此处光纤内部的晶体结构破坏。光纤端面内部结构破坏、透光性

减弱,输出激光时会在端面内部产生漫反射,使激光"滞留"于此,导致激光的光能转化成热能,使光纤燃烧。这时光纤头的温度可达近千度,将其接触组织就能很轻易地使组织气化。解决了短波长红外激光热效应弱,不能使组织气化的问题,使这类激光的临床应用范围被豁然打开。

从第三章图 3-4-9 中可以看出光纤激活后接触组织,产生的气化创面与 CO_2 激光非常接近。气化灶边缘白色凝固非常表浅,与 CO_2 激光大致相同,没有了图 3-4-10 几毫米厚的凝固层,完全改变了此类波长激光热效应弱、不易使组织燃烧气化、初始损伤深度深等特点。不仅提高了治疗的精准和安全性,还扩展了 810nm、980nm 激光的应用范围。

二、810nm、980nm 激光使用特点

(一) 照射的特点

810nm、980nm 激光在临床应用中,由于波长的生物特性存在接触照射和非接触照射之分。它们既可以用于损伤性治疗也可用于非损伤性治疗。损伤性治疗是这类激光的主要应用方式,非损伤治疗与传统的理疗照射相同。这两种治疗方法作用机制和照射方法是完全不同的。损伤性治疗主要以接触照射方法为主,非损伤性治疗以非接触照射为主。

接触照射与非接触照射是截然不同的照射方法。前者是利用激活后产生了高温的光纤接触组织,发挥气化或凝固治疗作用,是组织被动受热;后者是不经任何介质直接照射,组织主动吸收激光产热,使组织升温产生气化或凝固。前者作用的结果不受激光波长特性的影响,而后者的照射结果由激光波长特性决定。接触照射是用处于高温状态的光纤端头接触组织,借助热传导的作用使组织气化或凝固,使原本不能产生气化温度的短波长激光,通过光纤自身燃烧产生高温,间接地发挥的作用。

接触照射和非接触照射的选择主要根据病变的性质、面积大小和深浅而定。对表浅病变的气化或切割、损伤精度要求较高的治疗,一定用接触照射的方法;非接触照射用于非损伤性治疗或对浸润较深的血管瘤凝固治疗,充分发挥这类激光穿透率高的特性,使激光直达病变深处。

接触照射中,组织的气化、凝固完全靠激活的光纤发挥作用。激活的光纤产生高温使组织被动受热,激光在组织中穿透率高、初始损伤深、热效应弱的波长特性完全消失。照射中激光对组织的作用特征由光纤温度、光纤接触组织的时间决定。激光的初始损伤精度也能提高到微米级。接触照射时,术者可以通过调节激光输出功率来控制光纤端头的温度,进而调节组织气化或凝固的反应速度。

了解热传导的特性对接触照射、控制组织损伤精度很有帮助。所谓热传导,是指两个温度不同的物体接触或同一物体内温度不同的两部分之间,热量从温度高的一边向温度低的一边传导的过程,其特点是:两部分温差越大,热传导速度越快,热源体积越大,导热范围越大;热源作用时间越长,导热量越大。

热传导是固体物质中热传递的方式。接触照射时,激活的光纤就是热源,产生高温的光纤接触到组织把热量传导给组织,使组织升温至燃烧气化。激活的光纤接触组织产生气化,气化反应的强弱和气化范围大小,与光纤的温度、光纤的粗细、接触组织时间的长短密切相关。

在接触照射中,重要内容之一就是照射前的光纤激活处理,否则接触照射是没有作用的。由于短波长的红外激光热效应弱,很难使组织温度明显升高,即使用光纤接触组织照射

也不会出现明显的热反应。只有光纤端面经人为污染处理后,输出的激光才能使光纤燃烧产生高温,这样光纤接触组织才能使组织燃烧气化,使激光间接地发挥作用,也体现出光纤的活力,因此把引燃光纤的过程称为光纤激活。

非接触照射完全是激光波长的特性发挥作用。由于热效应弱,凝固反应缓慢,不易使组织产生气化,凝固时不用担心瘤体表面气化破裂的问题,这种照射是激光的穿透和组织吸收共同发挥作用,非常适用于体积大、浸润组织深的血管瘤凝固治疗。了解810nm、980nm激光的接触与非接触照射的特点和作用机制,有利于根据病变组织特性正确选择相应的照射方法。

非接触照射时除了调节激光输出功率,也可以通过改变照射距离来调节功率密度,进而控制凝固反应的快慢。两种不同的照射方式虽然存在差异,但是它们最终的损伤范围大小都是由持续照射时间决定的。

非接触照射对光纤的输出端面要求很高,照射前一定要将光纤进行切割处理,使光纤输出端口有一个非常洁净、透明的端面。

接触照射主要用于损伤性治疗,如切割、气化、凝固。在损伤性治疗中,强调激活光纤、接触组织是810nm、980nm半导体激光等短波长红外激光使用的最大特点。

损伤性治疗是以激光的生物热效应为主,无论哪种照射方法都要求激光的照射强度足以造成病变组织不可逆损伤。特别是接触照射,光纤转化的高温一定能使病变组织气化或凝固坏死,才能达到祛除病变组织的目的。

非损伤性治疗是在低功率密度下照射,以弱化组织热效应强度,增强激光的生物刺激作用,无论接触还是非接触照射,激光强度要保证被照组织的温度始终保持温热状态,不能产生热损伤。

临床上根据病变的具体情况选择适当的照射方式。病变不同,治疗方法不同。损伤性治疗和非损伤性治疗在照射方法、激光功率设置、照射时功率密度的控制、光纤的使用等方面都是截然不同的。

(二) 光纤的处理和使用

光纤激活的方法是:将光纤输出端面人为黏附有色物质,然后踩脚踏开关发出激光,随即污染物会燃烧冒烟,此时注意观察光纤端头是否发光,否则再重复一遍,直至光纤发出耀眼的亮光,显示光纤产生了自燃(正常情况下光纤传出的激光是不会发出亮光的),这时的光纤一旦再有激光输出,就会发出亮光,表明光纤燃烧产生了高温。通过观察光纤端头发光的亮度强弱,可以判定出光纤激活程度和光纤温度的高低。光纤发光越亮温度越高,越有利于组织切割、气化。光纤的激活使原本对组织毫无反应、死气沉沉的激光焕发了活力。

不同的照射治疗,对光纤的要求也不同。接触照射时如果光纤激活不充分,就不能产生足够高的温度,接触组织时不易产生气化作用。但是,用处于激活状态的光纤实施非接触照射,不仅不能得到有效的激光光束,激光强度也被严重衰减,无法达到照射目的。

在照射之前要先检查光纤端面的情况,根据照射目的,对光纤进行相应处理,然后再实施照射。从图4-2-1可以看出光纤激活前后输出激光束和光斑的状态区别。正常状态下光纤头是透明的,而激活后的光纤头是模糊的(图4-2-2)。图片中激活的光纤模糊的范围比较长,这种激活状态适合切割。光纤激活范围(模糊的范围)会随着切割时间的延长而延长,这个长度应控制在3mm以内,否则很容易在切割组织时折断。

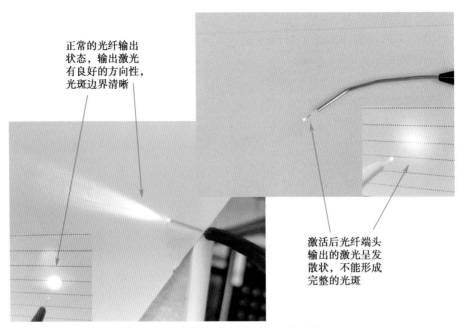

正常的光纤输出状态，输出激光有良好的方向性，光斑边界清晰

激活后光纤端头输出的激光呈发散状，不能形成完整的光斑

图 4-2-1 光纤激活前后输出激光的不同状态

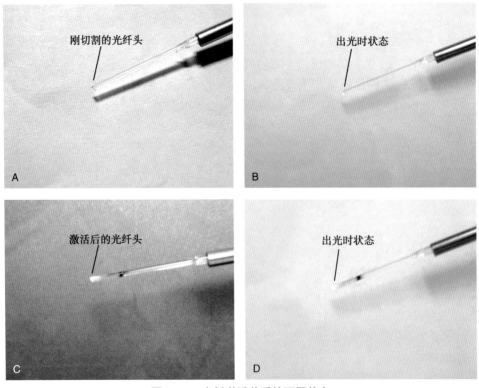

图 4-2-2 光纤激活前后的不同状态

　　光纤激活的状态和术中持续照射时间的长短,不仅关系到产生损伤范围的大小和程度的轻重,也直接影响治疗过程和术后创面愈合。光纤激活充分,组织气化反应迅速,切割时光纤运动就很顺畅,整个照射治疗时间就会缩短,有利于减小对周围组织的热损伤。如果激活范围过大,接触组织不完全,暴露在外的激活部分容易对周围组织产生热辐射,增加对周围组织产生热累积损伤的可能性,使患者术后痛感明显。如果光纤激活不充分,光纤温度不够高就会延长切割或气化时间,也会增加局部热累积损伤。必须强调的是,光纤激活的充分程度和范围大小一定要结合病变性质和治疗目的而定,如根据病变的性状、深浅和血运的情况选择切割、气化、凝固等治疗方法。

　　在光纤接触组织的治疗过程中,热传导和热辐射作用同时存在。热辐射对治疗不仅毫无作用,反而会增加对周围正常组织的热损伤。热辐射是来自于未完全接触组织的光纤激活部分,控制好光纤的激活范围可以减少因热辐射对周围组织的损伤,减轻病人术后的不适感。治疗中光纤激活的部分要与组织充分接触,尽可能避免激活部分暴露在外对周围产生热辐射,使光纤的热量完全作用于组织的切割或气化,减少对周围组织的热损伤。

　　从图 4-2-2 中可以看出,正常的光纤端头与激活后的光纤端头明显不同,照射前,首先要观察光纤端头的状态,是否为激活状态。如果要进行非接触照射,就要对光纤头进行切割处理,将光纤输出端不完整或被激活的部分切除,使光纤头呈现出完整、边缘锐利的端面,这样才能保证在非接触照射时获得边缘清晰锐利、有良好聚光效果的照射光斑(图 4-2-3),才能具有通过改变照射距离调整功率密度的作用。

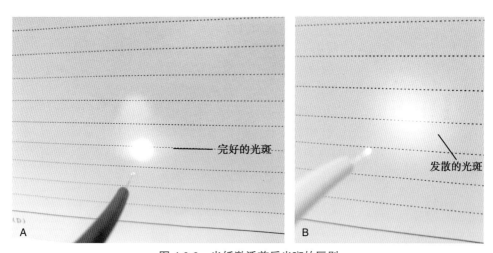

图 4-2-3　光纤激活前后光斑的区别
完好的光斑才能得到有效的功率密度

　　不同的照射方法需要对光纤进行相应处理。非接触照射要切割光纤,接触照射要激活光纤。光纤的状态直接影响激光作用的发挥,也影响损伤精度的控制。接触照射中激活的光纤接触组织产生的气化和凝固作用利用了热传导特性,如要减小对周围正常组织的损伤,就要控制热源光纤温度,以控制组织气化或凝固速度的快慢。控制光纤接触组织的时间,就是控制组织总的受热量,以控制周围组织的损伤范围;选择光纤直径和控制光纤激活范围,就是控制热源的大小,以控制热传导范围的大小确保损伤精度。控制总照射时间就是尽可能减少总的导热量,减小治疗过程中对周围正常组织的热损伤范围。光纤温度的高低是由激光输出功率大小决定的。在接触照射治疗中,激光输出功率(光纤的温度)、光纤接触组织的时间和光纤的粗细是决定组织损伤精度的关键。

光纤端头被激活后,局部温度会随着激光输出功率增大而升高,相对组织的温差越大,因此接触组织时光纤向组织传导热的速度越快,此时组织气化或凝固反应速度也越快、越剧烈。光纤接触组织时间越长,光纤对周围组织的导热量越大,热作用范围越广,损伤越深,这就是为什么强调尽可能缩短照射时间。

光纤的粗细和激活范围的大小,决定了光纤在接触组织瞬间产生气化或热凝固范围的大小,也决定了单位时间内导热范围的大小、热损伤范围的大小、损伤精度的高低。因此,使用这类激光,精确控制损伤范围的关键在于,准确调节激光功率输出、有效地控制光纤端头的温度,进而控制组织的气化或凝固速度,避免光纤温度过高、组织反应过快、造成组织过度损伤;同时还要注意控制光纤接触组织的时间。

激活的光纤在组织停留的时间要尽量短,避免长时间停留或连续照射,强调点触照射,建议使用断续输出模式,这样可缩小单位时间内热传导范围,提高损伤精度。若光纤燃烧温度过高,热传导速度过快,术者来不及反应,控制损伤精度变得很被动,容易造成过度热损伤,此时要及时调整激光输出功率。

在进行软组织切割时,尽可能用细光纤是为了缩小热源,以减小对切口边缘组织的热损伤范围,提高切割的精度。切割时光纤的移动尽可能快,才能缩短热源的热传导时间,降低导热量。这些在接触照射中应注意的细节都基于热传导的特性。在使用中,掌握和遵守这些原则才能避免造成过度损伤,安全有效地用好这类激光。

在810nm、980nm激光的使用中,由于治疗目的的不同,在具体的操作上是有很大差异的。下面分别就切割、气化、凝固的操作特点及注意事项详细说明。这三种方法都属于损伤性治疗,除了较深层凝固是非接触照射外,其他都需要接触照射。接触照射的根本目的就是为了克服短波长红外激光热效应弱的缺点。激活的光纤接触组织才能把热传导给组织,产生气化作用,也正是这种照射方法可以将激光的初始损伤从几毫米直接减小到微米级的精度。接触照射的目的就是改善和提高短波长红外激光的热效应,提高激光的损伤精度。

三、切割

(一) 切割特点

810nm、980nm激光的切割特点是光纤必须接触组织切割。切割的实质是利用激活的光纤将病变组织和正常组织的边界线气化,使病变从组织中分离出来,达到祛除病变的目的。切割之前的主要准备工作就是光纤的激活。切割是靠激活的光纤对组织气化实现的,光纤激活的状态直接影响切割过程、切口质量、术后愈合及患者术后反应。

光纤最初的激活范围最好只限制在光纤端头1mm长度的范围内。以这个激活长度为限探入组织切割,随着切割的持续,光纤激活的范围会向端口后方逐渐缓慢延长。当光纤激活范围延长到5mm左右的长度时就要主动折断一部分,如折去3~4mm长度,避免在切割过程中折断。尤其在内窥镜下照射更要注意这一点。

光纤切割不能用于深层组织,是因为这类激光的切口不适宜缝合,即使缝合两边不能愈合在一起。激活的光纤非常适合水平切割,对明显高出组织表面,且带蒂的增生组织如各种良性的疣状增生、根部细长的纤维瘤等从病变根部水平切割,整体祛除,无须缝合,能充分体现这种激光切割的优势。激活的光纤还可以进行单纯的组织切开,如各种系带或粘连带的切断、瘢痕切开释放张力等。

(二)切割方法及注意事项

切割时,激光输出功率的大小要适当,功率太低,光纤激活产生的温度不够高,组织气化不充分,切割时光纤运动不顺畅就会造成反复切割,这样很容易导致热累积损伤。功率过大光纤温度太高,气化反应剧烈,使光纤运动毫无阻力感或约束感,光纤很容易偏移,甚至造成超范围切割;如果光纤移动速度稍慢,过高的光纤温度会增加对周围组织热传导或热辐射量,也会导致过度损伤。激光功率过大过小,光纤温度的过高过低都容易造成周围组织的热损伤。由于切割是光纤接触组织,接触面积是固定的,因此切割时激光功率密度大小由激光的输出功率决定。

在激光输出功率设定好后,通过选择不同直径的光纤来改变切割的功率密度。如果光纤直径是 400μm,激光的输出功率在 4~5W 的范围内可以顺利切割;当换成直径为 200μm 的光纤切割时,将激光输出功率降低到 2~3W 同样可以满足切割要求,优点是切口变得更窄,损伤精度更高。光纤直径缩小一半,功率密度会提高 4 倍,这能在低功率输出的情况下依然保证有效的功率密度。将光纤直径变细如同缩小了热传导的热源范围,减小对周围组织的热损伤,提高切割的精度。在切割过程中要根据手感和光纤的运动情况及时调整激光输出功率,确保切割过程处于最佳状态。

光纤接触组织切割切口的深度、切口边缘的整齐度不仅受光纤的温度和光纤的移动速度的影响;手对光纤的作用力度和控制光纤探入组织的深度切割深度。切割时确保光纤的激活部分始终恰到好处地完整探入组织中,光纤运动要快而稳,这种精细的控制要求术者的手一定要有稳定的支点。

为了减少对周围组织的热损伤,应注意在光纤接触到组织之前不要踩脚踏开关,避免在光纤输出激光的状态下接近或撤离组织。应该在光纤即将接触组织的瞬间踩踏板释放激光,一旦照射结束就要立即抬起脚踏开关,停止激光输出后再撤离光纤。这都是为了减小热辐射对周围组织产生损伤。因为处于出光发热状态的光纤撤离和接触组织的过程中都会不断地对周围组织产生热辐射。

在切割过程中,随着光纤的往返运动,热辐射量会不断增加,增大了产生热损伤的可能性。这一点在半导体激光的接触照射过程中,无论气化还是凝固都要注意。激光术后病人的痛感强烈与这些常被忽视的操作细节有密切关系。

光纤的激活范围或激活长度不能超过所需切割的深度。切割时光纤探入组织的深度不能超过光纤激活长度。如图 3-5-4 所示,若光纤探入组织的深度超过了光纤激活的长度,组织纵深的气化不完整,未气化的组织会阻挡光纤的运动,使术者在切割过程中有强烈的坎坷感。这无疑会延长切割时间,使周围正常组织在整个切割过程中,承受不该承受的热量,导致过度热损伤。

切割前,光纤激活一定要充分,激活范围只限制在光纤端头,因为随着切割的持续,光纤燃烧(激活)范围会逐渐延长。若激活不充分,光纤头温度不足以使组织充分气化,也会造成切割时光纤运动不畅,有很强的阻力感。光纤运动速度太慢造成切割时间延长,就会增加光纤对周围组织的热传导。

光纤激活不充分,光纤输出端头的透光性没有完全破坏,部分激光就会射入组织,随着照射时间的延长,入射光会被组织吸收又产生一部分热量,这样双重作用,使原本切口很精细的边缘变宽,造成过度热损伤。这是导致患者术后痛感明显、创面愈合缓慢的主要原因之一。

对新手而言,如果没有进行相关的学习,不了解切割前激活光纤的相关内容,切割是很难顺利进行的。盲目使用,会使激光的特点及优势无法在治疗中得到体现,也会对激光的应用产生怀疑。

光纤激活范围过长激活部分不能完全探入组织,高出组织表面的部分会向周围产生热辐射,对周围组织造成热损伤。光纤的激活长度不应超过切割深度的三分之一,这样可以给术中光纤激活范围的延长留出余量。切割时激活部分要充分接触组织。

在空间范围许可的情况下,光纤要稍微倾斜一定角度切割,这样既能使光纤激活部分充分接触组织,使光纤的热充分用于切割作用,减少热辐射面积,同时又能克服因光纤探入组织深度与激活范围不一致产生的运动阻力。切割时,光纤的移动速度要尽量快。

激光输出功率的大小应该有光纤稍遇阻力就立即解除的效果。这种强度既能保证光纤的快速运动,又不至于稍遇阻力就会造成光纤折断,这种激光的强度和光纤的运动速度是切割的最理想状态。光纤运动顺畅,没有停顿,使切割在尽可能短的时间内完成。要人为地使组织产生张力,以利于被切割组织立即分离,否则,切开组织受热挛缩很容易接触到返回的光纤,受到二次照射。这也是治疗中造成热累积损伤的原因之一。

四、组织气化

(一) 气化特点

气化照射前首先要激活光纤,然后才能接触照射,这是激光波长特性决定的。气化是通过激活的光纤端头接触组织产生的,光斑气化面积的大小由光纤直径决定。气化的深度可以通过接触力度和光纤接触组织的时间来控制。既可以进行非常表浅的精细气化也可以对深层、大范围组织的气化。

深层组织气化时,可以通过加强光纤接触组织的力度和延长接触时间来实现,可以使气化深度"无限延伸"。对表浅组织的气化就要强调轻、快点触组织,以保证气化的精度,这种方法的气化效果可以达到或接近 CO_2 激光的水平。比较而言,表浅的气化比深层气化更难控制。

发生在黏膜或皮肤表层的病变最适合用激光气化祛除,尤其那些表浅、多发或面积较大病变。高出组织表面但基底浸润很表浅的病变如寻常疣,可以稍微加大光纤接触组织的力度和延长接触时间即可达到祛除效果;非常表浅的病变如扁平苔藓、脂溢性角化、睑黄疣等可以采用轻、快点触的照射方法以保证气化深度的精准。越表浅的组织气化光纤触及力度越轻,接触时间越短。

有的良性病变,虽然表浅但生长期用药无效,发生的部位又难以实施传统手术切除,这些比较棘手的病变采用激光气化治疗可轻松祛除。柔软的光纤可以将激光引导到"犄角旮旯"部位,体现出激光照射的灵活性。

（二）气化方法和注意事项

810nm、980nm 激光在光纤激活状态下接触照射,气化的损伤精度可以达到或接近 CO_2 激光的水平。气化时光纤的激活范围、光纤接触组织的力度及接触的时间对气化深度起决定性作用。由于气化是发生在光纤端面与组织表面的接触过程中,因此,光纤激活范围限制在光纤输出端面。如果激活范围过长,没有接触组织的激活部分不仅对气化组织毫无作用,反而对周围组织产生热辐射,加剧患者术后的不适感。接触照射时,光斑面积是固定的,所以照射强度或激光的功率密度完全由激光器的输出功率决定。

激光器的功率设置要根据病变面积的大小和光纤直径大小综合考虑,恰当的功率输出应该是光纤接触组织就能瞬间产生气化。接触气化与非接触照射气化不同之处在于光斑大小是固定的,激光输出功率一定,功率密度就固定不变,除非改变光纤直径的大小。要想适应大面积照射只能通过更换较大直径的光纤并结合多点照射。

光纤的直径选定后,调整激光输出功率,使光纤输出端面的功率密度能产生足够的温度使组织顺利气化。通常直径 200μm 的光纤,在输出功率为 2~3W 的情况下,激活的光纤接触照射就能使组织充分气化。如果病变面积较大,可以选择直径较粗的光纤,扩大点触面积,以利于缩短治疗时间。

换用粗光纤时需要适当增加激光输出功率,以确保功率密度满足气化病变的要求。气化中还要根据病变反应强弱、深浅等实际情况,及时调整激光输出功率,保证组织的气化速度和深度都在术者的可控范围内。

不要在病变表面做连续扫描气化,因为接触照射是热传导作用,控制不当会造成严重的热累积损伤。要以点触的方式气化,点阵照射,使组织处于断续照射的状态,触点间要有一定距离,使组织适当散热,有助于减少热累积量。

当点触的范围覆盖整个病变后,用湿棉签将表面的坏死层擦去,观察组织表面,若有明显的渗血,说明还有残余病变,这时重复一遍点触气化,直至在擦去表面坏死层后组织没有出血迹象,说明病变祛除干净,已到达正常组织区域。

通过调节激光输出功率,结合点触的力度大小和点触的时间长短,控制点触气化的深度。相对大功率、轻、快速地点触可使气化精度接近 CO_2 激光的水平,适合表浅组织病变的气化,如脸部的老年斑、扁平疣、睑黄疣、口腔黏膜角化等各种良性的表浅增生,见图 4-2-4。

对较深、厚的病变不要追求一次点触直达病变基底处,建议重复点触或分层次气化,这样不仅可以提高气化精度,还能减弱热积累效应,同时有利于观察组织变化,缩小对周围正常组织的热损伤范围,见图 3-2-3。

在实施表浅的组织气化时,如果激光输出功率过大,组织气化反应过于剧烈,点触时没有阻力感,反而容易出现超深度气化现象,尤其在气化非常表浅的病变时,很容易使气化深度超过病变深度。

应先以小功率开始气化,根据点触的力度和点触频率,结合组织气化的强度及形成的深度,再对激光输出功率进行调整。如果激光功率过小,组织气化反应偏弱,就会使整个病变气化的时间延长,也容易造成热累积损伤。

在接触照射气化中,激光强度、光纤点触的力度和点触的时间决定气化的精度和深度。特别是力度,接触力度越大、时间越长,组织被气化深度越深;力度越轻、时间越短,组织被气化的深度越表浅精度越高。为了提高气化的精度,就要快速、轻松点触气化组织。

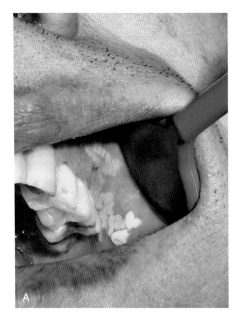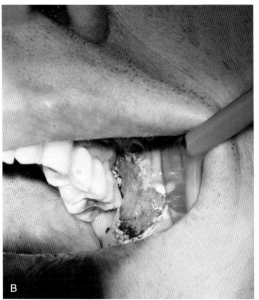

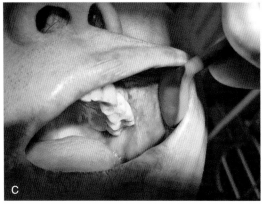

图 4-2-4   激活光纤接触气化(810nm 激光)
A. 术前;B. 术后即刻;C. 愈后

可以将激光设置为断续输出模式,点触结合断续输出,能更进一步缩短光纤接触组织的时间,提高气化精准度。图 3-2-3 是 810nm 激活的光纤点触气化的结果,可以看出创面深度控制得当,损伤范围基本与病变范围一致,没有出血和过度损伤的情况。表面的碳化正好起到保护创面的作用。

如果激光输出功率低,光纤温度不够高,组织的气化反应过于缓慢,点触的时间就会被动延长,这会增加临界组织向凝固转化造成过度损伤,最终导致病人术后不良反应增强。实施表浅的组织气化治疗要适当提高激光器输出功率,确保组织充分气化,但要注意缩短点触时间。

气化后,组织表面是否出现碳化不仅与激光强度有关,还与病变组织含水量多少或血运丰富与否有关,在治疗过程中若碳化物影响对组织变化状态的判断(如色素是否祛除干净等)可用湿棉签将其擦去,再继续气化。一般情况下,碳化的出现不能说明激光功率密度控制不当。

五、组织凝固

（一）凝固特点

由于 810nm、980nm 激光的热效应在红外激光里是最弱的,且组织穿透率高,初始损伤深度达 5mm 左右。这种初始损伤深度的特性,在非接触照射的损伤治疗中只能用于较大体积血管瘤的凝固照射。这种照射方法损伤精度很低,局限性很强,限制了这类激光的应用范围。但是采用接触照射的凝固方法使初始凝固深度变浅薄,损伤精度提高,可以适应不同深度病变的凝固。

利用不同的照射方法控制凝固深度,是这种短波激光凝固照射的特点。照射方法不同,光纤的处理和使用方法也不同。非接触照射用于深层凝固、接触照射用于表浅凝固,深层的非接触凝固照射要切割光纤;浅层的接触凝固需要激活光纤。

用激活的光纤接触组织实施表浅凝固,在操作方法上与接触气化大致相同,但激光功率的设置要小于气化照射。组织气化的温度在几百摄氏度以上,而凝固的温度在 100℃ 左右。在接触照射中,激光的输出功率大小应使光纤温度控制在 100℃ 的范围内,这样才能保证光纤接触组织只产生热凝固。这种照射方法主要用于非常表浅的血管性病变,如皮肤或黏膜上的小血管瘤、毛细血管扩张、面部的红血丝等。激光输出功率要小于气化的输出功率,若激光功率过大,光纤端面温度过高,产生气化就会使凝固失败。

（二）凝固方法和注意事项

1. 表浅凝固　照射前,应先将光纤激活,然后再把激光器输出功率调低,光纤的激活范围只限制在光纤端面,输出功率要小,先以 1W 输出功率开始点触照射,注意控制点触力度和触及组织的时间,观察组织是否出现凝固,以测试激光输出功率是否达到凝固要求。标准结果是:在光纤接触组织约 0.1 秒的情况下,能立即看到接触点出现白色凝固。凝固颜色如果偏焦黄,表明光纤温度过高、激光功率偏大,若颜色发黑碳化,表明光纤温度接近气化温度。这时,要进一步降低激光功率输出;若没有出现凝固,可以提高激光输出功率加快凝固反应,尽可能不采用延长接触时间的方法等待凝固出现,这样会使凝固深度增大,破坏应有的凝固精度。功率的大小要以 0.1 秒的点触的时间内出现凝固为标准。根据病变深度调整触及组织的时间。

激光器输出功率大小或光纤输出端功率密度的大小、光纤接触组织的力度和时间长短、光纤的直径等都决定着触点凝固范围大小和深浅。控制凝固精度要多因素考虑。当功率较大,光纤温度较高时,点触的时间需要更短,这时可以启用断续输出模式,进一步缩短光照时间,使凝固更精准。

从图 4-2-5 中可以看出,在相同的激光功率下,断续输出形成的凝固点更接近光纤的直径大小,而连续输出时的凝固点的面积明显大于光纤截面积,凝固中心还出现了气化凹陷。断续输出的点触凝固范围明显小于连续输出的点触凝固范围,体现了继续输出时点触照射产生凝固精度高的优势,有利于避免过度损伤。激光断续输出,可以减少光纤在接近和撤离组织时对周围组织的热辐射。

连续输出时,光纤始终处于高温状态,在接近和撤离组织的过程中,始终处于对组织热辐射状态,使热辐射量远远大于断续输出的热辐射量,因此形成的凝固范围明显增大。结合断续输出的点触照射方法进一步提高了凝固的精度,特别适合治疗毛细血管扩张。

治疗时在血管的不同位置多点凝固,可以有效地消除红血丝。选用细光纤更有利于这种精细凝固。

断续输出的点触   连续输出的点触

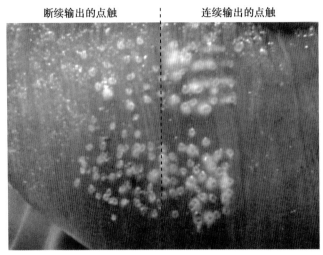

图 4-2-5   激光连续输出点触和断续输出点触的凝固差异

如图 4-2-6 所示,在相同条件下,用断续模式和连续模式气化产生的创面范围大小是不同的,连续输出模式的气化创面不仅面积大,创面边缘的凝固范围明显比断续模式的创面大,这进一步说明断续输出照射的损伤精准度明显高于连续输出模式,有利于减小过度损伤。

980nm断续激光接触气化   980nm连续激光接触气化
50% 10Hz 20秒 6W   20秒 6W

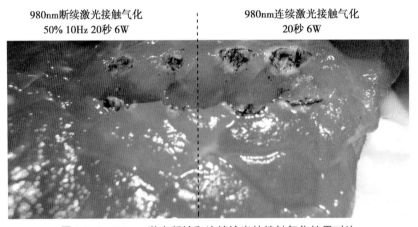

图 4-2-6   980nm 激光断续和连续输出的接触气化结果对比

切割、气化、表浅凝固三种照射方法都是在光纤激活状态下接触组织完成的。接触照射法,使短波长红外激光在照射表浅病变的治疗中也能很好地发挥作用,完全摆脱了由于波长短,穿透组织深,不能进行表浅组织气化的束缚。接触照射不仅很大程度地提高了损伤精度,还提高了治疗的安全性和可靠性,大大扩展了这类激光在临床治疗中的使用范围。

810nm、980nm 短波长激光接触照射的目的是提高治疗精度,减小过度损伤。接触照射是光纤的热传导作用,因此用热传导特性的原理来控制损伤精度,非常有益于发挥治疗优势。如用较高功率密度,在更短的照射时间内,以最少的热量完成治疗,就能进一步提高气化或凝固的精度。

2. **深层凝固**　深层凝固主要是指对暴露在皮肤或黏膜表面但基底却在皮下或黏膜下较深层的血管瘤的凝固。810nm、980nm 激光具有穿透率高、初始损伤深(凝固)的特性,最适合对体积较大、浸润较深并暴露在组织表面的血管瘤的凝固治疗。这种深层的凝固治疗是在光纤不接触组织情况下,通过纯粹的激光穿透和组织吸收作用完成的,充分利用了激光初始凝固深的特点。照射时,凝固形成的过程明显缓慢。这是短波长红外激光组织吸收能力弱、热效应弱的必然结果。

对体积较大的血管瘤采用非接触照射,就是充分利用这类激光组织穿透率高的特点,完全得益于激光波长的穿透特性,因此照射时对光纤的要求与接触照射完全相反;要求光纤的输出端面完整而洁净,具有完好的透光性,确保激光光束不出现散射,形成完整、边界清晰的光斑,保证有效的功率密度,这样才能完好地表现激光波长特性,保证激光的高穿透效率。只有重新切割光纤才能满足这种条件,确保光纤端面处于完好状态。如果端面不干净,上面的污染物不仅阻挡激光的输出,还会吸收激光产生热,使光纤端面变得粗糙,导致输出的激光束严重发散和衰减,难以聚集成完整的光斑,无法获得有效的照射功率密度。

如图 4-2-3 所示,左侧光斑明亮表明激光密度高,光斑边缘清晰形态规整,这是光斑的正常状态;图片右侧光斑暗淡、边界不清、呈明显的发散状、光强分散,表明光纤端面被污染或被损害。若用这种状态的光斑照射,很难使病变出现凝固,即使进一步提高激光功率也很难出现凝固反应。光纤端面透光性被破坏,激光束呈散射状,光斑不完整,无法形成有效的功率密度使组织凝固。这种情况出现时首先要检查光纤端面,最好将光纤重新切割,祛除污染部分,使光纤透光性恢复正常,确保凝固治疗顺利进行。

凝固是组织气化前的初始反应,是在组织原始状态下激光有效穿透深度范围内产生的。这类激光初始凝固损伤一旦产生,激光的穿透率也随之下降,最初的穿透能力不能再发挥作用,若想通过继续照射使凝固深度延伸,很大程度是靠热传导作用。但这类激光热效应弱,组织升温缓慢,要通过持续照射来增加凝固深度的作用是不明显的。

血管瘤的照射就是利用这类激光的初始凝固的特性,因此凝固出现后持续照 1~2 秒就可以停止照射或移动光斑转换照射位置。缓慢移动光斑以扫描方式连续照射,也可点阵照射,直至凝固范围完全覆盖瘤体表面即可,待凝固坏死脱落,创面愈合后,若有残余组织可再进行一次补充照射,不要追求一次照射到位。

由于深层凝固是采用非接触照射,光斑大小可根据病变面积大小而定,最大直径在 5~6mm 之间。光斑太大会对高斯分布特性产生影响,导致凝固深浅不一,影响愈后表面的平整度。由于这类激光不可见,只有在凝固出现后才显现光斑大小,所以术者要对所用激光的照射距离与光斑大小的关系有所了解,使照射距离控制在合理范围,不能出现凝固超出病变范围的现象。

这种激光的凝固作用还可用于内外痔的凝固治疗,大大简化了传统的手术切割过程。照射时痔核位置越表浅治疗效果越好,术后水肿反应越小。血栓痔的治疗方法是利用接触照射切开上皮排出凝血即可。

这类半导体激光热效应弱,穿透深的特性很适合进行非损伤的理疗照射。通过激光的热效应和生物刺激效应的共同作用发挥促进组织血液循环、消除局部充血水肿、缓解疼痛、促进伤口愈合等治疗作用。

六、非损伤照射治疗

红外波段激光不仅用于损伤性治疗,也用于非损伤性治疗,主要通过激光的热效应使组织温度适当升高并保持在 37~38℃,加速血液循环,提高免疫细胞的通过率,增加局部营养物质,结合激光的生物刺激效应,起到消炎、止痛、促进愈合等作用。

红外激光易被组织吸收,使组织温度升高,因此在非损伤照射治疗中,激光功率密度必须要保证组织温度维持在热损伤阈值 40℃ 以下,患者只有温热感的程度。治疗是利用这类激光穿透组织深的特点,确保生物热效应及生物刺激效应在深层组织发挥作用,是激光波长特性对组织的直接作用。

非损伤照射治疗也存在着非接触照射与接触照射两种方法。非接触照射主要是为了采用大光斑照射。利用光纤输出的光束有发散角的特点,离开组织一定距离使光斑放大,以适应大范围病变的照射,如关节炎、软组织炎、疱疹、唇炎、颞颌关节功能紊乱、筋膜炎等。

接触照射主要用于小范围病变的照射。照射时光纤与组织几乎处于接触状态,典型实例是口腔科的牙周袋内照射。由于是非损伤性治疗的照射,因此绝不能在光纤激活状态下照射,治疗前一定要对光纤端面进行切割处理,以确保光纤端面完整和洁净,保证输出的激光束有良好的方向性,使激光波长的穿透特性发挥作用,最关键的是,不能使光纤端头产生高温。端面的污染物不仅阻碍激光的输出,使光强衰减、光斑发散,甚至导致照射中光纤自燃,无法实施正常的非损伤照射治疗。在非损伤性照射治疗中,无论接触照射还是非接触照射都不能使被照组织的温度超过损伤阈值温度。

无论接触还是非接触照射,激光的输出功率密度不能使组织温度超过 40℃。因为在这个温度范围内组织可以承受数分钟,不出现损伤,光纤端面沾染上血液也不会出现凝固。接触照射光斑大小不变,照射的功率密度完全由输出功率决定,因此,照射前激光功率的设置要非常精确,必须用功率计监测功率设置才能保证照射的激光强度准确。实际上最安全的方法是,照射前术者亲自做模拟照射测试,确保激光强度不会造成热损伤。

由于组织对红外激光的吸收作用,随着照射时间的延长,组织温度会逐渐升高至难以承受的地步,甚至造成热损伤。为了防止这种情况的出现,设置激光输出功率时要结合光纤直径和照射时间等因素综合考虑,保证产生的组织温度在设定的照射时间内不产生热损伤。

接触照射光纤端面处于被"污染"状态,功率密度偏大极易导致光纤产生激活反应,造成热损伤。激光功率密度必须控制在,既能发挥治疗作用又不会对组织产生热损伤的强度,应保证患者只有温热感。这不仅是为了避免产生热损伤,保证治疗效果,也可以增强患者对治疗方法的信任。

(一) 非接触照射

用大光斑进行非损伤治疗就要用非接触照射,激光的输出功率和光斑的大小产生的功率密度要保证组织始终保持温热状态。模拟照射测试能客观地检验出术者使用的照射功率密度安全有效。术者以设定好的输出功率和照射距离,直接照射自己的手腕内侧,保持 2~3 分钟,若这个皮肤较敏感的部位始终处于温热程度,说明激光功率和光斑大小形成的功率密度是安全的,强度适宜;如果接近 2 分钟时感觉明显增强,甚至有灼热感觉,表明功率偏大,需要减小输出功率,或放到光斑,否则随着照射时间的延长,热量累积就会造成组织的热损伤,这种情况的实质就是温度和时间都超过了组织的耐受阈值。

810nm、980nm 的组织穿透率较高,作用组织深,在非接触大光斑的理疗照射中能发挥很好的治疗作用,如关节炎、软组织炎、疱疹、唇炎、颞颌关节功能紊乱、筋膜炎等。

输出功率和光斑大小设定后,照射距离或照射光斑大小要保持不变,否则功率密度改变,组织的温度也会改变,要避免功率密度的提高导致组织温度升高超出组织耐受范围造成损伤。

（二）接触照射

在口腔科,牙周袋内的照射属于非损伤的接触照射,由于牙周袋内空间狭小,光纤与组织间处于准接触或接触状态。光纤输出的激光没有发散距离,光斑面积很小,接近光纤端面积,因此要严格控制功率输出。光纤必须始终处于非激活状态,激光功率密度的大小一定要保证在光纤端面即使遇到血液也不会出现凝固反应。光纤头温度应保持在 45~50℃,原地停留时间不超过 10 秒。这样才能使被照组织处于有效且安全的温度状态,既保证激光在一定深度范围内起到杀菌消炎的作用,又不会造成正常牙周组织热损伤。光纤的停留时间或移动速度要根据功率密度所产生温度的高低和耐受时间而定,在保证组织安全的前提下产生有效的杀菌作用。

如果用 400μm 和 200μm 两个不同直径的光纤照射,在相同激光输出功率的条件下,光纤端头的功率密度相差 4 倍,最终产生的温度也会不同。截面积越小,产生的温度越高。在非损伤性接触照射中要特别注意这一点。当光纤直径变小就要适当降低输出功率,否则,原本安全、不会产生损伤的输出功率,由于光纤直径变小,功率密度倍增,随着照射时间的延长,热量不断增加,温度不断升高最终导致热损伤。在非损伤照射中,不仅要注意功率密度大小的控制,防止组织温度升高超过耐受值,还要控制照射时间的长短。将温度和时间都控制在组织耐受的阈值范围内。

810nm、980nm 激光组织内衰减率很低而穿透率很高,产生的热量会使几毫米范围内的组织同时升温。在牙周袋内激光产生的温度不只发生在光纤与组织的接触面上,实际波及深度远超 5mm 范围,如果在这个范围内产生热损伤后果非常严重。因此激光强度和照射时间的控制要结合组织的温度耐受来考虑。牙周袋内照射时光纤原地停留时间要根据激光输出功率或光纤端面的温度而定。根据光纤的温度调整光纤运动速度,确保光纤周围组织温度始终保持在耐受阈值范围内。强调光纤在牙周袋运动就是为了保证局部温度不超过耐受阈值,也能使组织均匀受热,提高治疗的有效性。

术者可以通过试验测试出直径 200μm 光纤端头产生 50℃温度的激光输出功率,治疗中可以参考这个功率数值进行袋内照射,还要保证光纤原地停留时间不得超过耐受时间,保持光纤处于运动状态,如运动速度在 2mm/s 左右的范围比较安全。这种照射方法既需要激光产生一定的灭菌温度,起到杀灭牙周病菌的作用又不至于损伤牙周组织本身;既要保证治疗有效又要保证周围组织安全。

在牙周袋内照射,激光的有效功率密度与损伤阈值间的调节范围是很窄的。在狭窄的组织内部,用810nm、980nm激光实施非损伤的接触照射治疗要特别小心。激光输出功率要根据光纤直径做适当调整。由于激光器的功率显示与实际强度有一定有误差,准确量化这种接触照射的功率密度是很难的,但是这种治疗要求激光功率设置精准:功率小了治疗无效,功率大了会造成牙周组织损伤。照射时不能过于依赖激光器的功率显示。

术前的模拟测试照射强度是非常简单、安全可靠的。具体方法:激光输出设置好后,用食指与拇指尖轻轻捏着光纤端头,这样模仿光纤在牙周袋接触组织的状态,按照治疗时光纤移动速度和方式,在两指间模仿牙周袋内运动照射,以术者能否耐受激光产生的温度为准。通常以试者耐受15秒左右的强度为准,此时光纤输出端的温度大约在45~50℃附近。组织在这个温度范围内可以安全耐受15秒,而且光纤处于运动状态,因此在这种设置下照射是很安全的。原则上,光纤在牙周袋内的移动速度应以光纤的温度为依据,温度越高移动越快,温度越低移动越慢。

牙周袋内照射还要注意,治疗过程中要经常擦拭光纤端头,避免污染物因长时间被照射产生凝固,附着光纤端面影响激光输出,甚至引发自燃产生高温,造成热损伤。由于人体的耐受阈值存在差异,在非损伤治疗中,功率设置应略低于模拟测试的耐受值。

非损伤性治疗大多是非接触照射,主要是用于治疗皮肤表面或皮下软组织、关节、韧带等组织的炎性反应。这种非接触的非损伤照射治疗同样强调重新切割光纤,就是为了保证光纤拥有一个整齐干净的输出端面,保证光纤完好的透光性(图4-2-1),避免功率密度严重下降,保证激光的穿透力度。如果照射前不检查光纤端面,盲目提高激光的输出功率,光纤端面承受功率密度增大很容易因污染物未清除干净导致光纤燃烧,因此术前切割光纤是非常重要的。

七、810nm、980nm激光的差异

红外激光的热效应强弱由水吸收的强弱决定,从红外光水吸收上看,810nm、980nm这两种激光强弱有明显差异,980nm激光明显强于810nm激光(图4-2-7)。在损伤性治疗的"接触照射"中,这两种激光都借助激活光纤产生高温使组织气化,激光是通过光纤间接地发挥作用,所以这两种激光的波长差异是显现不出来的;而非接触照射是激光直接照射到组织,是光与组织的直接作用,波长的热效应差异就能充分显现出来。

在非损伤的理疗照射中,相同的功率密度,患者对980nm激光的热反应明显快于810nm激光。在治疗中,这两种激光的功率设置应该加以区别,相同情况下980nm的照射功率密度应略低于810nm激光。在类似牙周治疗的照射中,一定要以术者模拟测试的感觉为准。不要过于相信激光器上显示的功率数值。

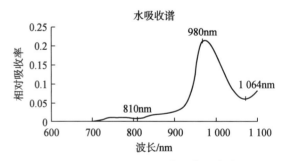

图4-2-7　810nm、980nm水吸收强度差异

两种激光的差异还表现在血管瘤的凝固治疗中,相同的功率密度下980nm激光的凝固反应明显快于810nm激光。这种差异在非接触照射治疗中对激光功率的设置是有影响的。相同功率密度下980nm激光组织热反应明显快,在非接触的非损伤照射治疗中980nm激光输出

功率设置应小于 810nm 激光。它们的差异还体现在损伤性治疗,如气化、切割、凝固治疗后,病人的术后痛感反应 980nm 激光明显强于 810nm 激光。这是由于激活后的光纤依然有一部分透射的激光穿透组织被吸收产生热,而 980nm 激光热效应比 810nm 激光强,组织升温快,更容易在短时间内产生热向周围组织传导。

就激光波长的特性而言,两种激光没有好坏之分,只是特性不同,适合不同的应用范围。只要能根据病变具体情况,科学选择相应波长的激光,就能充分发挥出激光波长优势,使治疗获得圆满结果。要想充分发挥出激光的优势,就要全面深入地了解所用激光的特性。掌握了激光在组织中的作用机制,还要对不同的照射方法做术前演练,在实际应用中做到心中有数,操作起来得心应手,最终达到精准、安全的治疗目的。

第三节　脉冲 Er:YAG 和脉冲水激光的使用

一、脉冲 Er:YAG 和脉冲水激光的特点

脉冲 Er:YAG 激光是在钇铝石榴石晶体内掺入铒离子作为发光介质的固体激光,波长为 2 940nm。在红外激光中,它的水吸收和组织热效应都是最强的。组织穿透率很低,初始损伤非常表浅,治疗中损伤精度很高。有很强的爆破作用,这一特点在硬组织的照射中发挥着重要作用。在美容科、口腔科应用表现出了非常美好的前景,特别是在口腔科牙体祛腐的治疗中表现出来的优势逐渐被认同。

脉冲 Er:YAG 激光与 810nm 激光、980nm 激光、CO_2 激光不仅输出方式不同,在波长和生物效应上差异也是非常大的。由于波长较长,水吸收强烈,组织热效应强,同时又是具有峰值功率的脉冲输出,照射组织时会产生强烈的爆破反应。这一特点恰好能有效地作用在硬组织上,使连续激光无法燃烧气化的硬组织病变可以通过爆破方式被祛除,在口腔科的应用前景十分广阔。

脉冲水激光波长为 2 780nm,是 Er.Cr:YSGG 激光的俗称,是在钇钪镓石榴石晶体内掺铒(Er)和铬(Cr)离子作为激光介质。它的波长与 Er:YAG(2 940nm)激光比较接近,从红外波段激光的水吸收曲线可以看出,它的水吸收特性和生物热效应稍弱于 Er:YAG 激光,但在整个红外激光家族中也是很强的,也能使牙体组织产生强烈的爆破,但力度稍弱于 Er:YAG 激光。这一点在牙体硬组织照射中不太容易显现,但在软组织的照射中可以体现出水激光的凝固作用强、爆破作用稍弱。

在相同的条件下照射软组织,水激光有明显的白色凝固层,而 Er:YAG 激光没有,这表明它的初始损伤比 Er:YAG 激光深,但是水激光祛龋的作用与 Er:YAG 激光的差异不明显,因此在口腔科的应用也被不断推广。由于波长与 Er:YAG 很接近、同样是脉冲输出,作用组织的特性也很接近 Er:YAG 激光,因此在临床照射治疗中,适应证的选择、参数设置的原则、照射病变的作用机制、激光强度控制等方法与 Er:YAG 激光的临床使用是基本相同的。所以关于水激光使用的相关内容可以参照脉冲 Er:YAG 激光。

脉冲 Er:YAG 激光和水激光都不能用光纤传输,只能用导光臂或空芯导光管(波导管)传输(图 2-2-3)。脉冲输出激光的特点是断续出光、具有高峰值功率、热损伤低、损伤精度高。由于 2 940nm 波长激光水吸收强烈,组织穿透率极低,损伤精度可控制在微米级范围,所

以用于美容治疗很安全。如老年斑这类皮肤表层的病变可以非常精准地被祛除(图 4-3-1、图 4-3-2)。

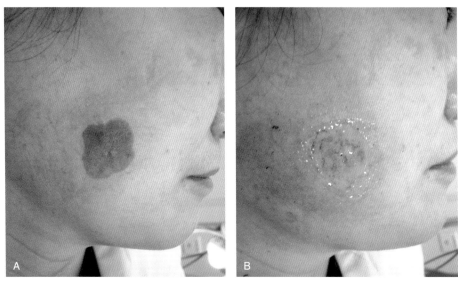

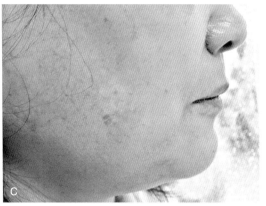

图 4-3-1　脉冲 Er:YAG 祛除老年斑
A. 术前;B. 术后即刻;C. 愈后

　　脉冲 Er:YAG 激光在口腔科应用中的最大优势就是利用高峰值功率使牙体组织产生爆炸崩解。牙体无机物含量高,不能通过燃烧祛除龋齿腐质,脉冲 Er:YAG 激光的爆破特性非常完美地解决了这个问题,不仅能高效地祛除龋齿的腐质,还能避免治疗过程中出现热损伤。由于组织穿透率低,初始损伤表浅,损伤精度很高,能最大程度地保留正常牙体组织。

　　美容科和口腔科使用的脉冲型 Er:YAG 激光,虽然是同一种波长的激光,但由于使用范围不同,激光的配置上略有区别,除了激光额定输出功率稍有不同,手柄输出的方式也有不同。用于美容的脉冲 Er:YAG 激光配有特殊的扫描头,它将原本完整单一的光斑,变成由无数个细小光点组成的点阵光斑,这种光斑可以根据需要改变形状,常把有这种照射功能的激光称为像素激光或点阵激光。这种照射光斑不仅可以减轻术后瘢痕的形成,提高美容疗效,还克服了激光光斑强度分布不均的缺点。

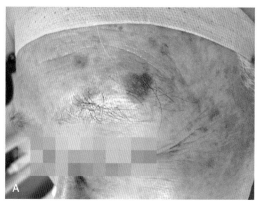
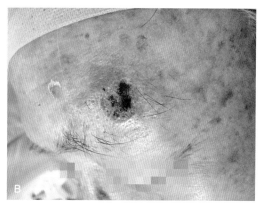
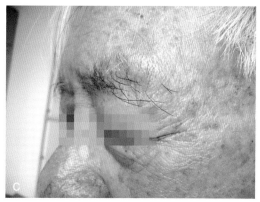

图 4-3-2　脉冲 Er:YAG 祛除老年斑

A. 术前;B. 术后即刻;C. 愈后

　　脉冲 Er:YAG 激光的热效应强,初始损伤非常表浅,不适合选择性损伤的照射,如,治疗鲜红斑痣、太田痣等,但适用于色素痣、扁平疣、脂溢性角化、睑黄疣、老年斑等表浅且形状扁平的病变进行整体气化祛除。祛除后皮肤不会出现明显的组织缺失(图 4-3-1、图 4-3-2)。脉冲 Er:YAG 激光无论在美容还是口腔科软组织应用,参数设置的原则和对激光强度的控制等注意事项都是一样的。在口腔科不仅能用于软组织,更多是用于牙体硬组织。利用激光的爆破作用代替传统牙钻祛龋是脉冲 Er:YAG 激光在临床应用的一大特色,也是最具实用价值的技术。

　　为了让脉冲 Er:YAG 更适应在口腔科的使用,激光的输出端模仿了牙钻的形状,将特制的工作尖与手柄输出末端成 90° 耦合,以便于在狭小的口腔环境内照射,如图 4-3-3 所示的工作尖和图 4-3-4 所示的带工作尖的手柄。工作尖用人造蓝宝石制成。脉冲 Er:YAG 的爆破作用解决了燃烧气化不能祛龋的问题。水对 2 940nm 波长的激光吸收强烈,爆破层非常表浅,组织损伤精度很高,可以通过持续照射

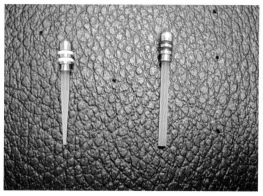

图 4-3-3　脉冲 Er:YAG 两种不同形状的工作尖

满足不同深度范围的病变祛除。激光的爆破是龋中的水分和色素共同吸收激光作用的结果。

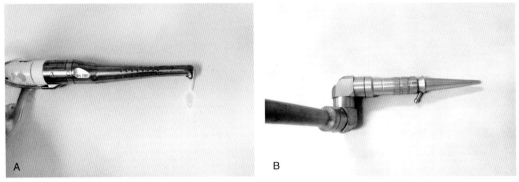

图 4-3-4　脉冲 Er:YAG 激光手柄 90° 耦合工作尖与 CO₂ 激光手柄的不同
A. Er:YAG 手柄;B. CO₂ 激光手柄

二、脉冲 Er:YAG 的使用特点

在口腔科,虽然脉冲 Er:YAG 激光对软硬组织都可使用,但照射方法及激光参数设定的原则是不同的。在软组织应用中,需要有一定的激光能量滞留在软组织以利于组织产生热凝固,发挥止血作用;在硬组织的照射中,要尽可能将能量全部用于爆破祛龋,以减少激光能量在牙体组织内残留、产生热量。照射中,牙体的温度升高不仅对祛龋没有帮助,反而会对牙髓或牙周组织产生热损伤。这两种截然不同的照射特性,导致了三大核心参数在设置原则上的不同:如硬组织照射强调短脉宽、高脉冲能量、低脉冲频率;软组织照射强调长脉宽、低脉冲能量,高脉冲频率;硬组织照射强调祛除效率,软组织照射在强调祛除效率同时,还要保证组织不出血。

脉冲 Er:YAG 激光的导光臂有两种输出方式,一种是窗式输出,一种是工作尖输出。窗式输出的是聚焦光;工作尖输出的光束有发散角,通过更换不同形状的工作尖,产生不同发散角的光束以适应不同的照射治疗。两种光束都是非平行光,都可以通过变化照射距离调整光斑大小。

在参数设置上,软组织照射强调燃烧和止血作用,因此注重脉冲能量和脉冲频率的控制,强调使用长脉宽设置;硬组织照射强调爆破作用,注重脉冲能量和峰值功率的提高,强调使用短脉宽设置。同一激光作用在软硬不同的组织,作用机制和方式会产生明显差异:一个强调爆炸作用,一个强调燃烧和凝固作用;一个强调要将全部能量用于爆破,一个强调要适当在组织中保留一定能量。不同的参数设置,是为了满足不同的照射目的。

三、牙体的照射

(一) 牙体照射的特点

牙体硬组织中 70% 是无机物,这些无机物燃点很高,在临床治疗中不能像软组织那样通过燃烧产生气化被祛除,即使在激光照射下产生了燃烧,也只是牙体内少量有机物成分的燃烧,而不能燃烧的无机物会沉淀在原位,烧得通红也不能被气化祛除。这样的高温若发生在实际治疗中将导致牙髓及牙周组织严重损伤。在临床治疗中是绝对不能发生的。

硬组织病变的祛除不能用连续激光燃烧气化,只能使用脉冲 Er:YAG 激光这类热效应强、能使硬组织产生强烈爆破的脉冲型激光。爆破可以使组织内的激光能量得到充分释放,由于爆破时间非常短暂,对周围组织热累积作用很小,这是脉冲激光照射的优势之一。

在牙体组织的照射中,参数的设置原则是短脉宽、低频率、高脉冲能量。

脉冲 Er:YAG 激光用于牙体照射基于内部的水分子和色素对 2 940nm 红外光的强烈吸收作用,其中水吸收占主导地位,在瞬间的高强度激光照射下水分子产生急速运动,导致被照组织局部产生急速的热膨胀,引发爆破反应,使牙体爆破崩解,同时激光能量被释放、消耗。照射过程中组织内残留的热量很少,而且每个脉冲作用时间极短,在脉冲间歇中还可散失一些热量,不易对周围组织产生热累积损伤。再加上手柄端口有冷却水喷出,为牙体降温,加强被照牙体表面的散热作用,进一步阻止残余热量向周围组织传导,避免了照射中由于热累积效应对周围组织造成的损伤。诸多因素的共同作用大大降低了激光照射牙体时产生热损伤的可能性。也正是由于牙体中的水对 2 940nm 激光的强吸收,消耗了大量的激光能量,因此激光穿透率很低,几乎不存在隐性损伤,微米级的初始损伤精度远高于传统牙钻,能更多地保留正常牙体组织。

脉冲输出的激光强度是变化的,只有当激光强度超过损伤阈值强度时,才会使牙体发生爆破。激光参数设置的本质就是增加阈值线上能量的占比,以利于祛除牙腐质。激光的波长不同、组织不同、爆破阈值就会不同。龋齿内牙腐质相对于正常牙组织含水量高、色度低,对激光的吸收率高、产生爆破的功率阈值相对低,与正常牙体组织形成了反差,最终产生选择性损伤的效果,大大提高了治疗的精准度,非常有利于对正常牙体组织的保留。

如图 3-6-2 所示,在爆破阈值线上方的能量能使牙体组织产生爆破,而脉冲后期,阈值线下的无效能量虽起不到爆破作用,但会随着照射时间的延长逐渐累积起来,使局部组织升温,甚至产生热损伤。在脉冲激光的参数设置中,要始终考虑到阈值线下"无效能量"的作用因素。尽量增加阈值线上能量,用短脉宽、低脉冲频率可以达到减少线下无效能量占比和累积的目的(图 3-6-1),使能量更多地用于牙体爆破,提高祛腐速度的同时减少热累积。影响祛除牙体腐质效率的因素除了参数设置外,还与激光器的额定功率大小、工作尖的选用、照射方法等因素有很大关系。

在牙体照射中激光参数的设置非常重要,它不仅影响着祛龋效率和精度,也关系到是否能充分发挥脉冲 Er:YAG 激光在硬组织的作用特色,最关键的是决定着是否能提高牙腐质祛除效率。不了解脉冲激光参数的设置方法和原理,很难发挥激光补牙的特点和优势,这是脉冲 Er:YAG 补牙难以被普及的原因之一。

(二)照射参数的设置及作用机制

对脉冲激光的三大核心参数有深入的了解,就能通过设置核心参数,使这种脉冲激光的特点和优势充分发挥出来。通过参数设置减少无效能量的占比,提高祛除牙腐质的效率;或增加"无效能量"用于软组织气化和凝固。

如图 3-6-2 所示,脉冲能量越高,峰值功率越高;脉冲能量相同时,脉宽越短激光峰值功率越高,阈值线下无效能量占比越少(图 3-6-3);脉冲频率越低,单位时间内无效能量累积越少(图 3-6-1)。利用各参数的作用特性调节脉冲能量内部的分配,可以提高脉冲激光的照射效率,充分发挥各参数的作用特点和优势。

脉冲 Er:YAG 作用于硬组织的力度强弱,体现在爆破反应的强弱和瞬间祛除深度。这个作用强弱和深度主要由脉冲能量密度或峰值功率密度决定。要提高激光祛除硬组织的效率,就要提高脉冲能量密度。脉冲能量密度越高,峰值功率密度越高,硬组织爆破力度越强,初始爆破深度越深,祛腐效率越高。脉冲激光作用组织的力度归根结底是峰值功率的高低决定的。峰值功率高低是由脉冲能量或脉宽决定的。对于牙体组织照射而言,峰值功率越高爆破力越强,组织祛除效率越高。在牙体祛腐的治疗中,提高激光的峰值功率是提高祛腐效率的最有效方法,调节峰值功率的方法主要通过调节脉冲能量和脉宽来实现。

脉冲能量对峰值功率的影响从脉冲波形示意图(图 3-6-2)中可以看出,作用非常明显。脉冲能量越大峰值功率越高,脉冲能量越小峰值功率越低。在照射牙体时可以通过提高脉冲能量来提高峰值功率,以加强牙体的爆破力度,增加祛腐速度。与脉宽调节不同,单纯提高脉冲能量不能减少阈值线下的无效能量。这种提高峰值功率的方法,对没有脉宽调节功能的激光器来讲是唯一调节峰值功率的方法。在这种参数设置下,虽然峰值功率提高,牙体祛除速度随之提高,但无效能量总量并没有减少,因此这种参数设置下的照射更要注意确保对牙体的冷却。

图 3-6-3 是不同脉宽的脉冲能量分布示意图,与图 3-6-2 的脉冲能量分布相比,相同能量下短脉宽不仅大大提高了峰值功率,还明显减小了无效能量的绝对值。这与单纯通过提高脉冲能量来提高峰值功率的方法相比,在很大程度上提高了激光能量的使用效率,更有意义的是减少无效能量,减缓牙体温度升高,提高对周围组织的安全性。因此在临床治疗中如果激光器有脉宽调节功能,一定要以脉宽为优先调节参数,这样不仅提高了峰值功率还减少了无效能量的热作用。

增加脉冲频率,对提高祛除牙体腐质效率的作用相对较弱。虽然提高脉冲频率,能增加单位时间内的照射次数,但也增加了无效能量的总量,促进了局部温度升高。这时若冷却不当,就有产生热损伤的危险(图 3-6-1)。

脉冲频率过高不仅不会提高祛除效率,反而限制了脉冲能量和脉宽的设置范围。在牙体及其它硬组织照射中,以低脉冲频率为原则,脉冲频率在 5~10Hz 的范围,有时甚至用单脉冲照射。低脉冲频率状态下有利于获得更高的脉冲能量。

与所有的硬组织照射一样,高峰值功率的照射不仅有利用激光对牙体的爆破作用,还有利于减少热累积量、减小热损伤。特别是在短脉宽、高峰值功率条件下照射,更能凸显脉冲激光的这一优点。

在参数的设置上要以提高峰值功率为原则,通过各参数的调节搭配使峰值功率达到最大值。由于额定功率的限制,三个核心参数不能同时达到最大值,设置时根据实际情况要有所侧重。通常情况下,脉宽优先的设置比脉冲能量优先的设置得到的峰值功率更高。脉宽最短时,虽然脉冲能量的输出只能达到最大值的 50%,但是得到的峰值功率要明显大于脉冲能量优先时的峰值功率,在所有设置中能得到的峰值功率最高值。这种设置最有利于牙体照射。以脉宽优先的设置能得到更高峰值功率,对提高祛龋的效率更有效。在各参数设置好后,还可以通过控制照射光斑的大小灵活调节组织反应的强弱或深浅,实质也是发挥调控峰值功率密度的作用。

参数设置不仅要考虑提高组织的祛除速度或效率,还要注意控制无效能量在牙体内累积,防止随着照射时间的延长,牙体的温度逐渐升高。牙体局部温度升高会对牙髓及牙周组织产生热损伤。这就是为什么激光手柄都具有喷水降温的功能。

从脉冲激光能量的分布可以看出,要提高激光的牙体祛除效率,不仅要提高脉冲能量,还要考虑减少牙体内的热累积量,提高激光能量利用率,避免热损伤。

参数设置时以尽可能减少阈值线以下激光能量的占比、增加阈值线以上的激光能量比重为原则;使激光功率快速超过阈值线,下降时,迅速降到阈值线以下底部,缩短阈值线下的激光能量对组织的作用时间,这主要靠缩短脉宽来实现。

短脉宽既能提高阈值线上能量的占比,使尽可能多的激光能量产生爆破,也能减少阈值线以下无效能量的占比,减少残余能量留于牙体产热。这就是缩短脉宽提高峰值功率的意义所在。如图 3-6-3 所示,随着脉宽的缩短,曲线变得更陡,在阈值线下的激光能量作用时间变得更短、无效能量更少,峰值功率也明显提高了。短脉宽、低脉冲频率在牙体祛腐的照射中是最佳设置,这种组合不仅使峰值功率达到最高,还能最大程度地减少无效能量的总量,使脉冲能量尽可能用于牙体的爆破,提高能量使用效率。

(三) 参数设置的注意事项

在脉冲 Er:YAG 的参数设置时要注意:由于每台激光都有额定功率,所以激光的脉宽、脉冲能量、脉冲频率的最大值是相互制约的,三个参数不可能同时设定在最大值。如脉宽最短时,无法得到最大的脉冲能量输出;在最大脉冲能量时,不可能以最高频率输出。如人体一样,轻装可快跑,负重只得慢行。这就是额定功率的意义。买激光器时,选额定功率相对大的激光对扩大使用范围有一定意义。

实际操作中,如果想得到激光器的最大脉冲能量,就要将频率设在最低挡,这样才能得到最大的脉冲能量输出。例如一台额定输出功率为 10W 的激光器,脉冲能量输出范围在 250mJ 到 1J 之间,频率范围在 10~40Hz。脉冲频率设定在 10Hz 时才能得到最大脉冲能量 1J 的输出;若脉冲频率设定为 20Hz 时脉冲能量最大输出只能到 500mJ。前者的设置非常适合牙体的照射,祛腐的效率也远高于后者。

若激光器有脉宽调节功能,还要考虑脉宽对最大脉冲输出能量的限制。如最短 50μs 的脉宽,脉冲能量输出只能达到 450mJ。只有当脉宽在 300μs 时才能得到最大的脉冲能量输出。而在 1 000μs 的最长脉宽时,最大脉冲能量又下降到 700mJ。脉宽的长短和频率的高低影响着脉冲能量的最大值。

在照射牙体时,通常在降低频率的基础上得到最大脉冲能量输出,再调节脉宽以得到最高峰值功率。也可以将脉宽调最短后再调节脉冲能量,这种设置得出的峰值功率比前者高。这种参数设置搭配的好处在于祛除层面深,热累积最小,祛除龋齿速度最快。在照射时可以根据祛龋速度的快慢和深浅随时改变照射距离,也就是通过调节峰值功率密度控制病变祛除速度和深度。

脉冲激光中平均功率和能量,只能代表激光的输出强弱状态和输出总量,它们对照射特性或产生的结果都是由内在的脉冲能量、脉冲频率和照射时间决定的。脉冲激光的照射首先要保证脉冲能量密度有效。如果脉冲能量密度不够强,平均功率再高、总照射能量再大也没有意义。用好脉冲激光一定要对脉冲能量、脉宽、脉冲频率这三个核心参数有深刻的认识,否则很难在治疗中发挥出脉冲激光的特色。

(四)照射方法及注意事项

在牙体组织的照射中,由于不存在止血和控制隐性损伤范围的问题,照射时只需要注意观察祛腐的速度和深浅即可。照射开始时可以近距离小光斑照射,在较高的峰值功率密度下祛腐,到照射后期接近正常组织时就要拉远照射距离,减低功率密度,减小祛除深度提高损伤精度,尽可能减少对正常组织的损伤。

要使整个治疗过程和治疗结果令人满意,不仅要求参数设置产生的作用特性符合病变的治疗,也要保证在照射过程中使病变组织的反应状态体现出参数设置应有的特征,这就涉及了具体的照射操作细节,如工作尖的选择,照射距离的控制,冷却水气的调节等。其中工作尖的选择和使用显著地影响着照射效率或激光特性的发挥。

当激光的输出设置为最佳状态时,工作尖的选择和使用不当,会使激光的效率打折扣。这是因为工作尖的直径决定着功率密度变化范围大小,影响着激光能量是否能充分发挥作用。脉冲能量设定好后,脉冲能量密度是直接影响激光祛除组织效率的主要因素。

脉冲 Er:YAG 激光配有各种形状的工作尖,不同工作尖其端口直径大小不一,输出的激光束发散角不同,顶部越尖,激光发散角度越大,越要注意照射距离的控制,因为照射距离决定着功率密度。这就是为什么工作尖的选择及使用,直接影响激光照射效率。

总之,在牙体的照射中,提高祛腐效率的关键是提高峰值功率,在参数设置上以脉宽为优先,最短的脉宽可以得到更高的峰值功率,有利于提高激光牙体祛腐的效率。为了能承受高峰值功率输出,要选择端口面积较大、直径粗的工作尖。

四、软组织照射

(一)软组织照射特点

脉冲 Er:YAG 激光用于软组织照射治疗也很有优势。首先,用于软组织可提高科室激光器本身的使用率,不仅扩大了激光的治疗范围,还提高了科室收入,降低了激光器的使用成本,而且脉冲 Er:YAG 激光在某些软组治疗中比连续激光更具优势,如痛感低,可在非麻醉情况下治疗,热损伤小、患者术后的不适感轻。关键在波长和脉冲输出双重特性共同作用下,在祛除皮肤表层病变的治疗中能达到很高的治疗精度(图 3-4-8、图 4-3-1)。对大面积表浅的病变组织的照射非常具有优势,尤其在美容治疗中得到了充分的体现。

脉冲 Er:YAG 激光用于软组织照射时,激光的参数设置、工作尖的选用、具体照射方式等与照射牙体硬组织有很大不同。软组织的祛除需要燃烧作用,牙组织需要爆破作用;软组织需要凝固止血,牙体照射不需要止血。

脉冲激光照射软组织时,不能单纯地以提高脉冲能量或缩短脉宽加强爆破力度,来提高祛除病变组织的速度,要特别注意控制软组织爆破力度,避免照射中组织出血。

激光的参数设置要有利于提高组织的燃烧反应,适当弱化爆破作用,让一部分激光能量滞留在组织内产生热凝固发挥止血作用。参数设置以长脉宽、高脉冲频率、适宜的脉冲能量为原则。

脉冲 Er:YAG 激光作用软组织时,不同照射参数设置方法会使组织爆破、气化、凝固等反应的强弱程度不同。在短脉宽、高峰值功率设置下照射,软组织瞬间产生爆破,此时可见大量絮状物飞溅,说明组织不是完全的燃烧气化,这与连续的 CO_2 激光作用软组织时产生明显的烟雾和气味的反应不同。

在短脉宽,高峰值功率的设置下,阈值线以下无效能量占比小,在软组织爆破崩解过程中,没有足够能量滞留组织内产生热使组织凝固。因此,在这种设置下照射软组织,止血效果很差,组织一旦出血,照射治疗就很难持续下去。

脉冲激光用于软组织照射时不主张使用短脉宽设置,而应该用长脉宽,这样适当降低峰值功率,增加阈值线下方无效能量的份额,延长阈值下能量作用组织的时间,能增强凝固作用。长脉宽设置可以强化软组织的燃烧反应,弱化爆破反应。

(二)参数设置方法及作用机制

对于软组织的照射,参数设置原则是要使激光输出状态接近连续激光,这样激光在切割或气化组织同时,才会有能量在组织内累积产生热,通过热传导等综合作用增加凝固深度,起到止血作用。传统手术中有很大一部分时间和精力都耗费在止血上,而激光切除或气化组织时不出血是激光用于软组织的根本意义。这里所说的止血作用是指激光在气化、切割组织过程中不出血,而不是在出血状态下用激光终止出血。脉冲激光更难做到终止出血。脉冲激光用于软组织时,参数设置要以能产生止血作用为原则,否则失去了脉冲激光用于软组织的意义。

由于脉冲 Er:YAG 激光的波长及脉冲输出的特性,照射软组织时产生的凝固层非常浅,止血作用弱,参数设置要增加"阈值线以下的能量"比重,增强组织内热累积量,以加强热凝固反应。方法就是:用最长脉宽,高重复频率的设置。这样使软组织能产生"明显的燃烧"反应,以扩大周围组织的热凝固范围,加强止血作用。图 4-3-5 上方所示的照射结果就属于脉冲能量与脉冲频率不匹配,脉冲能量偏高、脉冲频率偏低造成的止血效果不佳的结果。脉冲能量高峰值功率高,爆破作用强不利于组织凝固。如图 4-3-5 下方图和图 4-3-6 所示,照射时激光的脉冲能量和脉冲频率参数搭配合理,气化后没有渗血出现,创面干净、组织结构清晰。

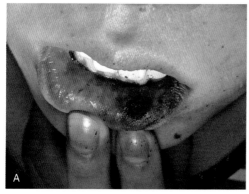 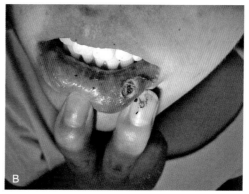

图 4-3-5 脉冲 Er:YAG 激光祛除软组织病变时参数设置是否合理的不同表现
A. 参数设置不合理;B. 参数设置合理

在照射中,适当提高脉冲频率,可以加强组织的燃烧反应力度,提高软组织病变的祛除速度。脉冲能量大小决定爆破作用的强弱,决定祛除组织深度;脉冲频率的高低决定凝固止血作用强弱。提高脉冲能量是增加"阈值线"以上爆破组织的能量,而提高频率是增加"阈值线"以下无效能量的总量。所谓的无效能量在软组织的照射中虽然起不到祛除组织的作用,但是发挥着非常有效的凝固止血作用。对硬组织照射来讲是无用的能量,在软组织的照射中却起着非常重要的作用。这就是软硬组织照射的区别。

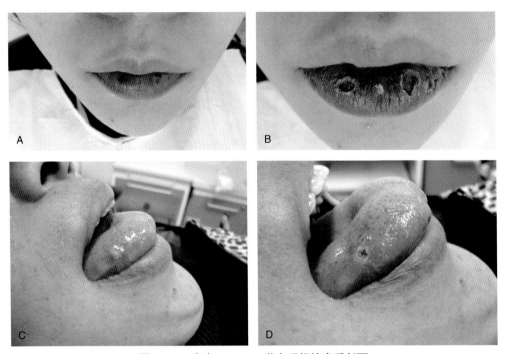

图 4-3-6 脉冲 Er:YAG 激光理想的术后创面
A. 病例一术前;B. 病例一术后即刻;C. 病例二术前;D. 病例二术后即刻

在脉宽一定的情况下,脉冲能量和脉冲频率的合理匹配才能有助提高气化反应速度和增加气化深度。当脉冲能量不足时,盲目提高脉冲频率只能单纯提高组织的凝固作用,反而使气化作用被抑制,始终不能使气化深度达到要求。这时应根据反应需要适当增加脉冲能量或降低脉冲频率,使组织的气化和止血作用符合治疗要求。有时可以适当调整脉宽,使气化伴随一定程度的爆破作用,来提高组织的祛除效率。

用 50mJ 脉冲能量和 20Hz 的脉冲频率照射气化软组织病变,出血概率一定小于 100mJ 脉冲能量和 10Hz 脉冲频率的参数设置。虽然照射的平均功率相同,但内在的脉冲能量和脉冲频率的组合方式不同、能量作用在组织时强度分配不同、脉冲间隔时间不同。脉冲能量不同,激光的穿透深度不同。脉冲能量越大峰值功率越高、爆破作用越强、穿透越深。脉冲频率越高组织内热累积作用越强。所以软组织在不同的脉冲能量和不同的脉冲频率照射下爆破力度不同,或形成的气化、碳化,凝固的层次厚度不同。

平均功率相同的情况下,20Hz 激光比 10Hz 的激光在组织内热累积作用强,更利于组织的热凝固反应,增强止血作用。如图 4-3-6 所示,脉冲 Er:YAG 激光祛除软组织形成的理想创面,由于没有出血,色素祛除干净与否一目了然。病变组织祛除后,创面边缘轻微的凝固起到止血和保护创面的作用。

为了提高大面积软组织病变的气化效率,需用大光斑照射时要适当调低脉冲频率,以获得更高脉冲能量保证大光斑的功率密度,这源于受激光器额定功率的限制。

总之,脉冲能量与频率匹配要根据治疗的具体情况随时调整。在照射中,如果组织出血不止,多数原因都是脉冲能量、脉宽和脉冲频率匹配不好,致使靶组织基底没有足够的热量产生凝固发挥止血作用。这时就要通过加长脉宽、减低脉冲能量来降低峰值功率、弱化爆破反应,提高脉冲频率以增加阈值线下的能量份额、提高组织内热累积进而加强止血作用。

（三）牙周袋内的照射

脉冲 Er:YAG 激光用于牙周袋内照射治疗时,激光的参数设置一定要以硬组织的照射原则为指导,以短脉宽、低频率、低能量密度为参数设置原则,保证爆炸在小范围发挥作用,同时避免牙周袋内的软组织出现凝固。如以 50mJ 的脉冲能量、50~100μs 的脉宽、10Hz 脉冲频率的参数照射。

脉冲 Er:YAG 激光对牙周袋内照射是利用爆破作用直接祛除炎性组织和牙体表面的污物,其次是利用激光产生的热杀灭病菌,因此激光参数设置要以产生爆破作用为原则,同时要坚决避免软组织出现止血作用甚至凝固倾向。

利用脉冲激光的爆破作用,将肉芽组织破碎,再通过冲洗清除掉。这种方法可以通过祛除袋内炎性肉芽组织、暴露正常组织,术后通过表面的渗血促进牙周软组织与牙体的附着,因此,照射产生的组织出血是正常的,更是必要的。如果是燃烧气化,袋内组织表面出现凝固,牙周组织表面没有了血液的营养,软组织与牙体间失去了恢复附着力的媒介,反而扩大了牙周袋,造成严重的牙周损伤。

脉冲 Er:YAG 激光的牙周袋内照射是损伤性治疗,用 810nm、980nm 激光照射是非损伤性治疗;前者是直接祛除炎性组织,后者是通过热效应杀灭细菌消除组织炎症反应。非损伤照射中牙周组织也会出血,这时同样不能使组织出现凝固止血,保持局部的渗血,有利于术后牙周组织在牙体的附着。

激光的临床应用,不仅要根据治疗目的选择激光,还要根据治疗的需要正确设置激光参数,这样才能发挥激光治疗作用。脉冲 Er:YAG 激光的牙周袋内照射是对软组织的损伤性照射,强调通过爆破作用祛除炎性组织,避免凝固的产生,是这种治疗方法的复杂一面,要特别注意。作用组织的目的、机制不同,参数的设置原则和方法不同。在软组织的照射中,牙周袋内照射是唯一要保持组织出血状态的照射治疗方法。

在照射中,对切割、气化、凝固等照射方法的选择决定着照射手柄和工作尖的选择。

五、工作尖的使用

（一）工作尖的使用特点

为了适应在口腔内的照射特点,凡是口腔科专用的脉冲 Er:YAG 激光,都会配备各种形状的工作尖。工作尖在手柄输出端口处成 90° 耦合,以适应口腔环境照射(图 4-3-4)。如图 4-3-3 所示,是两种最具代表性的工作尖形状,除了根管荡洗的工作尖为直径 200nm、长 2cm 的细长形状外,其他都是以这两种形状为基础,在粗细和尖锐度上有一定变化,以适应不同的治疗。治疗中应根据照射需求选择不同型号的工作尖。

正确选用工作尖有利于激光参数特性的正常发挥。如果在短脉宽、大脉冲能量下使用锥形工作尖照射,工作尖可能会很快崩碎,影响照射的顺利进行。应该用于接触照射的工作尖被错用于照射,不仅得不到应有的照射效果,还会使工作尖遭到损坏。使用者要了解每种工作尖的发光特点,才能做到正确选择和使用,发挥工作尖应有作用。

（二）工作尖的特性和选择使用

凡是工作尖输出的激光束都是有发散角的，因此照射距离不能太远，应在 0.5~2mm 距离间，有时甚至需要接触组织，否则功率密度会随照射距离拉远而严重下降。如图 4-3-3 所示，越尖的锥形工作尖，输出的激光束发散角越大，为保正有效的功率密度，越要保持近距离照射。这种工作尖不能承受太高脉冲能量和短脉宽的激光输出，或者说承受的峰值功率低。最尖的工作尖是用于接触切割软组织的，照射时一定要接触组织，甚至可以插入组织，以利于切割。工作尖越尖，顶端形成的功率密度越高，承受输出的脉冲能量越低。如在脉冲能量50mJ、400μs 的脉宽设置下，直径为 0.2mm 的锥形工作尖头要承受近 0.4MW 的峰值功率密度，虽然脉冲能量很低，但在如此细小的工作尖端形成很高的功率密度，足以满足切割。

锥形工作尖不适合较大面积的病变照射，对牙体而言，适用于窝沟浅龋的照射祛腐；在软组织照射中适合小面积、表浅、单发或多发的病变的气化，如色素痣、雀斑等的照射。越尖的工作尖照射距离越近，否则功率密度会急剧下降，很难满足照射要求。锥形工作尖端面积小，不能承受太大的峰值功率，因此参数设置时不能使用短脉宽，通常在 400μs 以上，当然要结合脉冲能量的大小而定，但原则是脉宽不能太短、脉冲能量不能太高，如不超过 200mJ。

柱状工作尖有不同的直径粗细，较粗的工作尖截面积大，可承受较大脉冲能量输出，而且输出光束的发散角较小，可以适当拉远照射距离，以适合较大面积的照射。较大范围的牙体祛腐，就选用柱状的工作尖照射，有利于提高祛除牙腐质的效率。根据龋面积大小选择不同直径的柱状工作尖照射。在硬组织照射中由于多是短脉宽或高脉冲能量设置下照射，所以一定要考虑工作尖对激光强度承受能力，尽可能使用端口面积较大的工作尖，否则工作尖端面很容易破损。

工作尖的选用要综合考虑，否则不仅起不到应有的作用，还会导致工作尖的破坏，造成浪费。在没有把握的情况下要按厂家提供参数使用。为了保证有效的功率密度，有时需要近距离照射，但是端面容易被污染，这时工作尖倾斜照射可以减轻端面污染，延长使用寿命。

工作尖的选择要根据气化、切割、凝固作用而定。大面积的气化或凝固照射要选用柱状的工作尖，以适应较高的脉冲能量输出，保证大光斑功率密度的强度，以适应大范围照射。

切割通常选用最尖锐的锥形工作尖，以减小切口的宽度。切割时，工作尖的尖端要充分接触组织，使激光能量充分释放。避免非接触照射，这会使激光功率密度骤减，以致无法发挥切割作用。

工作尖要充分接触组织，否则激光能量不能及时传导出去，聚积工作尖端头产生热使工作尖崩解损坏。软组织的照射不需要冷却水冲刷工作尖，因此表面很容易附着未完全气化的絮状物，要及时用湿棉球擦拭工作尖端面，否则污染物会很快使工作尖的端面产生自燃，使工作尖损坏。锥形工作尖的自燃虽然对切割作用有利，但若在非接触状态下气化、凝固照射就会严重阻碍激光的输出。

如果使用者在激光使用方面有一定经验，建议使用窗式手柄，这种手柄不用工作尖，激光从手柄输出端窗口直接传出，是聚焦光，输出的焦点光不仅用于非接触切割，还可以通过改变照射距离灵活调整光斑大小进而控制功率密度，不仅节省了更换工作尖的时间，更节省了工作尖的消耗，无论气化、切割、凝固操作都很自如，而且这种操作都是非接触照射，更能体现激光的无菌操作。需要注意的是,窗口依然要随时清理,否则迸溅的组织碎片会污染窗口影响激光输出,污染物在窗口燃烧也会损坏窗口透镜。

目前用于口腔科的脉冲 Er:YAG 激光输出能量极限大多在 1 000mJ,在软组织照射中有时会出现激光强度不够的现象,即使激光输出设置到最大,依然觉得激光力度不够强。原因之一就是适应证选择不当,如病变体积太大,需要用大光斑照射,由于额定功率的限制,光斑的功率密度无法满足照射,使治疗显得力不从心。所以这种额定功率的脉冲 Er:YAG 激光不适合治疗大面积且过于凸出组织表面的病变,只适合大面积且表浅、扁平的病变照射,如老年斑、黏膜角化、扁平苔藓等。

软组织的病变面积一般比龋面积大,照射时可选用直径较大的柱状工作尖,这不仅可以得到较大光斑,也是因为柱状光纤能承受更大的激光能量输出,更容易通过提高脉冲能量输出来保证大光斑的能量密度完成照射,同时保证工作尖完好。

(三) 使用工作尖的注意事项

有时,虽然激光脉冲能量的设置足够大,但照射效果依然表现为激光强度不足,这种情况可能是光路出现了问题。导光系统污染或损坏,如手柄内的反光镜面和工作尖两端面的损坏或污染,其中最常见的是工作尖的输出端面损坏。工作尖两端的污染阻碍了激光的传输,发生原因主要是在非接触照射时工作尖端面距离组织较近,爆炸产生的组织微粒粘在工作尖的端面,阻碍了激光的输出,使原本能满足治疗的激光无法发挥作用。这种端面的污染在软组织照射中经常出现。用湿润的棉签擦去污染物即可解决问题。

软组织照射时需要一定热凝固发挥止血作用,因此一般不用水对靶组织实施冷却,迸溅起来的组织微粒很容易粘在工作尖端面。在硬组织的照射中虽然有水气的冲刷作用,工作尖不易被污染,但随着照射时间的延长也会出现类似问题,因此在照射过程中要不断地用湿润的棉球擦拭工作尖的端面,确保其完好的透光性。除此以外也可以通过改变工作尖的运动方向,减轻端面的污染程度。方法就是,工作尖倾斜一定角度,运动方向始终与光照方向相反,以后退的方式移动工作尖,这样可以降低爆炸微粒的密度,减轻对端面的污染,提高激光的照射效率。这种方法在硬组织的照射中效果更明显。

照射中要始终关注组织反应状况并及时调整激光强度,一旦发觉光强减弱就要立即检查输出端面是否被污染或损坏,否则情况会越来越严重,直至照射无法继续进行下去。脉冲 Er:YAG 激光从手柄到工作尖,有三个非常容易出问题的“面”,一个是手柄顶端内的反光镜面,还有就是工作尖的输出输入两端面。照射中如果出现激光强度减弱,就要先检查工作尖的两个端面,若没问题,就要逆行向上检查工作尖输入端面对应的反光镜面。

在进行基础研究时,会出现相同条件下照射结果前后不一致的情况,导致照射强度不改变,使照射结果失去意义。激光使用过程中要不断地用激光功率计检测激光的输出能量或功率,确保照射剂量的准确性。本书后面章节中会讲到激光功率计或能量计使用的意义。

脉冲激光使用的关键在于脉冲能量、脉宽、脉冲频率等参数值的设置和各参数间的搭配,以及照射时间长短的控制。这些最终决定着治疗时间的长短、病人术后的痛感强弱程度、创面愈合时间的长短等治疗结果。由于脉冲 Er:YAG 波长的生物特性,决定了它在组织中的热累积效应很弱,对周围组织的影响非常表浅,再加上水、气的冷却作用不易产生热累积损伤,所以在持续照射时间的控制上没有 810nm、980nm 半导体那么严格。

（四）关于被水冷却的问题

脉冲 Er:YAG 激光照射软、硬组织时,由于燃烧和爆破的作用机制不同,对组织中残余热量的处理也是截然不同,软组织内需要保留一定热量,而硬组织需要尽可能减少残余热量。硬组织没有凝固止血的要求,残余热量的积累会导致周围组织的热损伤,因此在硬组织的照射需要对靶组织进行冷却降温处理。脉冲 Er:YAG 激光配备了水、气冷却系统。它们是通过在手柄输出端的小孔向被照部位喷射水和气为靶组织降温。水流量的设置应根据脉宽、脉冲能量大小、脉冲频率进行调节。

短脉宽和高脉冲能量时峰值功率高,在低脉冲频率下(如 10Hz),冷却水气的流量可设置在中低挡。在短脉宽、高脉冲能量、低频率的设置下照射热累积量相对较少,但依然需要一定冷却水气的作用。随着重复频率的提高,要适当增加水气的流量,高脉冲频率产生热累积量明显增加,特别在长脉宽和高频率状态下一定要加强冷却作用。波长 2 940nm 的激光很易被水吸收,水量大会更多地吸收激光,减弱作用在组织的激光强度,而水和气不仅用来冷却靶组织,对工作尖也起到降温清洗的作用,因此冷却水气的设置原则是:在发挥冷却和清洗作用的前提下尽可能调小出水量,适当提高气流量,这样既能保证工作尖和靶组织的降温,又能减少水对激光能量的消耗,尽可能保证激光能量作用组织,保证激光能量的使用效率。

在硬组织的照射中,不主张用高脉冲频率,不仅是因为热累积作用强,主要是它还限制了最大脉冲能量的输出和最短脉宽的设置。优先使用短脉宽、高脉冲能量的设置,短脉宽又是最先设置的参数。脉冲 Er:YAG 激光照射牙体时水冷却是必需的,但要有所控制。

在软组织照射中用水冷却靶组织是没有意义的。脉冲 Er:YAG 激光的热效应极强,初始损伤很浅薄,再加上激光是脉冲输出,组织能形成热凝固的范围非常有限,有时甚至不产生凝固,所以在软组织照射中需要一定热量滞留在组织内以利于产生凝固止血。照射时水冷却破坏了软组织的热凝固机制。水的导热性很强,很容易将组织表面的热量带走,使组织无法形成热凝固,反而造成治疗中组织出血,也减低了病变的祛除效率。治疗时可以改用吹气冷却,这样不仅可以给组织适当降温,主要是可以对工作尖端面的污染物起到清洁作用。

第四节　Nd:YAG 激光的使用

一、Nd:YAG 激光的特性

波长 1 064nm 的 Nd:YAG 激光是固体激光,它有连续输出和脉冲输出两种类型。在810nm 和 980nm 半导体激光出现之前,连续 Nd:YAG 激光以具有光纤输出的特点在临床得到广泛应用。光纤传输在治疗中表现出的灵活性明显优于 CO_2 激光的导光臂,特别是在内窥镜下照射治疗更具优势。但随着红外波段半导体激光的实用化不断提高,连续 Nd:YAG 激光逐渐被替代下去。

Nd:YAG 激光与 810nm、980nm 半导体激光的生物特性很接近:水吸收率低、热效应较弱、穿透率高,通过采用激活光纤接触照射的方法也能像这两种半导体一样克服热效应弱的缺点,顺利地完成切割、气化或凝固组织的任务,满足临床的使用需要。连续 Nd:YAG 激光体积大、耗电量大、价格高,相比 810nm、980nm 半导体激光体积小、价格低、能耗低等诸多优点完全失去了往日的优势。

但对于脉冲输出的 Nd:YAG 激光而言,1 064nm 波长和脉冲峰值功率两种特性共同作用产生的照射结果非常有优势,如口腔科用于治疗牙本质过敏,在眼科的虹膜打孔等。尤其在激光美容中治疗太田痣、鲜红斑痣、祛文身发挥着主导作用。这些应用是基于激光波长因水吸收弱而凸显了色素吸收作用的特点,再通过激光峰值功率强化不同色度组织吸收激光强弱的差异,产生选择性损伤的结果。这种治疗方法不易产生瘢痕,是美容激光的主要治疗手段之一。

虽然是同一波长的激光,由于应用领域不同,激光器的额定输出功率大小不同,脉宽、脉冲能量、脉冲频率等参数的调节范围也不同。在具体照射中各参数设置和照射方法也不同。如虹膜打孔要用焦点光斑,激光的脉冲能量输出只能控制在几毫焦的范围内;美容照射中病变面积较大,需要采用大光斑照射,为了保证大光斑功率密度的有效性,激光的脉冲能量输出就要保证足够大,一般为 1~3J,为了保证选择性损伤的作用,脉冲频率调节范围只在 1~5Hz 之间。牙齿脱敏需要牙本质产生熔融反应,要在高脉冲频率下照射如 10~30Hz。不同病变的照射治疗,作用机制不同,照射方法和参数设置都有明显差异,这种多变性是激光治疗的特点。

脉冲 Nd:YAG 激光采用光纤传输,在软组织的损伤性治疗中同样利用激活的光纤接触组织满足气化、切割、表浅凝固等治疗的要求。脉冲输出激光的切割气化效率要比连续输出型激光低、速度慢,但是损伤精度高。这对表浅软组织病变的治疗非常有利。

二、Nd:YAG 激光的使用特性

虽然 1 064nm 激光组织吸收率低、热效应弱,但因龋齿表面腐质的色度很低,在峰值功率的照射下也能产生爆破,对正常牙体组织不会产生爆破,这种选择性的爆破作用对正常牙体组织的保护作用要强于 Er:YAG 激光,非常有利于激光祛除牙腐质的临床应用。也可利用高脉冲频率照射使牙体表面产生熔融反应,封闭牙本质小管口,起到牙本质脱敏效果。要使牙表面产生温熔融反应,需要脉冲频率在 20~30Hz 间,以利于局部产生热累积作用。如果激光器本身配有脉宽调节功能,还可以采用长脉宽设置,这样能进一步强化熔融作用。

牙本质呈蜂窝状,照射时为了减弱激光向牙本质内的穿透,照射光纤应倾斜一定角度,更利于激光能量被组织表面吸收,减弱激光向牙体深层穿透。对脉冲能量及照射光斑控制的结果应该是牙体表面有轻微的爆破声。脉冲能量和脉冲频率的设置,一般为 50mJ、20~30Hz,光斑直径 2~3mm,被照的牙体表面偶尔有微弱的闪光出现(不是激光),说明有燃烧作用的发生,这有利于牙本质的熔融反应和再结晶。虽然是脉冲输出,但由于照射的频率较高,随着照射时间的延长局部产生的高温足以使牙本质产生熔融,封闭牙本质小管。照射可以采用长脉宽和 20Hz 的脉冲频率的设置,如需要深层的熔融就要进一步提高脉冲频率如 30Hz,并增加重复照射次数。由于脱敏照射的脉冲频率较高,要注意控制持续照射时间,通常是一个光斑照射 1~2 秒停顿 1 秒,然后变化位置照射,这样间断照射,避免持续扫描照射,否则牙体深处容易产生热累积损伤。重复照射的次数要根据脱敏效果而定。

牙本质脱敏照射的参数设置和照射原则是:激光强度不能使牙体表面产生强烈爆破。采用非接触照射时,照射前一定注意要重新切割光纤端面,否则照射光斑的功率密度得不到保证;光纤要倾斜照射,否则光照方向与牙本质小管走势平行,使激光穿透深度加深,不利于牙表面吸收激光;倾斜照射对增加牙本质表层对激光的吸收、降低激光的穿透深度、强化牙本质熔融反应、增强封闭牙本质小管等都非常有利。也可以用激活光纤接触牙体组织,利用光纤的高温使牙本质产生熔融反应封闭牙本质小管,达到脱敏治疗的目的。激光牙本质脱敏治疗需要大量临床病例累积,不断总结和完善激光参数设置和照射方法,才能不断提高疗效。

同样是使用脉冲 Nd:YAG 激光,作用在不同组织,作用机制不同,激光的设置和照射方法就会不同。牙本质的脱敏治疗需要在牙体表面产生一定的热量累积,照射的光斑直径在 1~3mm 间,牙本质熔融反应与爆破作用相比是个"缓慢"加热过程,需要长脉宽、高频率;虹膜打孔是利用虹膜的色素吸收激光产生热量,用焦点光照射,热损伤非常精细,因此要求短脉宽、低脉冲频率,避免热量累积。

利用不同脉冲参数在不同的治疗中发挥特异性作用。牙体脱敏近似燃烧反应,是非焦点光照射;而虹膜打孔是瞬间的微爆破,采用焦点光斑照射,光斑直径只有十几微米,非常精细,尽管激光输出脉冲能量只有几毫焦,但光斑能量密度近数千焦。牙体照射以水和色素吸收为主,而虹膜打孔只是色素吸收的作用。相同波长的激光治疗不同组织的病变,作用机制不同,参数设置也会不同。

从波长来讲,脉冲 Nd:YAG 激光 1 064nm 与 980nm 波长比较接近,所以生物效应特性也相似,都是穿透率高、初始损伤很深。这类激光无论是连续输出还是脉冲输出型,凡在临床治疗中用于软组织的照射如气化、切割等治疗都需要激活光纤接触组织照射,否则不仅达不到气化的目的,还会造成很深的凝固坏死。尤其是以脉冲方式输出的 Nd:YAG 激光,对软组织的作用更弱于连续输出的 810nm 和 980nm 激光,照射时适当提高脉冲能量或频率,以弥补脉冲间歇欠缺的能量。

无论连续输出还是脉冲输出的 Nd:YAG 激光,使用方法与 810nm、980nm 激光都是一样的,在进行较深层的凝固治疗时都要采用非接触照射,照射前一定要重新修整光纤,将污染的端面切去,保证激光从光纤端口顺利输出,确保光斑的完整和正常的功率密度,确保激光波长的组织特性发挥作用。

脉冲 Nd:YAG 激光在美容照射中应用非常广泛,这也是基于它的水吸收作用弱、组织穿透率高的特点。正是由于水吸收弱,才使色素吸收的作用得以充分体现,形成不同色度组织间吸收激光的差异,最终产生选择性损伤。这种特性正好满足如太田痣、鲜红斑痣、雀斑等色素性病变的治疗。

相比眼科的高精准照射,美容照射中激光的脉宽,脉冲能量,脉冲频率的调节范围更宽,而且美容多用大光斑照射,要求激光能量输出较大。在美容照射中如果靶组织出血,就意味激光照射的参数设置不当,如脉宽太短或脉冲能量太大以至于峰值功率过高,使组织产生了强烈的爆破。

在选择性损伤治疗中,如果照射过程中组织出血,意味着选择性损伤的作用降低甚至失败,此时应及时调整激光参数。如调长脉宽以降低峰值功率,减弱组织的爆破力度。如果没有调节脉宽功能,就要降低脉冲能量或将光斑放大,通过降低峰值功率密度或脉冲能量密度减弱组织的爆破力度,再根据调节后组织反应情况适当提高脉冲频率,这样可以增强热凝固作用,但频率不宜太高,否则热累积增强,使组织内因色度差异产生的温差变小,选择性损伤的作用被削弱。在美容照射的治疗中,激光各参数的设置决定着激光的选择性损伤作用是否能得以充分发挥。

第五节 病 例 详 解

在临床治疗中,红外激光祛除病变表现出来的精准度远远超过传统手术切除。从图4-5-1中可以看出,脉冲 Er:YAG 祛除色素痣时损伤范围与病变基本保持一致,损伤波及周围正常组织的范围很小。传统手术刀切除表浅病变时,出于缝合的需要,切割的深度和面积会超出病变一定范围。激光气化治疗中不出血,术后创面不需要缝合,因此气化范围完全可以随病变形状进行,损伤精度更高,保留更多的正常组织。在祛除表浅病变的治疗中最能体现激光精准治疗的优势。

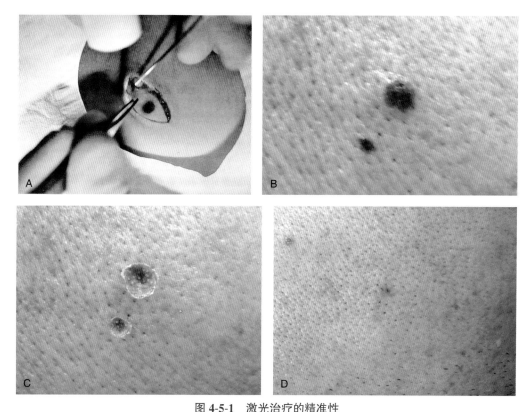

图4-5-1 激光治疗的精准性
A. 手术切割色素痣;B. 色素痣激光治疗术前;C. 色素痣激光治疗术后即刻;D. 色素痣激光治疗愈后

在红外激光中波长越长,初始损伤越表浅,损伤精度越高。波长长的红外激光如 CO_2 激光、Er:YAG 激光,在表浅的软组织病变治疗中是首选,虽然 Ho:YAG 激光、Tm:YAG 激光也可以实施这种表浅气化,但相比之下前两种激光更精确、更经济、更普及。810nm、980nm 等短波长红外激光,以激活光纤接触气化的方法也可以实施表浅病变的祛除。照射时控制好光纤温度和点触时间,能得到非常满意的治疗结果。虽然损伤精度与前者相比会有逊色,但在没有 CO_2 激光的情况下可解燃眉之急,而且愈后情况也很接近前两种激光。

如图4-5-1所示,色素痣祛除后,创面没有渗血,而且病变祛除得很干净,组织结构一目了然,创面表层看不出明显的凝固层。脉冲 Er:YAG 在治疗软组织病变时,形成的创面如此完美,说明脉宽、脉冲能量、脉冲频率等各参数的设置非常合理,既快速祛除了病变又发挥了适当的凝固止血作用。CO_2激光的气化也可以达到这种效果,但由于CO_2激光是连续输出,损伤的精准度受人为因素影响明显,组织气化速度快,术者对组织的变化要快速反应,并及时调整功率密度,才能精准地控制损伤深度。为保险起见也可以将连续输出设置为断续输出,或采用点射,这样可以降低因人为控制失误造成过度损伤的危险。

图 4-5-2 中病变虽然都在组织表层,图 4-5-3 从创面深浅差异可以看出,由于照射选用不同波长的激光和不同的激光强度,最终影响着治疗中的损伤精度。很显然长波长、初始损伤浅的激光照射,组织损伤精度最高。

表浅的病变绝不能使用短波长红外激光,采用非接触照射方法,因为它们的初始损伤深度已经远远超出了病变的深度,关键是这类激光在非接触状态下照射,很难使病变产生气化。只有在激活光纤的情况下接触组织气化,而且要确定光纤充分激活,如激活光纤后用3W 左右的输出功率,快速点触病变,可以得到接近图中的治疗结果。除脉冲 Er:YAG 外,其他激光气化的创面或多或少都会出现碳化。

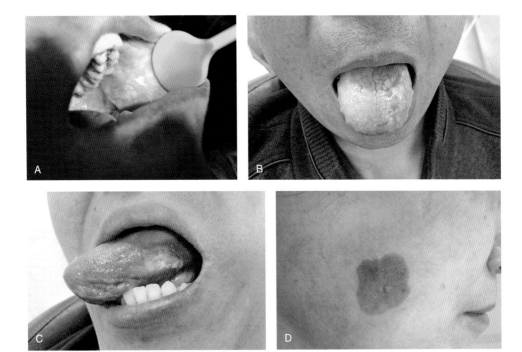

图 4-5-2　四种病变(术前)

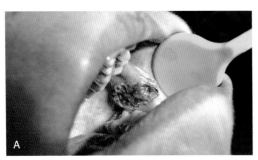
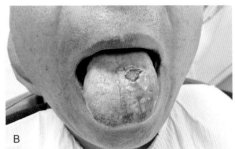

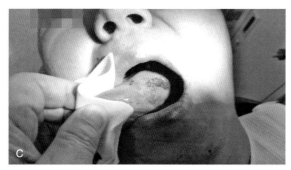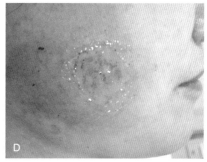

图 4-5-3　三种激光术后创面的比较
A. CO_2 激光；B. 810nm 激光；C. CO_2 激光；D. Er:YAG 激光

在气化色素类的病变时，碳化物会干扰术者对病变祛除情况的判断，此时用湿棉签将碳化物擦掉，以利于观察。从图 4-5-4 可以看出不同波长激光的创面愈合都很正常，没有出现组织缺失或瘢痕，这是因为病变本身和激光的损伤深度都没有超过固有层或真皮层，而治疗的损伤深度也精准地控制在了病变的深度范围内，否则也会出现瘢痕。这也是为什么把"表浅"作为界定红外激光损伤性治疗适应证的基本标准。

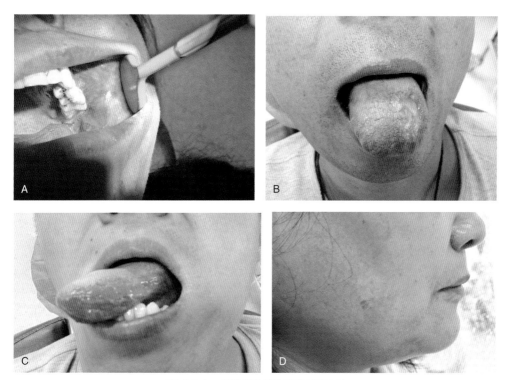

图 4-5-4　四种病变（激光治疗愈后）

激光治疗的一大特点就是激光强度的控制是随机应变的，完全根据组织的具体反应及时调整。这也是在临床治疗中没有固定照射参数的原因。治疗中要根据组织反应情况灵活应变，才能把激光精准治疗的优势发挥出来。术者要提高对组织变化的反应能力，要做到根据组织的变化立即判断出激光照射条件是否符合预期，并及时做出相应调整。

　　不同波长的激光,生物热效应差异明显,因此祛除病变的精度也有很大差异,术者要学会根据病变的特性选择激光。对激光的操控熟练程度也在很大程度上影响治疗的精准度。如图 4-5-3 所示,是 CO_2 激光、810nm 激光、脉冲 Er:YAG 激光三种激光对表浅病变组织的气化结果。可以看出,四种病变都很表浅(图 4-5-2),因此治疗时更要注意控制损伤精度,尤其是损伤深度的控制,避免造成过度损伤。用 CO_2 激光气化祛除颊部黏膜角化,创面的深度明显超出病变本身,与其他两个病变的创面相比显得损伤过度(图 4-5-3)。舌左侧白斑的气化创面深浅适度、表面平整说明照射时光斑大小和激光功率密度控制得当、光斑移动平稳。从 810nm 半导体激光气化舌黏膜角化的创面来看,气化后形成的白色凝固对判断角化组织是否祛除干净有干扰作用。在条件允许的情况下,这类白色病变尽可能不使用短波长激光气化。图中脸部的色斑很表浅,最适合用脉冲 Er:YAG 激光照射。这种激光初始损伤只有 $10\mu m$,因此在控制气化的深度上很会从容。当然参数设置要确保照射时组织不出血。这种色斑如果用激活光纤点触气化虽然可行,但损伤深度的控制需要很精细,比如点触的速度要快、力度要轻,最好结合断续输出。

　　治疗中,病变组织一旦受热变性就会丧失原有的韧性,很容易用干棉签从表面擦拭掉,若基底部依然有病变组织,就会有渗血出现,这时再用激光气化残余病变的表面,直至再擦拭时创面不再出血,表明已触及到正常组织,病变已经祛除干净。这是激光治疗中特有的判断病变组织是否祛除干净的鉴别方法。如图 4-5-2 所示,CO_2 激光和 810nm 激光的创面可以采用这个检测方法。从脉冲 Er:YAG 的创面可以看出,这种激光非常适合表浅病变的照射。图 4-3-2 也是用脉冲 Er:YAG 照射的结果,创面的渗出是由于表面的凝固层被棉签擦去所致。非常表浅的创面,充分体现出脉冲 Er:YAG 损伤精准高的特性,因此常被用于激光美容治疗。在这三种激光中,就控制损伤精度来讲,CO_2 激光比较难,但这种激光应用范围最广泛,适应性最强,气化反应迅速,特别适合体积较大的病变组织气化。

　　如图 4-5-5 所示,角化棘皮瘤,虽基底表浅但体积较大,明显高出皮肤表面,质地较硬,810nm、980nm、脉冲 Er:YAG 激光、CO_2 激光等红外激光都可将其直接气化。但从缩短治疗时间、避免治疗中出血等因素考虑,直径大于 1cm 并明显凸出皮肤表面的病变不宜选用脉冲 Er:YAG 激光气化,因为效率较低,而且参数配置不当很容易出血,治疗时间会明显延长(若用连续输出的 Er:YAG 激光结果会截然不同)。若用 810nm、980nm 半导体激光治疗,激光输出功率要大些,如 5~6W,要充分激活光纤并点触病变组织将其气化。由于这种方法以热传导为基础,体积较大的病变又会延长照射时间,很容易造成局部大量热累积,术后的局部水肿和痛感明显,治疗过程中一定注意间歇照射,以有利于局部散热减轻热累积损伤。

　　治疗这种范围较大的病变组织,用 CO_2 激光是最理想的,强烈的气化作用能快速有效地将病变气化祛除。治疗时激光输出功率设置先从 5W 左右开始,再根据组织气化的强弱对功率进行增减,光斑直径可控制在 3~4mm,这样使光斑在病灶表面有较大的移动范围,照射中也要根据组织反应的快慢做适当调整。光斑的快速移动不仅有利于局部组织散热,还有利于控制气化深度。要密切观察组织气化状态,若气化力度不够、反应缓慢、气化深度过于表浅、病变表面没有出现明显的凹陷缺失、只呈黑色和发红光等这些都说明功率密度太低。气化不充分时表面就会出现碳化,这层碳化物不仅阻挡激光的穿透还会消耗激光能量,并将热滞留在组织中,增大热传导范围和热累积,加剧对周围正常组织的热损伤,同时还会延长整个治疗时间。

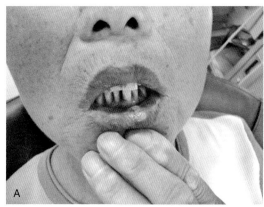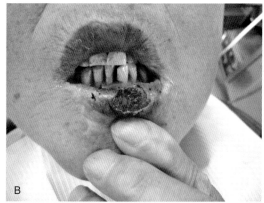
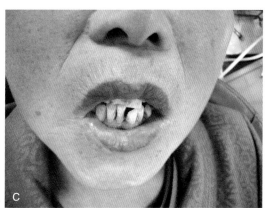

图 4-5-5　CO₂ 激光气化治疗角化棘皮瘤
A. 术前;B. 术后即刻;C. 愈后

　　增强气化力度最快速的方法就是缩短照射距离,通过缩小光斑可以快速提高功率密度,加强气化反应。理想的气化功率密度是气化灶不出现明显的黑色碳化。若气化强度依然不足,再将激光器的功率输出调高 1~2W。功率密度和光斑大小都要根据组织气化反应的强度和病变面积的大小随时调整。病变体积较大时可以提高激光强度,使组织的气化反应更强烈,以利于缩短治疗时间。光斑所到之处病变表面应迅速气化并出现明显凹陷,气化后表面呈焦黄色而不是黑色,这是气化的理想状态。

　　气化反应弱的表现是,虽然有烟雾产生但组织不出现明显凹陷,只是呈黑色碳化,并略发红光。也要避免气化反应过度强烈,如果输出功率较大光斑太小甚至接近焦点时,瞬间的气化就能使组织出现过度的凹陷,甚至气化深度超出预期,使术者感到措手不及,这时就要及时拉远照射距离使光斑放大,降低功率密度,同时抬起脚踏停止照射,将激光器输出功率降低后再继续照射。总之,在照射过程中,需要根据组织气化状态及时调整照射距离和输出功率,达到理想的照射结果。

　　照射前,术者不仅要从表面观察并确认病变的范围,还要经过触诊,判断出病变的深浅范围,再决定选用哪种波长的激光。气化时要不断用湿棉签擦去表面的碳化部分,因为它会严重阻挡激光的穿透,影响气化进度、降低气化效率、增加热损伤。气化和擦拭碳化物交替进行,直至创面不再有血液渗出,说明病变组织祛除干净。用手触及创面,感觉组织变得柔软、没有硬结说明病变祛除干净,保留最后的碳化或凝固层可起到保护创面作用,创面可涂以龙胆紫或红霉素药膏。激光治疗后的创面一定要避免沾水,否则会造成感染。通常干燥的激光创面是不容易感染的,所以激光术后嘱咐患者保持创面干燥是非常重要的。

图 4-5-6、图 4-5-7 两种病变基底浸润都很表浅,面积大小接近,但图 4-5-6 的病变明显高出舌面,从缩短照射治疗时间考虑,首选 CO_2 激光。气化这种明显高出组织表面的病变最能体现 CO_2 激光剧烈气化作用的优势,能明显地缩短治疗时间。图 4-5-7 病变本身就是黏膜层病变,很表浅,因此需要高损伤精度的治疗。脉冲 Er:YAG 在治疗中能轻松将损伤控制在微米级精度,所以适合这种表浅病变的气化。从创面可以看出两种激光作用组织的特点:CO_2 激光创面的碳化意味着燃烧气化;由图 4-5-7 可以直接看到显露出的正常组织,说明 Er:YAG 激光比 CO_2 激光更精准。CO_2 激光气化起来显得很剧烈粗犷、不够精细,更适合大面积且明显高出组织表面的病变照射;Er:YAG 激光显得非常的精准细致,适合面积大、但非常浅薄的病变气化。

照射中 CO_2 激光的功率设置可以从 5~6W、光斑直径 3~4mm 开始照射,照射时根据组织气化快慢和是否出血,调整照射距离以控制功率密度,整个病变的气化累积照射时间应在 1 分钟内完成(其中擦拭表层坏死组织等的辅助性操作时间不算)。

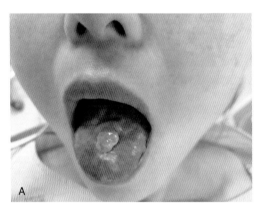 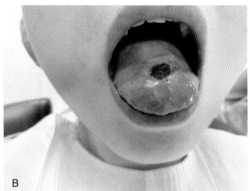

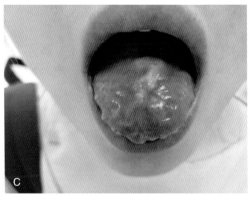

图 4-5-6 CO_2 激光气化舌表面组织增生
A. 术前;B. 术后即刻;C. 愈后

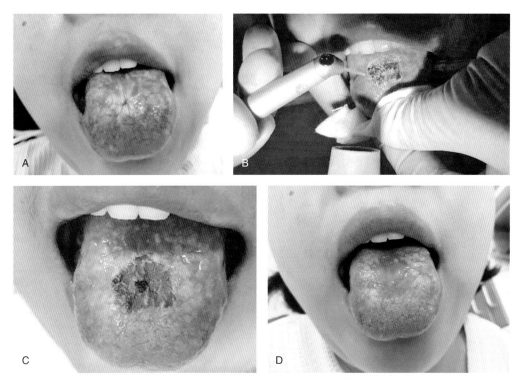

图 4-5-7 脉冲 Er:YAG 激光祛除舌黏膜角化
A. 术前;B. 术中;C. 术后即刻;D. 愈后

脉冲铒激光的参数设置应为:脉冲能量 50~100mJ,脉冲频率 15~20Hz,脉宽在 500~600μs。参数设置的结果应该是:照射时组织有轻微的爆破声,也伴有烟雾产生,说明有气化作用,照射时组织没有出血。照射过程中可以通过调整照射距离控制组织反应强度,特别是脉冲能量在 100mJ 时注意光斑大小控制,避免光斑太小、能量密度过大、爆破反应过于剧烈引起组织出血。

第六节 血管瘤的照射及注意事项

(一) 激光照射治疗血管瘤的特点

激光照射治疗血管瘤不是千篇一律都用凝固方法。病理结构不同、形状不同、发生位置不同的瘤体,可选择气化、切割、凝固等不同的治疗方法。激光治疗血管瘤的最大特点就是不出血或少出血。当然,凝固的方法最简单,病人痛苦小,是非常完美的治疗方法。

对体积较大的草莓状或海绵状血管瘤,多用凝固的方法照射。对于那些凝固法很难根除,或不宜采用凝固照射的瘤体可以采用气化或切割的方法。如体积不大表面鲜红瘤体内纤维组织丰富、质地较硬的血管瘤(俗称血管痣)(图 4-6-1)和体积较小的微动脉型血管瘤(图 4-6-2),最好用气化的方法直接祛除。

微动脉型瘤体很难一次凝固治愈,有的反复多次治疗反而刺激瘤体增生。由于其内部血压较高,组织及血管壁的凝固收缩作用很难使血管完全封闭。表面看瘤体变成白色凝固,但深层仍有残余的血管结构没有被凝固破坏,2~3 周后很容易复发。这类血管瘤体必须用气化的方法直接将基底部的血管丛结构彻底破坏才能治愈,其中包括蜘蛛痣。

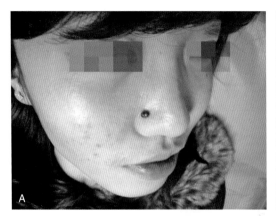
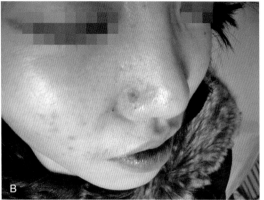
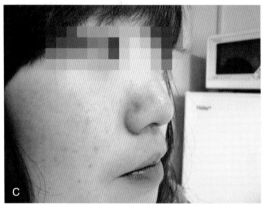

图 4-6-1　CO_2 激光气化的血管瘤
A. 术前;B. 术后即刻;C. 愈后

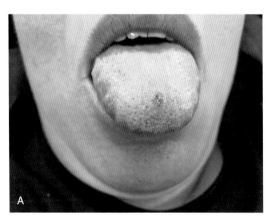
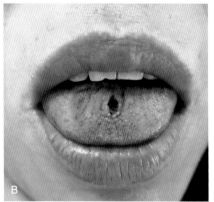

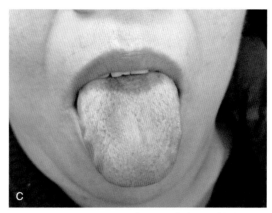

图 4-6-2　CO₂ 激光气化微动脉型血管瘤
A. 术前；B. 术后即刻；C. 愈后

对切割、气化、凝固方法的选择也要根据瘤体的形状、结构和具体位置而定。如图 4-1-8 所示，嘴唇上的血管瘤面积不是很大，基底表浅，适合直接凝固治疗。而颈后部的瘤体有明显的蒂结构，可直接用切除的方法祛除。采用激光气化治疗的血管瘤体积不宜太大，直径应小于 5mm。有些瘤体基底位置较深，若用气化，创面太深必然涉及缝合问题，就失去了激光治疗的意义，所以要采用凝固照射。治疗浸润范围广和高出组织表面体积较大的血管瘤最能体现凝固治疗方法的优越性。

如图 4-6-2 所示，舌上的小血管瘤是一种有微动脉的血管畸形病变，表面看起来不大，但极易出血，而且出血较多，多次凝固治疗不愈，由于病变体积不大，适合直接气化。对这种瘤体的气化过程比单纯凝固方法要复杂，需要反复地压迫止血、气化。810nm、980nm、1 062nm 激光接触气化，CO₂ 激光非接触气化等都可采用。

（二）照射方法

1. **气化**　激光气化血管瘤的过程是：激光一旦照射到瘤体产生气化，创面就会有大量出血，这时需要手持棉签保持对瘤体的压迫以减少出血，缓慢移动棉签，暴露并观察出血点，并准确地气化出血点。光斑大小和功率密度的控制很微妙（光斑大小要根据出血面积而定）。若用 CO₂ 激光，通常光斑直径 2mm 左右为宜，避免用焦点光斑照射，输出功率不要太大，应在 4~6W 间，气化不要太剧烈，可通过调整照射距离控制气化速度，气化明显但不剧烈。激光强度应该能使每个光斑都能显示出凝固、碳化、燃烧的反应过程。这有利于借助热传导促使基底组织产生凝固，减少出血。避免长时间持续照射，间歇照射也是为了便于观察组织反应结果，调整照射强度；每次光斑持续照射时间控制在 1~2 秒内。实际情况也不允许连续照射，因为要不断的压迫止血。光斑太小、功率密度过大、气化过深就会导致基底正常组织出血，这样会干扰对血管瘤出血的判断。

不要在出血状态下气化出血点，这既不利于继续气化也不能达到止血目的。应在确认了出血点的位置后先行压迫，在棉签移动离开出血点瞬间，在出血之前气化。压迫、缓慢移开、气化这样反复多次直至这个出血点不再出血。整个治疗过程就是在棉签压迫组织同时缓慢移动的情况下进行的。光纤的接触气化更有利于这种照射，光纤能准确接触出血点，由于是热传导的作用机制更有利于凝固作用减少出血。

　　治疗是在激光首先照射瘤体引发出血,再压迫止血的情况下开始照射,随着压迫止血、棉签移动、气化的循环照射至整个瘤体。用棉签擦拭创面不会再有出血,证明血管瘤彻底祛除。这类血管畸形的病变与体积较大的蜘蛛痣的结构类似,基底部都有很丰富的血运,单纯的凝固很难一次治愈,由于病变体积不大,基底不深,所以适合气化祛除,愈合基本不留痕迹。这种方法也适用于化脓性肉芽肿的气化治疗。总之,气化治疗是通过不断地压迫、移动暴露出血点、气化等步骤反复重复操作直至瘤体全部清除的过程。

　　鼻翼上的血管瘤内部充血没有海绵状血管瘤丰富(图4-6-1),虽然明显高出皮肤,但底部浸润表浅,很适合用激光从表面直接气化。

　　2. **切割**　切割作用是建立在组织气化基础之上的。如图3-5-3所示,血管瘤有明显的蒂结构,这种形状的瘤体,采用表面凝固或气化照射的方法过于复杂,直接从根部水平气化切割就可以使瘤体整体祛除,简易高效。从止血作用而言这种带蒂的瘤体也很适合用810nm、980nm激光接触切除。在实际情况中,一个科室很难同时拥有几种波长的激光器供选用,假如术者手中只有脉冲Er:YAG激光,也可以实施这种切除治疗,因为病变蒂部很细,即使出血也很容易制止,而且只要脉冲激光各参数设定合理是不会明显的出血。如将激光器参数设置为长脉宽如600μs、15~20Hz的脉冲频率、脉冲能量50~100mJ,用工作尖接触切割或用窗式输出手柄非焦点光气化可实施切割,光斑直径可在1~2mm范围内变化,有利于术中止血,保证气化或切割效率。

　　从根部切割瘤体后创面仍有出血,可以压迫出血点之后再以大光斑照射,即可祛除残余瘤体组织。水平切割可以根据组织的反应随时调整光斑大小,即使出血也是残留的表浅病变组织,从表面直接气化即可。810nm、980nm半导体激光接触切割止血效果最好,切割需要光纤接触组织所以切割更准确。这种形状的病变治疗适用于大多数红外激光,激光波长选择范围比较宽泛。

　　3. **凝固**　激光凝固的范围大小是通过光斑运动决定的。凝固深度,有的受限于是激光的初始损伤深度,有的可以通过改变持续照射时间的长短控制凝固深度。热效应弱的激光凝固深度受激光的初始损伤深度限制,功率密度的大小对初始凝固深度影响有限,大功率密度只是可以加快初始凝固的产生,如514nm、810nm、980nm、1 064nm激光;热效应强的激光凝固深度可以通过延长照射时间加深,如CO_2激光、Er:YAG激光、Ho:YAG激光。光纤接触照射的凝固深度也可以通过延长接触时间来增加。

　　凝固照射一定要根据瘤体的深浅选择相应波长的激光照射。较深的血管瘤,要选用初始凝固深、短波长激光照射;而表浅的血管瘤要用初始凝固或初始损伤表浅的激光,如CO_2激光,或者用810nm、980nm激光激活光纤接触照射的方法凝固,这样在保证初始凝固不超过瘤体范围的情况下,通过持续照射达到所需凝固深度。

　　在非接触照射凝固中,用相对大功率密度照射,尽可能短时间内完成对病变的凝固照射,能减小对周围正常组织的热损伤。在接触凝固过程中,接触组织时间越短,凝固范围越小,凝固越精准。

　　在非接触照射中,功率密度大小的调节除了通过改变激光器的输出功率外,最灵活的方法就是改变照射距离、调整光斑大小。通过改变激光光斑大小调节功率密度,最终控制组织的凝固反应速度。在对体积较大的血管瘤凝固照射时,光斑的移动速度要根据凝固反应快慢来调整。

功率密度高,凝固反应快,光斑移动速度可以快些,这样可以缩短照射治疗时间。功率密度低时,病变组织凝固反应慢,光纤移动可以迟缓些(对短波长红外激光不适合低功率密度)。功率密度过高,血管瘤凝固收缩迅速,此时应迅速拉远照射距离或移动光斑,离开原照射部位,避免出现碳化或气化,否则,容易造成血管瘤出血(凡用波长长于 1 340nm Nd:YAP 激光都应该注意这一点)。

照射时激光器功率输出大小、照射光斑的大小都要根据血管瘤凝固反应速度及时调整。功率密度过大,组织凝固反应迅速,术者来不及反应,瘤体表面瞬间出现气化致血管瘤破裂导致出血,使凝固治疗失败。

若组织的凝固颜色出现从白色向焦黄改变,就要停止照射。凝固治疗时要从远距离开始照射,逐渐缩短照射距离,直至白色的凝固出现,停顿 1~2 秒后,保持住照射距离再开始水平移动光斑,做水平扫描或同心圆扫描,直至凝固覆盖整个瘤体。光斑运动快慢或停顿时间的长短要根据凝固速度的快慢而定。如果反应速度太快,停顿时间就要短;反之,停顿时间可以长些。凝固颜色变成焦黄色,表明此处组织凝固过度,要快速移动光斑。

照射中由于血管瘤内部结构和性质的发生了变化,透光性减弱,激光的穿透率会下降,若要加深凝固,就要适当延长光斑停留时间和增强功率密度,需要注意的是,一旦出现碳化迹象就要立即停止照射。高出组织表面海绵状血管会随着凝固表面出现塌缩,当凸出部分塌缩至接近组织表平面时即可停止照射。若病变在未明显收缩就出现焦黄色或变黑碳化,说明照射功率密度过大,此时应立即拉远照射距离,快速改变照射位置或停止照射或调低激光器功率输出。

对短波长激光来讲,凝固一旦产生,激光的穿透力会急剧下降,此时通过继续照射以加大凝固深度的作用并不显著,所以一旦凝固产生就可以移动光斑另照它处,直至凝固整个病变,至于凝固深度是否到达病变基底,只能等愈合复诊的结果,也就是说凝固照射不要追求一次照射到位,可以根据术后复诊的情况实施二次照射,避免盲目照射产生过度损伤。

除波长因素外,功率密度决定着凝固速度的快慢。功率密度越大时凝固速度快而凝固深度就是初始损伤深度决定,特别是波长短的红外激光如 810nm、980nm 激光及波长 514nm 附近的激光。这类短波激光的凝固一旦产生,即使延长照射时间,凝固深度变化也不会太大,这是热效应弱的特性决定的。长波长的红外激光如 CO_2 激光可以在严密控制功率密度的情况下通过延长照射来加深凝固,这种加深凝固的方法需要术者对激光有很强的控制能力。

血管畸形、血管扩张、血管增生等形成的病变常被俗称血管瘤,利用激光将血管瘤热凝固的治疗方法是公认的非常安全有效的方法。用激光凝固血管瘤的治疗过程是精准控制激光照射强度的过程,照射时要根据瘤体组织的凝固状态,随时调整光斑大小或功率密度,使瘤体始终保持热凝固状态,直至凝固整个瘤体。

治疗的难度在于不能使瘤体表面出现气化,否则造成瘤体破裂出血导致凝固治疗失败。这种情况在 CO_2 激光、脉冲 Er:YAG 激光、Ho:YAG 激光、Tm:YAG 激光等波长较长的红外激光最容易出现,需要特别注意。而用 810nm、980nm、1 064nm 这几种短波长的激光凝固时比较安全,不易出血,因此它们是凝固照射的首选激光类型。无论用哪种波长的激光,都要注意凝固时避免表面出现黑色碳化。表面呈鲜红色的血管瘤,凝固呈白色,而暗红色瘤体凝固时呈灰色(图 3-2-2),术者要学会通过观察瘤体凝固状态的变化判定激光强弱并及时调整,保证凝固治疗顺利完成。

凝固治疗方法适用于发生在各部位的血管瘤。有些发生在体内或皮下深层组织的病变,需要借助内窥镜或手术皮肤翻瓣等辅助方法才能使激光照射到瘤体。但无论血管瘤发生哪个位置,具体的照射方法、观察判断瘤体组织状态的变化、控制凝固反应速度等细节及照射中需遵循的原则都是一样的。无论哪一种波长的激光都应根据组织变化的具体情况随时改变激光照射强度(功率密度),避免瘤体破裂出血和周围正常组织受到损伤。

要熟悉血管瘤的凝固过程,鲜红斑痣和海绵状血管瘤凝固时的反应是不一样的,前者表浅且被照射后颜色变白或灰白即可,而后者要见到瘤体出现塌缩,前者组织变白即可转移光斑,后者要在瘤体变灰白色且出现塌缩停滞后再转移光斑直至整个瘤体不再出现明显的塌缩,说明光斑照射范围内凝固作用已经完成,此时应停止照射。

（三）照射注意事项

由于激光穿透深度的限制,只有位于组织或器官表层的血管瘤才适合激光照射凝固。照射时要根据瘤体表面颜色的变化和瘤体的萎缩状态及时调整激光强度。根据瘤体的颜色判断其上皮组织的薄厚,以此为控制激光照射强度提供参考。上皮组织越薄,照射时激光功率密度要越小,越要注意确保凝固缓慢进行,否则在瘤体表层还没有充分凝固,瘤体内部受热膨胀很容易冲破瘤体表皮,导致瘤体破裂出血,反应剧烈时还会发出明显的爆炸。

一定由远而近地开始照射,严密观察瘤体表面颜色的变化,随时调整照射距离。一旦瘤体出现白色凝固立即停止接近瘤体,在保持照射距离不变的情况下缓慢移动光斑,光斑移动速度要保证凝固是连续成片、均匀覆盖瘤体的,而不是无数个凝固斑块的排列。

照射体积较大、明显高出组织表面的海绵状血管瘤时,凝固出现的同时还会出现明显塌缩。应注意,塌缩有一个由快变慢的过程,一旦塌缩变慢要立即移动光斑,这是个连续动作,因为塌缩的快慢变化过程只有几秒钟的时间,这个时间长短也受激光波长和功率密度大小的影响。这种观察和控制能力需要一定经验积累。

照射小面积病变时,由于光斑没有运动余地,可以通过改变光照距离的远近控制凝固速度。不要追求一次凝固到位。瘤体表面凹陷与正常组织平行即可,待坏死脱落后再对残余的瘤体进行补充凝固照射。海绵状血管瘤凝固收缩比草莓状血管瘤明显。照射扁平的瘤体时,凝固一旦出现即可停止照射,这类病变不会出现明显的萎缩。

不建议用穿刺法,也就是将光纤插入瘤体在瘤体内部实施凝固。因为激光凝固血管瘤,主要是血管壁的凝固萎缩,而不是凝固血液的作用结果,血液因为含水量大很难产生凝固。

光纤刺入瘤体内直接与组织接触,激光功率密度无法控制,很容易产生气化,瘤体不仅无法充分凝固,还容易造成出血。由于照射很盲目,凝固的状态无法实时观察和控制,光纤与组织处于接触状态,很容易被激活,若照射的功率设置过高,光纤端头周围的血液或血管组织都可能会产生凝固、碳化甚至气化,造成光纤的透光性被破坏,大大减弱了激光的穿透力,导致激光无法达到正常深度,更不能形成有效范围的凝固。如果光纤头正好在血液中,极易造成水分气化使瘤体膨胀,导致瘤体爆炸。

光纤穿入组织内使光纤处于被激活的状态,极易产生高温使局部出现燃烧无法形成有效凝固。因此不建议对血管瘤实施穿刺凝固。

照射前局部麻醉时要避免由于药液压力过大导致血管瘤体缺血,瘤体颜色变浅甚至无色,这会严重影响瘤体吸收激光和术者对瘤体范围的判断。瘤体颜色变浅也会造成对瘤体范围的误判,致使照射不彻底或误伤正常组织。为了避免这种情况的发生,麻醉时不要把瘤体作为注射的中心区,在瘤体四周一定距离浸润麻醉,这样可以使麻药缓慢渗入瘤体,如果瘤体较大可采用阻滞麻醉,这些都能减轻麻药的压力对血管瘤体的"形""色"产生影响,保证瘤体不发生任何改变,保持瘤体的原始状态,这样才能充分接受激光照射,形成完整的凝固。

第七节 内窥镜下的激光照射及注意事项

光纤传输的激光最大优点是可以通过内窥镜实施体内的激光照射治疗,如通过气管镜、胃镜、喉镜、膀胱镜、输尿管镜、腹腔镜、关节镜等实施相关部位组织的激光治疗。凡是内窥镜能达到的部位,都可以通过光纤将激光引导到病变部位实施气化或凝固照射。目前应用最广泛的是泌尿外科,主要是通过膀胱镜对膀胱肿瘤、前列腺肥大、尿道狭窄实施照射,通过输尿管镜进行激光碎石;消化内科通过胃、肠镜进行消化道内表浅病变的气化或凝固治疗,如溃疡照射、肠道内息肉的切除或气化,消化道内止血;呼吸内科的气管镜下实施气管黏膜止血、切割或气化气管内瘢痕、解除狭窄、祛除气管术后缝线;耳鼻喉科喉镜下声带息肉和乳头状瘤的气化等。通过内窥镜实施激光碎石以及祛除骨组织增生等治疗,能充分体现脉冲激光爆破作用的优势。

内窥镜下激光照射与体表照射相同,要根据病变性质选择不同波长和输出方式的激光,采用接触或非接触照射方式。激光参数设置和具体照射方法要以提高损伤精度、避免出血为原则。如根据波长的不同采用相应接触或非接触照射,再根据病变特性选择切割、气化或凝固照射的方法。尽管是通过内窥镜照射,但在治疗中控制激光的损伤深度和范围的方法、遵循的操作原则与祛除体表病变的照射是一致的,只是对祛除病变的精准度要求更高,因为体内组织一旦出现穿孔,后果是可想而知的。

利用激光通过内窥镜对体内病变气化或凝固治疗能充分体现激光治疗精准的特性:"精"是指治疗中对病变的气化或凝固范围可控制在与光纤直径相同范围如 100μm 或 200μm 的精度,通过选择适当波长的激光和照射方法将损伤深度控制在 1mm 内甚至更浅;"准"是光纤高度的灵活性可以直接接触到病变组织,不会发生照射偏离病变的现象。

内窥镜下激光照射一定要防止出现腔道穿孔,需要在损伤深度的控制上精益求精,要有强烈地控制隐性损伤深度的概念。由于镜下照射空间狭窄,组织间距小,照射时的热辐射作用很容易影响到邻近组织。

避免长时间连续照射,点触照射结合激光断续输出,不仅能提高气化或凝固损伤精度,还可以有效减小热辐射对周围组织的影响。如在耳鼻喉科用激光通过直达喉镜治疗声带病变时,要精准地祛除病变组织,尽可能避免伤及正常组织,因为声带受损会严重影响发声。

照射时尽可能选用细光纤,对于声带上的乳头状瘤这种病毒性的病变不能采用脉冲激光,相比之下用 810nm、980nm 和连续输出的 1 064nm 这些短波长的红外激光,在光纤激活下接触气化更安全有效,照射时除了控制好激光输出功外,还要控制好点触的力度和时间,保证损伤的精度。

如果用 CO_2 激光（用空芯光纤传输）非接触照射，要注意光斑的大小与功率密度的匹配，因为声带上病变面积不大，光斑面积若超过病变组织范围，很容易伤及周围正常组织。

小光斑照射时要调低激光输出功率，这样才能保证功率密度安全有效，避免出现超深度气化。要使病变凝固、碳化、气化的进程适当放慢，这样才有利于病变组织基底产生适当凝固以有助于阻止出血。

用 810nm、980nm、1 064nm 激光接触照射时要注意光纤头激活范围仅限于光纤端头。激光输出功率要小，先从 1~2W 开始，再根据需要提高照射功率密度，声门空间狭小，功率过大光纤温度过高，会加剧对周围的热辐射，光纤端头未接触声带组织时，不要触及脚踏开关输出激光，因为在如此小的空间内照射，光纤在出光的状态下接触和撤离组织的过程中都会对周围产生热辐射，这种强度热辐射虽然不会产生不可逆损伤，但长时间的热累积作用容易造成局部组织水肿充血等可逆性热损伤，增加病人术后的痛苦和长时间发音失常。一定要在光纤接触到组织时再发出激光。

在照射完成后，切断激光输出之后再撤离光纤，减小对周围组织的热辐射。也可以将激光设定为断续照射，使组织在照射间歇散热，减少热累积损伤，减轻术后不良反应（图 4-2-5连续输出、断续照射的损伤对比）。直达喉镜下的激光照射方法，遵循原则和注意事项代表着所有内窥镜下的激光照射特点。在激光治疗中热辐射的作用是无法观察到的，所以常被忽视。术者在照射前应对这种损伤进行一定的了解，不能简单地模仿他人使用。否则不仅很难达到治疗效果，导致治疗失败，可能还会造成医疗事故。

内窥镜下切割组织需要选择直径略粗的光纤（如直径 400~1 000nm），这样增强光纤的韧性，防止切割过程中出现折断的现象。切割组织时要注意光纤激活的范围不要过长，控制在1~2mm 以内的范围，因为随切割时间的持续，光纤燃烧的范围会逐渐延长。长时间的燃烧也会使光纤变脆，很容易折断。为避免这种情况的出现，首先要避免长时间持续照射，采用断续照射是最明智的做法。在内窥镜下使用 810nm、980nm、1 064nm 激光接触切割或气化病变时一定注意以下几点：

1. 气化病变时，光纤的激活范围只限制在光纤端面，以减小热辐射作用。

2. 切割的激活范围在 1mm 范围，激光输出功率在 2~3W，以避免光纤过度燃烧。注意光纤探入组织的深度不要超过激活范围，切割时光纤移动要快。

3. 不要在光纤未接触组织时输出激光，避免光纤空烧。

4. 避免长时间持续切割或气化，要断续照射，如每次切割持续时间不超过 2 秒，停顿2~3 秒后再继续切割。气化要采用点触气化。

5. 内窥镜下非接触照射时一定要将光纤端头做切割处理，确保光纤头端面的光洁，保证激光的方向性，避免激光的衰减或光纤的自燃。

6. 内窥镜下凝固血管瘤一定注意控制凝固的深浅，如果瘤体较大且上皮组织较厚，可以用非接触照射凝固；如果病变表浅，就用激活的光纤在小功率条件下准接触照射使病变凝固。点触组织照射结合激光的断续输出能很好地提高凝固精度。所谓准接触是指照射时光纤接触组织不是很紧密，以防止光纤与组织发生粘连，否则光纤撤离时会造成瘤体破裂出血。

第八节　腔道组织照射及注意事项

出于生理原因,尿道口、阴道口、肛门总是处于"污染"状态,很容易发生炎性或病毒性增生,如尿道口、阴道口内外、宫颈口、肛周肛管等部位的尖锐湿疣、尿道肉阜、尿道口囊肿等。这些病变虽然明显高出组织表面但基底表浅只在黏膜或皮肤层,有的体积较大、有的是多发。用传统手术切除,创伤较大还会伤及皮下或黏膜组织,术中出血较多,组织层次不清,术后缝合、拆线也增加了病人痛苦,大范围切除很容易造成局部结构和形态改变。利用激光从表面逐层气化,直到病变基底,不会伤及黏膜或皮肤下组织,在彻底祛除病变的同时保留更多的正常组织,保证局部组织结构的完整性。激光治疗的精准和不出血的优势在这里能得到充分体现,大大简化了治疗过程。

这些部位的组织以及病变本身血运丰富,治疗时要根据所选激光的波长特性控制激光强度,确保治疗中不出血或少出血。治疗以气化祛除为主。照射时控制激光功率密度,使病变组织在凝固和气化反应交替进行中被气化。放慢气化反应速度,要在一定程度凝固的基础上气化,这样才能防止气化中出血。但是这种缓慢的气化如果控制不当,又很容易使凝固范围扩大导致尿道组织萎缩,尿道狭窄。特别是选用短波长激光接触照射时更容易出现这种损伤。

避免组织萎缩情况出现,首先要有减少热累积和提高损伤精度的意识。要有意识避免长时间的持续照射,即使是 CO_2 激光这种损伤精度很高、气化很强的激光,持续照射时间过长,在热传导的作用下依然会使病变周围正常组织温度升高,造成不同程度的热损伤,甚至凝固萎缩。在狭小的腔道内照射时需要特别注意。避免连续照射,采用断续照射。如果疣体小,每一个光斑的照射持续时间不超过 1 秒,相当于点射。若是使用 810nm、980nm 激活的光纤接触气化更要注意,光纤激活要充分,适当增大激光输出功率提高气化反应速度,快速点触,充分气化,点触力度要轻,有利于控制深度。尿道口内的病变一般不会很大,间歇照射不会延长治疗时间,也正因为体积小更应保证治疗的精准度,减小周围组织的损伤。断续照射可以给组织 1~2 秒的散热时间,有利于减少热累积,缩小热损伤的范围,防止出现尿道萎缩现象。

功率密度的控制,既要使病变组织气化充分,又要避免由于气化过快使创面出血,在使用波长较长的激光气化时需要特别注意这一点。激光强度的控制很微妙,既要很好地产生气化又要有良好的止血作用,关键是要确保组织不发生萎缩,如果组织有萎缩迹象就要立即停止照射,间隔几秒后再照射,直至病变完全祛除。为了避免 CO_2 激光照射时出血,可以先从远距离开始照射,待疣体上半部分出现白色凝固后,再近距离照射气化,保持间歇照射分层气化。这个照射原则适用于所有腔道内的激光照射。对于膀胱肿瘤,由于照射本身是在水环境下进行,病变体积较大,高出组织表面,可以适当延长持续照射时间,但依然要特别注意观察周围组织的变化情况,特别是接近瘤体基底部时,注意控制持续照射时间,控制基底组织损伤精度,及时调整激光强度,防止组织穿孔。

波长越长的红外激光初始损伤越浅,损伤精度越高,对周围组织热损伤越小,在治疗中是最先考虑选择的激光类型。由于一个科室不太可能同时拥有所有波长类型的激光。因此应该学会充分利用各种激光波长的生物特性,结合组织温度耐受特性及热传导特性,利用接触和非接触照射方法的各自优势,充分发挥现有激光的潜力,使科室内激光的使用率发挥到极致。

无论软硬组织或体内体外,激光照射的本质都是相同的,只是内窥镜下照射损伤精度要求更高。要充分利用各波长激光的生物特性。Ho:YAG 激光、Tm:YAG 激光都是非接触照射,照射强度要通过激光功率输出和照射距离严格控制,特别注意避免长时间持续照射,断续照射是必须遵守的原则。810nm、980nm、1 064nm 激光有接触与非接触照射之分,凡是内窥镜下的气化、切割、表浅凝固一定要在激活光纤情况下接触照射。

为了提高损伤精度,光纤激活范围的大小、点触的时间长短和点触的力度大小都要根据病变的大小、深浅严格控制。接触照射时一定要确保光纤充分激活,通过点触力度的大小、触及组织时间的长短来控制气化或凝固深度,这一切都是为了提高祛除病变组织的精度。对实际损伤范围的控制不能只局限于视觉观察到的范围,一定要强化隐性损伤意识,对损伤范围的估计要有"提前量"防止出现腔道穿孔和狭窄的现象。

Ho:YAG 激光、Tm:YAG 激光在 1~4W 低功率范围内输出,也能进行尿道口内外病变的气化或凝固治疗,虽然尿道口毛细血管丰富,只要功率密度或光斑控制得当是不会出血的。气化反应速度要快,选择的激光或照射的强度应确保照射瞬间产生气化;以利于减少热累积损伤。用小光斑照射可以提高损伤精度,有利于减少局部组织的受热,避免局部萎缩或狭窄的产生。断续照射同样也是为了减轻热累积作用,避免尿道萎缩形成狭窄。用 810nm、980nm 激光或 Nd:YAG 激光时要特别注意光纤充分激活,否则在光纤温度无法使组织充分气化时,术者会下意识地延长照射时间,容易造成尿道萎缩狭窄。要保证光纤接触到组织瞬间产生气化,这样才能减小基底部的凝固范围,提高损伤精度。

光纤点触组织的力度大小和时间的长短决定着气化的深度,过于用力的点触会使气化深度明显加深,因此根据病变的深浅控制好点触力度,再通过触及时间长短控制气化的深浅度。越轻且快速的点触气化祛除深度越表浅,病变组织祛除精度越高。防止激活的光纤在来回接触组织的过程中对周围组织产生热辐射,要求只有在光纤接触到组织时才输出激光,在离开和接近组织的过程中不要有激光输出。

总之,在狭小的腔道表面实施激光照射时要尽可能缩短照射时间,采用断续输出和点触照射。非接触照射时,激光强度应该控制在初始气化深度不超过病变深度三分之一的范围内。接触照射治疗时要快速点触,组织在被气化过程中不能出现萎缩现象,尽可能缩短整个治疗时间,一定要避免因过度凝固造成组织挛缩,管腔狭窄等现象出现。

腔道照射的过度损伤后果是萎缩狭窄或穿孔。穿孔的造成是由于损伤深度控制不当造成的,很多情况是由于术者对隐性损伤的忽视。

为了防止这种情况的发生,术者要了解所用激光产生隐性损伤的范围,始终要将隐性损伤的深度与实际观察到的损伤深度结合起来考虑,控制气化的范围,这样才能减小对实际损伤范围控制的误差,做到精准治疗。治疗中损伤精度和最终的作用范围是由激光的波长、照射的功率密度、照射时间决定的。要选用初始损伤表浅、隐性损伤范围小的激光,保证显性损伤范围接近实际损伤范围,减小对过度损伤范围的误判断,使实际损伤范围完全在可控范围。

接触照射时要保证光纤充分激活,激光输出功率要保证组织气化反应快,点触的力度轻、速度快,这样才能缩小隐性损伤的范围,使显性损伤范围接近实际损伤范围,减小控制损伤的误差,使实际损伤完全在视觉控制之下,避免盲目照射造成组织穿孔。在内窥镜下进行的体内或脏器内的激光照射要特别注意保证损伤精度。无论是接触照射还是非接触照射,都要注意控制激光强度和照射时间,尤其要避免长时间持续照射。

术者一定要强化减小隐性损伤范围、防止产生组织穿孔的意识,避免只注重观察组织表面损伤的情况和忽略热传导和热累积在组织中产生的隐性损伤。凡涉及黏膜层下的病变,最好不使用激光。若一定要使用激光,就要选用初始损伤表浅、隐性损伤范围小的激光,如果是连续激光就要用断续输出模式照射。要强化提高损伤精度的意识,用最小的有效照射强度、最短的照射时间完成照射,做到精准治疗。光纤传输的激光中,Ho:YAG 激光、Tm:YAG 激光对软组织的气化作用都很明显,隐性损伤范围小,控制损伤很直观。810nm、980nm 半导体激光,Nd:YAG 激光等绝不能以非接触方式对腔道组织实施气化照射,必须在光纤激活的情况下接触照射,不仅要注意激光输出功率的控制,还要采用断续照射。

第九节　激光治疗的适应证

不是所有的病变都适合激光治疗,激光特性决定了激光在临床的应用范围。鉴别激光的适应证要以发挥激光特性为标准,使激光的组织作用特点和优势在治疗中得到充分发挥。

激光在组织中的穿透能力是有限的,所以激光治疗的适应证首先是表浅病变,其深度应该是激光能达到的深度。虽然热效应强的激光可以通过持续气化,将激光的损伤深度无限延伸,但是超过一定的组织深度,激光的止血作用会完全丧失。激光的止血作用得不到发挥,治疗不仅没有意义也很难进行下去。

激光适应证对病变的深度要求比较严格,除凝固治疗外,凡是需要气化、切割的病变都应是发生在皮肤或黏膜层的。在非损伤照射治疗中,激光的组织穿透深度能得到充分发挥,在一定强度范围内通过提高激光功率密度,可以进一步加深穿透深度,有效穿透深度最深也只能达到十几毫米。在这个深度发生的病变如关节炎、毛囊炎、蜂窝织炎、甲沟炎、皮炎、慢性皮肤溃疡、痤疮等皮肤表层或皮下软组织炎性病变,都是激光非损伤治疗的适应证。它们主要以 630nm 波长的红色激光照射为主,也可以用 810nm、980nm、1 064nm 激光在低功率密度条件下照射。10 600nm CO_2 激光在大光斑、低功率情况下也可以实施非损伤照射治疗,如疱疹的照射。这些几毫米至十几毫米深度的炎性病变恰好是激光能达到的深度范围,可以利用激光的生物刺激效应或热效应使组织逐渐恢复正常。从深度来讲,皮肤及皮下组织的慢性炎症都是激光非损伤照射治疗的适应证。

在损伤性治疗中,界定适应证的主要标准就是病变表浅。这不是因为激光穿透深度表浅,而是激光在深层组织中不能发挥止血作用的缘故。在激光凝固治疗中,有的激光可以在初始损伤深度的基础上通过延长照射时间来增加凝固深度,但作用很有限;而气化作用不同,激光的气化可以通过持续照射达到任意深度。如 CO_2 激光的初始损伤非常表浅,但是通过持续照射可以使组织的气化深度达到几毫米甚至更深,气化和切割的深度不受激光穿透率的限制。但在深层组织的切割或气化中,激光的止血作用很难发挥出来,而且多数激光的切口是不宜缝合的,因此激光不适合对深层组织病变进行损伤性治疗。或者说深层组织病变不是激光治疗的适应证。

理论上,激光的适应证对病变面积的大小没有要求,激光照射面积的大小可以通过改变照射光斑的大小,结合点射或扫描照射的方法控制。照射面积可以小到零点几毫米,大到十几甚至几十平方厘米。总之,激光治疗的适应证特点是病变表浅且面积不限。对大面积表浅病变照射治疗是激光治疗具有的独特优势,如激光治疗鲜红斑痣和太田痣,及各种大面积多发病变(图 4-1-2、图 4-9-1)。

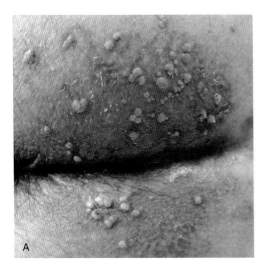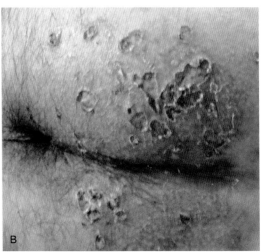

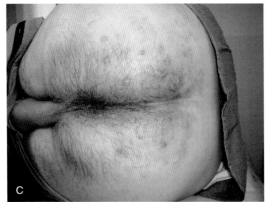

图 4-9-1　CO_2 激光气化广泛多发的扁平湿疣
A. 术前;B. 术后即刻;C. 愈后

如图 4-3-2 所示,发生在皮肤表层的老年斑就是典型的激光适应证,这种表浅的病变最适合波长较长的红外激光实施表浅气化。如图 4-1-2 和图 4-9-1 所示,这些表浅且大面积多发的疣状增生,药物治疗或手术切割都很困难,却正是激光的适应证。由于激光的损伤精度最高可达微米级,在治疗过程中激光对病变周围正常组织造成的热损伤范围非常小。要达到激光精准治疗的目的,首先选择波长较长的激光实施照射,其次是在照射的技术细节上规范操作才能保证激光波长特性得到完美发挥。

激光适应证的界定建立在了解激光波长特性的基础之上。确定了激光的适应证后,再选择相应波长的激光照射,以及选择具体的照射方法。表浅的病变应该选择穿透率低的激光,如 CO_2 激光、脉冲 Er:YAG 激光。浸润组织较深的病变,激光的选择范围要宽些,既可以选用像 CO_2 激光持续气化达到病变基底,也可以用激活的光纤接触气化使短波长激光发挥作用。图 4-1-2、图 4-9-1 就是激光损伤性治疗适应证的典型特征:表浅、大面积或多发。

激光的适应证除了从病变的深度考虑外,还要注意病变的性质是否适合激光的照射。无论是激光的损伤照射治疗还是非损伤照射治疗,都不适用于恶性肿瘤和结核病变。激光的热效应和生物刺激效应引起局部组织血液流动加快,会促使肿瘤增长和癌细胞转移,也同样会促使结核杆菌扩散。所以恶性肿瘤和结核病变都是激光治疗的禁忌证,除此以外,大多数局部炎症或损伤都可以尝试用激光的非损伤照射来缓解或消除炎症反应、促进创面愈合。当然,这治疗多以红光或近红外波段的激光为主。

病毒性病变不适合用脉冲激光气化治疗,或者说病毒性病变不是脉冲激光治疗的适应证。脉冲激光对组织的爆破作用,会产生大量未失活的组织碎屑,这些絮状的组织碎屑飘浮在空气中产生严重污染,一旦吸入人体会产生极大危害。病毒性病变组织一定要利用连续激光的燃烧气化作用祛除,这样才能使病变组织在充分燃烧气化中分解,彻底失去活性。适应证确定后还要正确选择激光类型,这是在激光使用中比较特殊的情况。

总之,凡发生在组织表层、激光能照射到的良性病变都是红外激光损伤治疗的适应证,但要注意的是,如果从病变发生的位置和恢复功能等因素考虑需要术后缝合的病变,最好不采用激光切割或气化治疗。如果一定要用,就选择 CO_2 激光或 Er:YAG 等长波较长的红外激光,因为它们切口缝后是可以愈合在一起的。

皮肤科诸多病变都适合激光祛除治疗,因为皮肤科多数病变都很表浅,适合激光的损伤性治疗,这也是激光在皮肤科应用最普遍的原因。如脂溢性角化、扁平疣、睑黄疣、汗管瘤、皮脂腺囊肿、色素痣、蜘蛛痣、血管瘤、狐臭、结节性痒疹、皮肤角化、寻常疣、扁平疣、尖锐湿等,这些表浅病变都是激光的适应证。多数情况下,发生在组织或器官表面的良性增生病变都适合激光气化或凝固祛除。慢性炎症病变可用激光实施非损伤性照射。

虽然体表或组织表面的血管性病变(如血管瘤)是激光的适应证,但治疗时要根据不同类型和浸润组织的深浅选择不同波长的激光照射。表浅血管瘤用波长较长、初始损伤浅的激光凝固照射;瘤体较深的病变要用短波长、初始损伤深的激光凝固照射(图 3-2-2、图 4-1-8)。

第十节　如何根据病变选择激光,发挥激光特性

(一)选择激光的原则

确定了激光的适应证后,就要根据病变的特性选择最适合的激光照射,包括激光的波长、输出方式(脉冲或连续)、照射方法以达到彻底、安全、精准、损伤小的治疗目的。在激光的适应证中,病变组织有大小深浅的不同,有软硬组织之分;血管性、纤维性之分;囊性、实性之分。激光治疗是根据病变的具体情况选择气化、切割、凝固等治疗方式,根据治疗方式再选择激光的波长和输出方式。这样才能使激光的波长和输出方式的组织特点在治疗中充分发挥出来,体现出激光治疗的优越性。如何根据病变选择激光器,是很多激光使用的初学者常问的问题。即使是激光的适应证也存在着选用哪种激光更有效的问题。

激光器的选择要根据病变特点,结合治疗目的选择相应的激光。激光的生物特性产生的组织反应要符合治疗过程和结果的需要。总之激光的选择要从多方面考虑,同一病变可

以用不同类型的激光治疗;同一激光通过改变照射方法、调整照射参数可以用于不同病变的治疗。

临床上选择激光的原则是:凡是位置表浅,高出皮肤或黏膜表面,非血管性的病变无论体积大小可以考虑选择用激光直接从表面气化祛除。如果面积较大的病变,可以选用 CO_2 激光、Er:YAG 激光、Ho:YAG 激光、Tm:YAG 激光等长波长的激光实施表浅气化,这类激光输出功率高可满足大光斑的照射气化,而且有很高的气化效率。在实际应用中 CO_2 激光的使用普及率高且成本低,而后三种激光价格昂贵不是很普及。

CO_2 激光的普及率很高,应用范围广泛,无论病变大小、深浅,都可以通过控制激光强度和照射时间满足治疗要求,强烈的气化作用能够满足大面积的表浅病变气化,表浅的初始损伤特性还可以满足那些表浅且细小的病变照射,充分发挥高精度损伤特性。810nm、980nm 激光也能通过细光纤的点触照射,治疗直径小于 1mm 的病变。

非损伤照射治疗的前提是,治疗中不能使组织产生不可逆损伤,因此这种治疗都选用热效应弱的激光,它们水吸收作用很弱,穿透组织深,不易在组织中产生高温导致组织损伤。临床使用最多的就是 630nm 波长的激光,这种激光的光子频率与血红蛋白的固有频率接近,有增加血细胞运动的作用,最终产生一系列生物刺激效应。

用红外激光实施非损伤的理疗性照射,是利用组织热效应使局部血管扩张、血流加速,最终达到消炎、祛水肿等目的。用于这种治疗的红外激光最好用 810nm、980nm、1 064nm 波长的连续激光,如果没有这些激光,也可以用其他波长的红外波激光代替,但是一定注意照射的功率密度要小,不能使组织温度超过 40℃。照射时局部组织温度应保持在 37~39℃,因为理疗照射时间通常在 10~15 分钟,在这么长的时间内作用温度超过 40℃会导致组织热损伤。

损伤性治疗的作用机制是激光热效应。光的穿透和热的传导作用都有一定的延伸性,照射时很容易影响周围正常组织,因此在祛除病变时提高损伤精度非常重要,避免或减小正常组织的损伤。不同病变采用不同波长的激光照射,根据病变的深浅选择相应的初始损伤深度的激光,但总体讲长波长的激光是气化治疗的首选,因为这类激光初始损伤表浅、损伤精度高,使治疗达到最佳效果。

激光的选用要从病变特性出发,再结合病变范围的大小、深浅。病变的性质是否为良性增生、是否为病毒性增生、血运状态、生长部位、病变形状等因素综合考虑选择相应波长的激光照射。激光的波长要适应病变的深浅和气化或凝固的治疗方法,还要根据软硬组织选用激光输出类型。光纤输出的激光还要决定接触或非接触照射的方法,最后是照射参数的设置,照射方法,操作细节等。

牙齿去腐、体内碎石、骨质增生等硬组织病变一定使用脉冲激光。软组织主要以连续激光照射为主。脉冲激光可以用于软组织,但连续激光绝对不能用于硬组织祛除,不仅发挥不了作用还会严重伤及周围组织。激光的波长,功率密度大小,照射时间长短,及各种脉冲参数值都影响着祛除病变的快慢、深浅和术中止血作用的强弱。在软组织的照射中,脉冲频率的高低明显影响止血作用的发挥。脉冲能量大小和脉宽长短对硬组织祛除效率有着决定性作用。这些是选择激光需考虑的因素。激光的选择要注重祛除病变的精确度和术中良好的止血效果。根据病变治疗的目的,确定激光的波长和工作参数,使治疗效果尽可能圆满。

（二）选择思路

1. 从治疗方法上考虑 在激光的损伤性治疗中,气化病变是最常用的方法,也是激光特性的最佳体现。软组织的各种纤维组织增生\疣类增生\囊性增生都可以在激光的持续气化作用下祛除干净。

如图 3-5-1、图 4-1-5 所示,对于凸出皮肤较高但基底表浅的软组织病变,直接气化祛除是快捷有效的方法,无论是非接触照射还是接触照射,都应以连续激光照射为主。脉冲激光虽然可行,但病变的祛除效率没有连续激光高,治疗时间会有所延长,还要注意避免治疗过程中出血。脉冲激光能减轻热累积效应对病变周围正常组织的影响。连续激光最好采用断续照射方式。

在临床实际应用中很多表浅的良性增生都采用普通 CO_2 激光气化。从图 3-5-1、图 4-1-5、图 4-10-1 中可以看出的脂溢性角化的气化创面最表浅,没有明显的凹陷。这是因为病变本身基底就很表浅,所以气化深度理应表浅。这种精准的损伤深度,首选是由于选择了初始损伤表浅的激光,再者是功率密度和照射时间长短控制。术者要对病变特性有清晰的了解,才能利用激光波长特性充分发挥治疗的精准特性。对基底表浅的病变气化时要注意,不要直接气化到底,应该一层一层地气化。气化一层就用棉签擦去表面碳化和凝固坏死层,观察病变祛除情况,再继续气化直至正常组织出现,这样才能确保病变祛除精准,减少对正常组织的伤害。图 4-10-2 中色素痣基底比图 3-5-1、图 4-1-5 中的病变深,这种精细的深度差异只有利用 CO_2 激光初始损伤表浅、精准气化的特性才能做到。

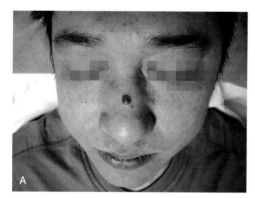
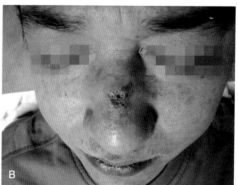
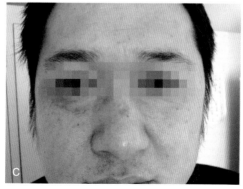

图 4-10-1 CO_2 激光气化鼻色素痣
A. 术前;B. 术后即刻;C. 愈后

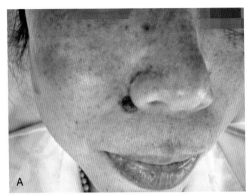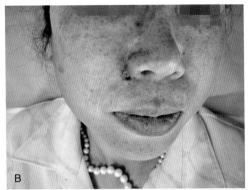
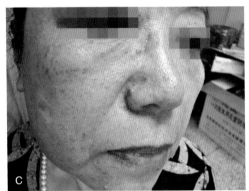

图 4-10-2 CO₂ 激光气化色素痣
A. 术前；B. 术后即刻；C. 愈后

对有些病变的治疗 CO_2 激光显得力不从心，如特大的尖锐湿疣，如图 4-1-3 这种基底血运极其丰富的疣体病变，在气化中很容易出血，血液消耗大量激光能量，严重削弱气化作用，使 CO_2 激光的祛除效率大大降低。对于这种基底表浅，血运丰富，明显高出组织表面的病变，单纯用 CO_2 激光气化，治疗进程很慢。选用波长较短的激光配合使用，能非常有效地提高治疗效率。如先用 810nm、980nm 半导体激光对病变进行凝固照射，然后用干纱布轻轻擦去表面凝固坏死部分，重复几次至接近病变底部，再用 CO_2 激光气化残余部分。这种治疗方法既缩短了治疗时间、减少了出血又保证了基底部损伤的精度，大大提高了治疗效率。

除了用表面气化的方法祛除病变外，也有从根部水平切割，将病变整体祛除的方法。这种切割方法也是得益于激光的止血特点。凡是利用激光的气化作用祛除病变，一定要选用初始损伤表浅、损伤精度高的激光，以尽可能减小对病变基底周围正常组织的损伤。如果科室没有长波长的激光，也可以用短波长激光在激活光纤的情况下接触组织照射，完成表浅气化、凝固或切割。范围较大且深的血管性病变，一定就要选用短波长连续激光，用非接触照射凝固。这样可发挥短波长激光穿透能力强的作用，满足深层凝固的需要。在特殊情况下，若能很好地控制激光功率密度，也可以用长波长激光进行表浅凝固治疗如图 4-1-7。对于多发、表浅的增生如图 4-1-2 和图 4-9-1，应该选择 CO_2 激光气化祛除，能充分体现 CO_2 激光气化快速、精准治疗的优越性。

2. 从损伤精度考虑 从精准治疗的意义讲，脉冲激光有一定优势。图 3-5-1 中的病变比图 4-3-2 的病变明显高出皮肤表面很多,有一定的厚度,从缩短手术时间提高治疗效率来讲,选择 CO_2 激光气化比用脉冲 Er∶YAG 激光更有优势,能非常显著地缩短治疗时间。但对图 4-3-2 如此浅薄的色斑而言,若用连续 CO_2 激光气化,其精准度很难做到脉冲 Er∶YAG 的效果,需要非常精准地控制功率密度和照射时间。当然若身边有超脉冲 CO_2 激光同样能得到与脉冲 Er∶YAG 激光一样的效果。这就是不同波长、不同输出方式的激光在损伤精度上的差异体现。脉冲 Er∶YAG 激光在实际照射中的初始损伤精度可以达到 10μm 左右,因此特别适合治疗皮肤或黏膜表层的病变如图 4-3-2、图 3-4-8、图 4-10-3。照射时要注意用长脉宽和适当的高频率照射,有利于避免治疗中组织出血。从图 3-4-6 中三种激光气化后创面状态的比较,可以看出脉冲 Er∶YAG 激光的精细程度明显高于 CO_2 激光和 810nm 激光。图 3-4-8 的病变极为表浅,脉冲 Er∶YAG 激光气化深度完全符合病变的要求,这种损伤精度只有在波长较长的脉冲激光照射时才能实现。CO_2 激光连续照射气化深度进程快,所以对体积较大或多发型的病变气化效率很高,可以明显缩短治疗时间,减少热损伤。

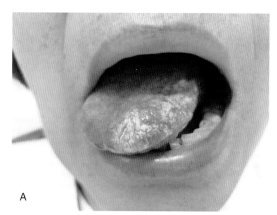
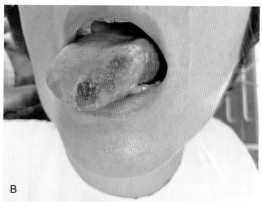
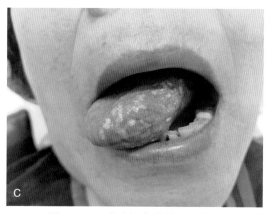

图 4-10-3 脉冲铒表浅的组织气化
A. 术前;B. 术后即刻;C. 愈后

激光用于临床治疗要保证发挥激光安全、快捷、精准的优势。其中的安全:治疗中不能造成正常组织的损伤,如牙龈病变的治疗不能伤及牙体和牙周组织;祛除眼睑上的增生不能伤及角膜、眼球;声带手术时照射左侧声带病变不能伤及右侧声带等。快捷:照射时激光功率设置和功率密度的控制恰到好处,既不出血又能迅速将病变组织祛除,在尽可能短的时间内完成治疗。精准：要求病变祛除范围准确，尽可能减小对周围正常组织的损伤，愈合后不留痕迹。这些也是衡量激光的选择和使用是否正确的标准。

治疗中尽可能选用初始损伤表浅的激光，保证祛除病变的精准度。如在治疗体表的扁平疣、寻常疣或黏膜角化等表浅的病变时，要尽可能选用 CO_2 激光或脉冲 Er:YAG 激光；而那些范围广泛或体积较大的病变如体积较大的血管瘤，选择波长短穿透较深的激光（如 810nm、980nm、1 064nm 等波长的激光）。一定要注意这种凝固照射，光纤是不能进行激活处理的，必须在重新切割光纤的情况下，非接触照射凝固。这是光纤非接触照射必须遵循的原则。在正确选择激光的基础上还要与正确的照射方法相结合，才能完美地发挥激光治疗优势。

根据病变的面积大小和深浅选择适当波长的激光照射可以提高治疗精度。越表浅的病变照射精度越难控制如图 4-3-2、图 3-4-8，这时选择脉冲 Er:YAG 激光照射是最好的解决办法。但若用脉冲 Er:YAG 激光照射图 4-10-4 的病变，治疗进程会显得很慢，一般选用 CO_2 激光可加快气化速度节省治疗时间。用 CO_2 激光或激活光纤接触照射气化病变时隐性损伤范围小，激光的损伤范围完全可以在术者监视下得到精准控制。气化浸润较深的病变时也要尽可能使用初始损伤表浅的激光照射，这样在较高损伤精准度的条件下，通过持续照射气化达到病变基底，在损伤深度的控制上更主动。初始损伤深度深的激光本身气化作用很弱，损伤精度很低，隐性损伤范围广，气化的基底层会留有毫米级的凝固坏死层，所以在气化治疗中，凡是热效应低，不能使组织瞬间气化的激光，不能用于非接触照射气化病变。

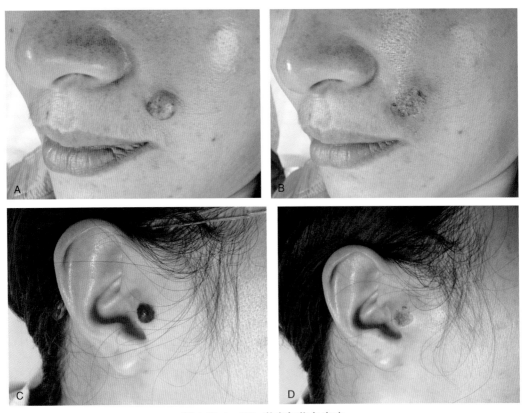

图 4-10-4　CO_2 激光气化色素痣
A. 术前；B. 术后即刻；C. 术前；D. 术后即刻

3. **从照射操作考虑** CO_2 激光和脉冲 Er:YAG 的治疗无论是气化还是切割,对周围组织的影响都是最小的。但就实际操作而言,由于是用导光臂传输,相比光纤的操作不够灵活,又是非接触照射,在保证照射的准确度上相对有些难度,治疗时术者缺乏手感,完全靠眼睛观察,需要根据组织反应状态及时改变照射强度。而光纤传输的半导体激光,在精准和灵活度方面对 CO_2 激光起到了很好补充作用。光纤的接触照射也克服了 CO_2 激光没有手感的缺点,能准确接触病变组织,这对于用惯手术刀的术者非常有利。在选择激光时,照射的准确性也是考虑的因素。如图 4-10-5、图 4-10-6 所示,从病变特性来讲很适合 CO_2 激光气化,但病变发生的位置 CO_2 激光是难照射到的。光纤柔软,弯曲半径能小于 1cm,很容易将激光引导到照射位置,利用激活的光纤点触,病变气化的精准程度也很令人满意,轻松解决问题,充分体现出光纤传导的优势。

激活光纤、接触组织照射是 810nm、980nm、1 064nm 激光这些热效应弱的激光特有的使用方法,借助光纤燃烧产生的热,间接地使激光产生气化作用而且初始损伤精度也变得接近 CO_2 激光,拓宽了短波长红外激光的使用范围。如图 4-10-7、图 4-10-8 所示体积小的良性增生,虽然使用 CO_2 激光或脉冲 Er:YAG 激光在非接触状态下气化时对周围正常组织的损伤最小,但是如果没有这些激光,也可以用 810nm、980nm 短波长的半导体激光代替,同样能得到满意的治疗效果。

位于咽部、鼻内、耳道内的病变,CO_2 激光的关节臂照射起来很不方便,也难以做到精准照射,此时考虑使用光纤输出的激光类型(如 810nm、980nm、1 064nm 激光等)接触照射是最明智的选择。光纤可以在狭小的空间内准确地接近或接触病变组织,达到精准照射的目的,很好地避免误伤周围正常组织。这是从病变发生的位置考虑选择激光。总之如果病变组织所处位置空间狭小,肯定要在光纤传输的激光类型范围内选择。对软组织病变的气化或切割而言,选用短波长的激光,一定要在激活光纤、接触照射的情况下完成治疗。这种照射的准确性和损伤精度都是很高的。810nm、980nm、1 064nm 光纤激活的接触照射,不仅很好地解决了"犄角旮旯"病变的照射治疗问题,气化效果也能达到或接近长波长激光的效果。气化或切割发生在体表的病变应时首选 CO_2 激光。但体表的血管性病变(如海绵状血管瘤)或其他部位的血管瘤最好都选用 810nm 或 980nm 的半导体激光或 1 064nm 激光非接触照射。

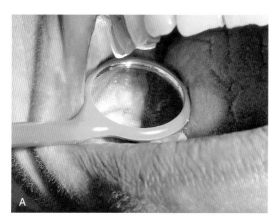
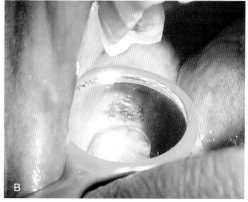

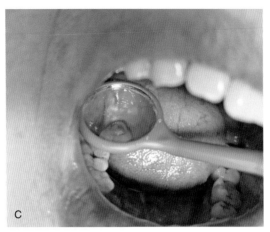

图 4-10-5　810nm 半导体激光,激活光纤点触气化黏膜角化
A. 术前;B. 术后即刻;C. 愈后

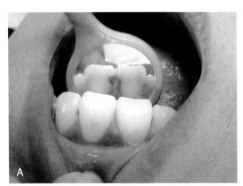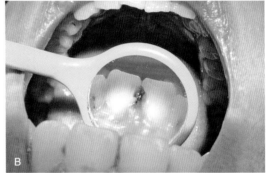

图 4-10-6　810nm 半导体激光,激活光纤点触气化牙龈增生
A. 术前;B. 术后即刻

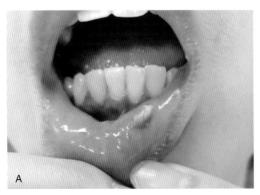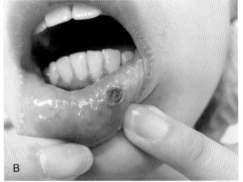

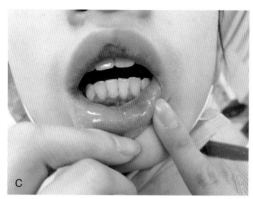

图 4-10-7　980nm 半导体激光,激活光纤点触气化黏液囊肿
A. 术前;B. 术后即刻;C. 愈后

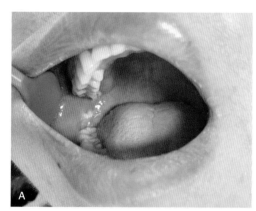
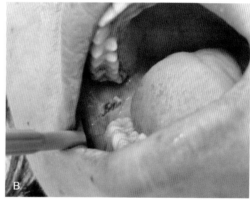
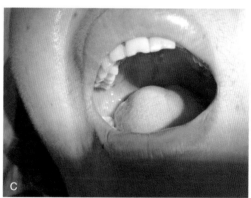

图 4-10-8　810nm 半导体激光,激活光纤点触气化颊黏膜增生
A. 术前;B. 术后即刻;C. 愈后

4. **根据病变的病理特性**　除了考虑病变的位置、大小、深浅选择激光外,还要根据病变的病理特性选择激光,主要还是激光的波长和输出方式。例如,病毒性和血管性病变不宜选用脉冲激光。对于体积较大的病变组织,不仅要考虑组织祛除的精准度,还要考虑治疗速度、尽可能缩短治疗时间、减少热累积,避免出血等。从治疗精准度和组织反应速度来讲,CO_2 激光在很多软组织的治疗中都是首选。

对于化脓性肉芽肿而言,其根部有包含微动脉的血管丛结构,而整个瘤体松软又有丰富的血液充盈,出血比较踊跃,这种病变要争取一次治愈,否则一旦复发会变得更大。为了达到精准治疗的目的,建议用 CO_2 激光治疗。虽然治疗过程中会有出血,但对周围组织的热损伤是最小的,有利于照射后期分辨病变组织和正常组织,特别是照射到病变基底时可以通过出血的停止判断病变祛除完成。若用 810nm、980nm 激光单纯凝固的方法不仅不能彻底凝固病变组织,并且病变组织和正常组织不易分辨,很难通过出血状态的变化判断病变祛除的进展情况。但是可以采用激活光纤接触气化的方式进行治疗。

对于体积较大的血管瘤,用 810nm、980nm 激光的高穿透率特性照射凝固是很有优势的。虽然在病变边缘可能造成一定范围的热损伤,但与瘤体体积相比可以忽略。凝固治疗不仅有激光穿透作用,同时还有热传导因素,都会对周围正常组织或多或少产生影响,但是术者要有尽可能减小这种损伤的意识。如果对 1~2mm 直径的病变采用 810nm、980nm 激光非接触照射凝固一定会造成过度损伤,而且损伤范围与病变面积相比就显得太大了。这时一定要改用激活光纤接触照射凝固,或选长波长激光如 CO_2 激光或 Ho:YAG 激光非接触照射凝固,这样才能保证损伤在病变范围内,减小对周围正常组织的损伤。

在连续激光和脉冲激光的选择上要注意,对于病毒性病变或其他传染性病变的治疗不能使用脉冲激光,要用连续激光切除或气化。连续激光产生的高温对病变组织的作用时间长,病变组织在充分的燃烧中分解,彻底失去活性。脉冲激光祛除病变组织大都是爆炸作用,爆破产生的碎屑内包含很多仍具活性的病毒、细菌、组织细胞,一旦吸入人体很可能造成感染,所以对于病毒性的病变(如寻常疣、尖锐湿疣等)绝不能使用脉冲激光祛除。一定要用连续激光的燃烧气化使病变组织完全失去活性。有人做过测试,即使是燃烧气化病变组织,其产生的烟雾中仍含有活性物质,所以激光使用中强调及时排除照射区域的烟雾,防止术者和患者以及手术室内人员受到伤害。

　　5. **根据病变的形态考虑**　带蒂的结缔组织增生用激光从根部直接切除,这种切割对激光的波长没有特殊选择,凡能产生气化的激光都可以使用。对于高出组织表面但形状扁平的病变没有明显的蒂结构,可以选择 CO_2 激光从病变表面直接气化或用 810nm、980nm 等光纤接触组织气化。对于极表浅的病变要用长波长的脉冲激光如 2 940nm Er:YAG、2 000nmTm:YAG 激光、2 100nm Ho:YAG 激光,从表面气化。对于体积较大的寻常疣或尖锐湿疣可采取连续输出的 1 064nm Nd:YAG 激光、810nm、980nm 结合 CO_2 激光共同照射完成治疗。对于脉冲的 1 064nm Nd:YAG 激光而言,在非接触照射状态下,不能用于表浅非色素性病变的祛除治疗,原因就是这种波长的激光穿透较深,虽然表浅病变能被祛除,但留下的凝固损伤深度远远超出了病变深度范围。

Ho:YAG 激光、Tm:YAG 激光在泌尿外科应用广泛,这两种激光也存在着正确选择和使用的问题。例如,肿瘤的祛除绝不能使用脉冲模式,脉冲模式的高强峰值功率激光引起瘤体爆炸,形成碎片,这些具有生物活性的组织碎片很容易被移植到其他部位,造成人为的肿瘤转移,如同对待病毒性增生病变组织一样,肿瘤组织要有连续激光气化,使病变组织在高温下燃烧,完全失去生物活性,达到彻底祛除肿瘤组织的目的。

激光祛除色素痣主要是为了美观,要特别注意避免术后出现瘢痕。治疗主要以气化祛除的方法为主。色素痣基底都位于真皮层附近,在气化的深度上要保证精准,既要将色素痣祛除干净,又要尽可能多保留真皮层组织,降低出现瘢痕的概率。气化时要用湿棉签擦拭创面,观察色素清除的情况,一旦色素消失立即停止照射,减小对正常组织的损伤。要对病变的深浅范围有一定了解,选用初始损伤表浅精度高的激光。虽然红外激光都可实施这种气化祛除,但如果条件允许,一定选泽长波长激光,如 CO_2 激光、Er:YAG 激光、Ho:YAG 激光。从激光的普及性来讲,用 CO_2 激光实施这种气化治疗更容易。如图 3-4-7 所示,这种面积较大的色素痣用 CO_2 激光表面气化祛除对周围正常组织热损伤小、气化速度快、治疗时间短,对于面积较大的病变要采用大光斑照射,可以提高照射效率、缩短治疗时间、减轻热累积反应。用大光斑照射的同时还要保证功率密度强度,才能满足顺利气化要求,因此要适当增加输出功率。注意气化要分层次进行,切莫追求一照到底,这很容易导致过度损伤产生明显瘢痕。

当气化到色素明显变浅时,就要停止照射,用湿润的棉签擦拭创面,当照射接近病变基底层时,原来完整的色素痣变成分散的小黑点,正常组织开始显露,这时就要调低激光功率输出,用近焦点光斑把零星残余色素组织气化,直至将整个病变完全气化干净,在治疗尾声阶段要特别注意控制损伤精度,一边用湿润的棉签擦拭创面,一边寻找残余色素组织,仔细观察创面避免零星的色素遗漏。用焦点光斑扫尾时功率密度不能太大,对残余色素的气化要表浅,气化速度要慢,因为越到最后越要控制损伤的精度,避免扩大损伤范围。从治疗的精准度来讲,表浅色素痣用脉冲 Er:YAG 激光或脉冲 CO_2 激光效果更好,只是这类型激光器不够普及。

对于体积较小、局部多发的疣体(图 3-5-2、图 4-9-1),在局麻下用 CO_2 激光 810nm、980nm、1 064nm 等激光从疣体顶端气化,接近基底时再用棉签擦去病变表层的凝固和碳化层,适当降低输出功率将残余的疣体气化至正常组织显现。气化时用湿棉签擦拭创面表层的碳化或凝固层,是辨别残留病变、提高祛除病变精准度、减少热累积的必要辅助措施。这类病变用脉冲 Er:YAG 效果也很好(图 4-10-9),比 CO_2 激光更精准,对周围正常组织的热损伤更小,只是治疗时间略长于 CO_2 激光。需要注意的是,祛除速度加快意味着组织爆破剧烈,很容易导致出血。

为了增强凝固层的形成,避免出血,就要适当降低脉冲能量,避免产生强烈的爆破作用,这样会影响整个病变祛除的速度和治疗进程,因此用脉冲激光照射要根据组织气化的具体情况适当调整激光参数。如 Er:YAG 祛除色素痣或小型疣体时脉宽以 500~600μs 为宜,还要配以适当的脉冲频率(如 15Hz),根据组织反应适当增加或调整脉冲能量和频率。爆破力度过强有出血情况时,首先拉远照射距离降低能量密度,其次要调高脉冲频率(如 20Hz),注意不要在出血时照射,这样不仅不能止血,还会造成血液向四周飞溅。要先用棉签或纱布压迫出血点,在释放压力组织处于贫血状态时立即用较高频率的激光照射,此时要适当放大光斑,降低激光能量密度,增强凝固作用达到止血目的。由于形成的凝固层薄,可以用湿润的棉签轻轻擦拭创面,检查是否存在遗留的色素或疣体组织,然后继续照射直到色素组织完全消失。

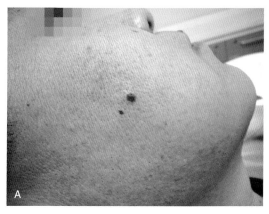
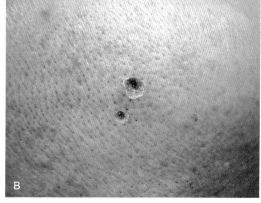

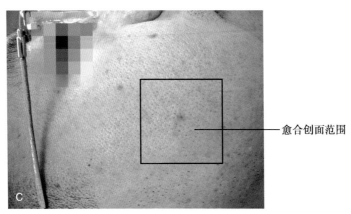

愈合创面范围

图 4-10-9　脉冲 Er:YAG 激光祛除色素痣
A. 术前;B. 术后即刻;C. 愈后

　　用脉冲激光进行表浅的病变组织祛除时,参数设置不能一成不变,要根据组织反应情况及时调整,如发生出血,可在原有的脉冲能量基础上提高脉冲频率或将脉宽调长。但如果病变祛除速度变慢,可以升高脉冲能量或者缩短照射距离,用小光斑提高脉冲能量密度保持祛除病变的速度。若是进行单纯凝固就要保证高脉冲频率和长脉宽的基础设置,脉冲能量设置要根据病变面积和照射光斑的大小而定,不要受激光器内设定的参数值限制,要以照射时组织的具体反应而定。照射中要根据治疗目的调整激光参数或激光强度。如要提高病变气化速度,就应考虑提高脉冲能量密度或功率密度;要增强凝固作用或避免照射出血,就要考虑提高脉冲频率和加长脉宽或降低功率密度。只有掌握了各种参数的组织特点才能在治疗中做到随机应变。

　　皮脂腺囊肿比较表浅,主要发生在皮内,所以开放的创口不用缝合。非接触切开或光纤接触切开都可以实施。切开表皮,排出内容物,取出囊壁或直接气化凝固囊壁,表面残留的碳化和凝固层可以起到保护创面避免感染的作用。这种照射也要注意避免过度损伤,只要损伤范围保持在真皮层以上,创面愈后没有明显的痕迹。皮下的小脂肪瘤因为涉及皮下组织,术后一定要缝合,所以不建议使用激光照射。这不仅是因为激光对皮下组织照射会丧失止血的优势,主要是多数激光的切口缝合后不能愈合。凡从功能恢复、术后感染、组织形态的因素考虑,术后一定需要缝合的治疗,最好不选择激光照射治疗,特别是短波长的激光。激光的选择,要从病变的总体情况综合考虑。原则就是在彻底祛除病变的基础上尽可能减小对周围正常组织的损伤。凡是以气化方式祛除病变,一定选用初始损伤表浅、精度高的激光。短波长的激光在非接触状态下是绝不能用于气化病变的。对于面积较大的表浅病变,可以采取分次治疗的方法。体积较大血管性病变主要选择波长短、组织穿透力强的激光;切割气化病变主要选择波长长、热效应强的激光。

　　为了适应不同病变照射的需要,科室里激光器的配备应兼顾波长的长短搭配,连续与脉冲输出的搭配,这样可以在治疗中起到取长补短、互相补充的作用。CO_2 激光是连续激光在软组织中应用的代表;脉冲 Er:YAG 激光是长波长、脉冲输出用于硬组织的激光代表;脉冲 Ho:YAG 激光是光纤输出的脉冲红外激光代表;Tm:YAG 激光是波长较长、大功率连续输出、光纤传导的激光代表;810nm、980nm 半导体激光是短波长、连续和断续兼容、光纤传输的激光代表。它们在不同类型的病变治疗中发挥着各自的特性和优势。就口腔科而言,这几种激光兼顾了临床治疗的不同需要。CO_2激光表浅而强烈的气化作用,可承担各种表浅、面积较大的病变治疗,而且充分体现高效快捷、损伤精度高的优点。

第十一节　美容激光的照射特点

"美容激光照射"从字面上就可以看出其与普通的临床激光照射不同。它不仅要将有损美观的组织祛除,还要确保正常组织的结构不发生改变,不仅不能使被照射组织在视觉上发生不良变化,还要在整体上提高美观程度,因此美容的激光照射对损伤精度要求更高。在激光美容中,除了紫外波段激光以光化学效应为主外,其它都以激光的生物热效应为作用机制,有的是利用热增加皮肤纤维组织的弹性,有的是利用热在微观结构上破坏异常组织,达到增加美观、提高"颜值"的目的,保证组织的热损伤精度是美容照射的关键。

激光美容中也分为可逆性损伤照射和不可逆损伤性照射两大类。嫩肤、紧肤的照射,被照射组织会出现充血、水肿等反应,随后逐渐吸收恢复,是非损伤美容照射,这种可逆性热损伤是产生嫩肤和紧肤疗效的原动力。对鲜红斑痣、太田痣、文身等的照射治疗是在微观结构上给异常组织造成不可逆损伤,而正常组织被保留的照射,是选择性损伤的美容照射。由于损伤发生在微结构上愈后不留痕迹,能起到改善美观、增加"颜值"的作用。这些照射是利用了激光在特定条件下产生选择性损伤的结果。

选择性损伤的基础是激光热损伤。它是利用病变组织色度低颜色深,吸收激光能力相对正常组织强的特性:在相同的激光强度照射下色度低的异常组织吸收激光能力强,因过度吸收激光首先产生不可损伤,而正常组织色度高不吸收激光未发生损伤被保留下来。

在色素性病变组织的微观结构中,异常色素的组织与正常组织交织在一起,传统的激光治疗都是将病变组织整体气化祛除。这种治疗,术后会产生明显的瘢痕。现代美容激光照射利用脉冲激光的峰值功率增加色素对激光的吸收量,产生足以造成组织变性坏死的温度,这样色素浓或色度低的组织首先升温产生变性坏死,同时色度高的正常组织吸收量低,未产生损伤被保留下来。这种在微观结构的选择性损伤治疗方法损伤精度高,在祛除异常组织同时尽可能保留正常组织,保证了组织结构的完整性,因此术后不留损伤痕迹。美容激光照射主要在体表,特别是脸部,因此这种选择性不可逆损伤的治疗方法具有极高的美容价值,也是目前非常普及的治疗方法。

在激光美容的照射中,特别是选择性损伤的照射,激光照射参数的设置是非常讲究的。从微观层面来讲,由于色素吸收激光作用很强,产生的热量也会传导到周围组织产生一定的热损伤,照射时若激光参数设置不当,会使热损伤波及到正常组织,失去选择损伤的作用。要避免这种微观上过度损伤在宏观上表现出来,就要加强选择性损伤的作用。通过调整短脉宽、降低脉冲频率的设置发挥作用,要注意脉冲能量密度的调节,避免组织产生爆破反应。保证热损伤在微观结构中发挥作用,提高损伤精度。

热损伤是美容激光的主要作用机制,是建立在组织内色素对激光特异性吸收的基础上,通过脉冲激光峰值功率的作用进一步增强这种特异性吸收,强化微观结构上的选择性损伤,最终将色度异常组织祛除。鲜红斑痣和太田痣,两者都是内源性色素(血红蛋白和黑色素)分布不均的结果,通过激光的照射使这些异常色素蛋白失去生物活性,随身体代谢逐渐排出体外。文身是外源性色素造成的,没有生物活性,它的祛除是脉冲激光将色素分子团打碎变小,经巨噬细胞的吞噬最终排出体外。从微观层面来讲,若色素吸收激光作用太强,产生的热量会对正常组织产生热损伤,会削弱选择性损伤的作用,减低治疗精度,增加产生瘢痕的可能。避免这种微观上的过度损伤反应在宏观上,就要通过调整照射参数来加强选择性损伤的作用,通过用短脉宽或低脉冲频率激光的照射,强化微观结构内选择性吸收的作用,减少热量的扩散,避免照射中组织产生爆破反应。

文身的色素分布深度在真皮层附近,传统的照射方法都是用连续激光,如 CO_2 激光将局部色素异常组织整体气化,这种无选择性的损伤导致局部组织缺失,术后产生明显的瘢痕。脉冲激光照射完全克服了这种缺点。选择性损伤照射还被用于脱毛、祛雀斑、毛细血管扩张等。只要组织结构中存在色度差异就能利用短波长脉冲激光产生选择性损伤,发挥治疗作用。

选择性损伤所产生的坏死组织有的从表面脱落,多数被巨噬细胞吞噬经身体代谢排出。这种治疗方法需要多次照射才能完成治疗,治疗周期相对较长。由于损伤是发生在微观结构中,照射后从外观看不出组织缺失,仅组织的颜色发生变化,如表浅的毛细血管扩张,原来表面的红色变浅、变白或灰色,颜色较重的鲜红斑痣表面变成灰色或灰黑色,文身的颜色会变浅等,这些变化都说明激光的照射强度是恰当的。

在激光美容照射中有很多病变的祛除不能采用选择性损伤的照射,如脂溢性角化、睑黄疣、扁平疣、色素痣等,由于这些病变的组织结构是完整、边界清晰的,不存在与正常组织分散交织的结构,所以通常是采取整体气化的方法祛除。脉冲激光和连续激光都可以用于非选择性损伤照射祛除这类病变。照射最好选择长波长的激光,一次性气化照射就能彻底祛除病变。短波长的激光一定要在激活光纤的情况下快速点触,确保气化深度精准。

目前用于美容的激光种类繁多,但激光波长很多都与普通临床使用的波长是相同,只是美容激光多以脉冲输出为主,以达到选择性损伤目的。主要是波长 10 600nm、1 064nm、980nm、810nm、755nm 和 730nm 红外波段激光,可见光波段 630nm、532nm 和紫外波段 308nm。

美容激光器的使用看似很简单,很像傻瓜相机,激光的控制系统已经储存了很多治疗参数,术者只要输入治疗项目,激光器可以自动给出相关的治疗参数,如脉冲能量、频率、脉宽等便于术者使用。需要注意的是,多数激光器显示的激光输出能量或功率都是模拟值,不是检测值,所有不能保证激光输出的功率符合真实标准。若激光器自身没有补偿功能,就会出现相同的激光设置不能产生原来的照射效果。这就是激光器输出的实际功率不符合激光器面板显示的功率,术者在不知情的情况下依然按照激光器设置治疗,效果当然不如从前(在买激光器时应该向厂家问清,激光器本身是否有功率补充功能)。为了避免这种情况的出现,在治疗前一定要用功率计或能量计检测激光的输出功率值是否与激光显示的一致,很多情况是测得的实际功率强度小于激光器显示的强度,这说明实际的照射激光强度不足。

术者在照射中通过观察组织变化,判断激光参数设置是否合理,并及时调整。对鲜红斑痣、太田痣、祛文身、脱毛等照射,是利用组织色度高低差异产生吸收激光的强弱差异,因此照射中脉冲能量、脉宽、频率要合理搭配,强化组织间吸收激光的差异,增强选择性损伤的作用。在这种脉冲照射过程中,组织不能出现爆破反应和破溃出血,否则意味着正常组织也遭到了破坏,选择性损伤失败。根本原因是激光的峰值功率过高产生了爆破。此时就要降低脉冲能量的输出或加长脉宽,降低峰值功率,弱化组织热膨胀反应强度,防止出现爆破、出血。

　　要在低频率下照射,避免局部产生热累积使组织过度升温,这会减弱选择性损伤的作用。若组织表面有萎缩迹象说明组织温度过高,出现了热凝固反应,这时应立即降低脉冲能量或缩短脉宽,同时降低脉冲频率,或改用单次脉冲照射。在选择性损伤的照射中,脉冲激光的三个核心参数对组织的作用是非常关键的,不仅在美容激光的照射中发挥重要作用,在其他临床治疗中也是同样,即使相同的病变治疗,也会由于激光设置不同产生不同治疗效果。例如,在相同脉冲能量密度下,短脉宽和单脉冲频率的照射长脉宽、5Hz脉冲照射相比,前者的选择性损伤效果要强于后者;也可以改变脉冲能量密度和频率的匹配,调节选择性损伤的力度。这种调节在实际照射治疗中,需要根据靶组织的变化而定。术者一定要对这三个参数的组织意义有很深刻的认识,才能很巧妙地发挥各参数的作用。

　　降低脉冲能量,调长脉宽,都是为了降低峰值功率,也减缓热量在组织内的释放速度,避免爆破反应的产生,但同时还要确保异常的色素成分失去生物活性。适当增加脉冲频率可以增加组织内热累积量,增强组织内色素蛋白的凝固变性,也可以避免照射中靶组织出血。但频率过高导致的热累积效应同样会破坏选择性损伤的效果。对外源性色素要将色素团打碎,这时需要调节脉宽或脉冲能量,做到既能打碎色素团又能避免产生过度爆破反应导致出血。从脉冲波形示意图3-6-3可以看出脉宽变窄,阈值线下能量的比重就会减少,有利爆破但不利于组织的凝固止血。增大脉宽增加阈值线下的能量比重可以弱化爆破增强组织止血作用。这时的脉宽作用比较微妙,既要保证色素团爆破还要避免组织爆破出血。照射中要密切注视组织的反应状态,根据情况对激光强度做适当调整。照射前结合病变具体情况综合考虑各参数因素,才能使治疗近于完美。

　　脉冲频率影响着组织凝固强度和热作用范围的大小,也影响选择性损伤的精准度。术者了解这些脉冲参数的组织特点可以在治疗中根据组织的变化及时反应如何调整激光参数。用于美容照射的激光相对于普通临床使用的激光更安全,这主要是它在治疗中产生的损伤规模和程度明显小于普通临床治疗,产生的过度损伤概率也比较小,因此这类激光是比较容易上手的。

　　在这种选择性损伤治疗中,由于保留了正常组织的结构,创面愈合后不易观察到损伤的痕迹。这都是得益于脉冲激光强化了组织色度差产生的吸收激光的差异。组织对不同温度耐受时间不同的特性也是选择性损伤的内在因素。

第十二节　光纤使用的注意要点

　　如图4-10-5所示,牙槽嵴的白色角化,仅从病变的性质及大小、深浅而言病变很适合。用CO_2激光从表面气化祛除,但是导光臂无法在如此狭小的空间转弯照射。光纤柔软,弯曲半径可小于1cm,通过弯曲光纤很容易将激光束转向照射到病变部位。脉冲Er:YAG激光为了适应在口腔内照射,将工作尖与手柄输出端成90°耦合如图4-3-4,也能满足图中部位的病变照射,解决了在口腔内小范围转向照射的问题。虽然脉冲Er:YAG激光的手柄解决了激光束转向的问题,但与光导纤维相比还是显得笨重。

　　光导纤维轻便、柔软、可任意弯曲,照射操作感觉非常轻松。光纤的最大优势是能通过内窥镜将激光传输到体内或器官内部实施激光照射。光纤直径都小于1mm,接触照射时损伤精度高。光纤输出的激光束是有发散角的,在非接触照射中可以通过改变照射距离调节光斑大小,进而控制照射的功率密度,调整组织反应状态。

根据治疗需要选择光纤的粗细,太细的光纤过于柔软,没有韧劲,切割时不易控制力度且易折断,细光纤会使功率密度成倍提高,同时也降低了光纤承受激光输出的功率,限制了大光斑照射作用的发挥。目前临床使用的光纤直径大多是200~1 000μm,治疗时根据病变面积大小和对损伤精度的要求选用不同直径的光纤,比较常用的是200μm、400μm、500μm直径的光纤。

病变越表浅,对损伤精准要求越高,越要选用细光纤如直径200μm光纤。光纤越细热源范围越小热传导范围越小,再结合准确、轻、快地点触照射就能使气化精度达到更高程度。在没有 CO_2 激光或脉冲 Er:YAG 激光等初始损伤表浅的激光情况下,同样可以实施高精度的表浅气化或凝固照射。

细光纤弯曲半径小,能满足在狭小的空间内转向照射的要求。细光纤被用于面积较大的病变接触照射时,虽然会延长治疗时间,但是损伤表浅、精度高等优点非常有利于术后愈合,对体表皮肤的病变祛除照射可以不留痕迹。高出组织表面,面积较大的病变可以选用直径1 000μm的粗光纤气化,同时提高激光输出功率,采用大光斑照射也可以有效提高治疗效率,缩短治疗时间,特别是用于体积较大的各种疣状病变的气化治疗。

光纤的使用有接触与非接触照射之分,主要是为了适应不同波长激光照射组织的需要,充分发挥激光的临床应用潜力。组织热效应强、能使被照组织直接气化的激光,都能以非接触照射达到气化、凝固的目的。这种用光纤非接触照射气化或凝固的治疗,必须要重新切割光纤后才能照射。不能直接气化组织的激光需要在照射前对光纤做激活处理,然后再接触组织才能发挥气化、切割、凝固的作用。由于光纤发出的激光是发散的,所以在切割组织时无论热效应强弱的激光都要采用光纤接触组织切割,因为只有接触组织时光斑最小、切口最窄。

可见光波段和波长较长的红外激光使用的光纤都是非接触照射。短波长的红外激光的光纤只有在非损伤性照射和深层凝固照射是非接触照射,凡用于损伤性照射都要接触组织。不同的照射方法对光纤的要求不同。凡是非接触照射,一定要重新切割光纤;凡是接触照射必须要激活光纤,两种是截然不同的状态。非接触照射通过改变照射距离,可以改变光斑大小进而调整功率密度,这是激光照射中基本的手法。在接触照射中功率密度的调整要么通过调节激光输出功率,要么改换不同直径的光纤。非接触照射中通过照射距离来控制功率密度的方法最灵活、快捷。非接触照射时若需要大光斑照射最好选用直径较粗的光纤,如400μm 或600μm 甚至1 000μm。这样光纤能承受更高的激光输出,保证大光斑照射时功率密度的有效性。若光纤太细,光纤端头要承受更大的功率密度,照射时稍有污染极易发生光纤自燃现象,因此在非接触照射时尽可能用粗光纤。

接触照射中光纤激活后产生的温度高低,由激光输出功率和光纤直径决定。一般的切割或气化不用刻意改变光纤直径。光纤直径一倍的变化可以引发功率密度的四倍变化,也就是直径200μm的光纤输出的功率密度比直径400μm光纤高四倍。用细光纤可以在较低的输出功率情况下得到相对较高的功率密度或较高的温度,以提高局部组织气化反应的强度。这样可以解决小型激光器输出功率低,不易实施气化或切割治疗的问题。这是使用细光纤的优势之一。直径200μm的光纤,在实施表浅而且小面积的病变气化时能表现出较高的损伤精度。

如图4-10-5所示的病例治疗中若没有Er:YAG激光,也可以考虑使用810nm、980nm半导体激光光纤接触气化效果也很完美。这类激光的手柄都配有弯曲的光纤套管,(图4-12-1)使光纤保持弯曲,很容易改变激光的照射角度,将激光引导到这种偏僻位置,使照射变得容易。激光输出功率2W左右就可以快速点触病变使其气化。照射过程中用湿棉签擦拭创面,祛除表面坏死层,观察基底是否暴露出正常组织,否则可再次点触、再擦拭直至正常组织显露,治疗后期用断续输出模式,快速点触显露出的正常组织,使其表面形成表浅的凝固保护膜。在气化这种位置偏僻的病变组织时,光纤灵活和精准的特性表现得非常充分。用接触照射气化白色的黏膜角化时一定要注意病变的白色和正常组织凝固的区别,最突出的特点是病变的白色组织一经照射很容易被擦去,而正常组织的凝固是擦不掉的。

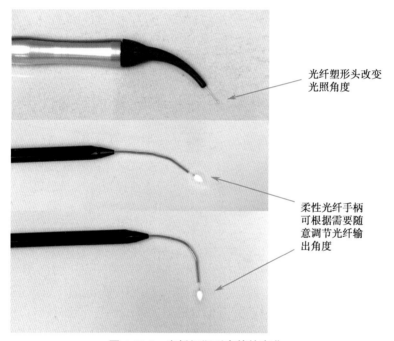

　　光纤塑形头改变
　　光照角度

　　柔性光纤手柄
　　可根据需要随
　　意调节光纤输
　　出角度

图4-12-1　光纤经塑形套管的弯曲

如图3-2-3所示,光纤点触气化下唇表浅的疣状增生。将810nm、980nm激光光纤激活,点触气化组织的深度可以控制得非常表浅,治疗终止时要保留创面表层的碳化或凝固,以起到很好地保护创面不受外界污染的作用。以此病变特性为例,根据各类激光的波长及工作特性,激光的选择顺序为Er:YAG,CO_2激光,980nm、810nm半导体激光,Ho:YAG激光,Tm:YAG激光。CO_2激光非接触照射时用2mm直径的光斑,激光器功率输出在1~2W,功率密度在30~60W左右之间,照射中可随时调节照射距离控制气化强度和深度。Ho:YAG激光、Tm:YAG激光是大功率激光,用小功率输出也可进行类似小型表浅的病变治疗。

2 100nm Ho:YAG激光、2 940nm Er:YAG激光是非接触照射激光,在碎石和前列腺、膀胱肿瘤的气化中要特别注意光纤输出端面状态,照射前对光纤的修整是非常必要的。由于光纤截面积小,要承受很强功率密度,因此端面很容易被损坏。治疗中光纤端面一旦被污染,再受到激光的照射会使光纤丧失完好的透光性,激光方向性也会丧失、发生散射使功率密度减弱、无法形成完好的照射光斑和有效的功率密度。这时即使提高脉冲能量和输出功率,照射效率也不会有明显改善,反而会导致光纤更严重的燃烧。照射中随时观察光纤端面或输出的光斑。发现照射效率下降,就要立即重新切割光纤或清理端面,保证输出端面的正常,这对正常发挥激光的治疗作用是非常重要的。

控制好光纤端头与被照组织的距离是非常重要的,由于光纤输出的激光束有一定的发散角,所以照射时光纤的端面不能距离组织太远,否则光斑过度放大使功率密度减弱;在水环境下照射时也增加了两者间的水对吸收激光,使激光强度进一步衰减;过于接近组织,甚至处于接触状态,虽然增强了功率密度,提高了组织祛除效率,但光纤端面很容易被污染导致损坏,照射距离通常在 1~2mm 的范围内。Er:YAG 激光、Ho:YAG 激光、Tm:YAG 激光等是热效应很强的红外激光,完全是组织吸收激光产生高温发挥作用,而不像 810nm、980nm 半导体激光接触照射靠光纤的热传导作用。所以这类激光照射时光纤是不能接触组织的,否则产生的高温会立即将光纤端面破坏,无法使照射有效地进行下去,因此这类激光的照射要严格控制照射距离。

第十三节　非接触照射的光斑控制

在非接触照射中,通过改变照射距离来调整光斑大小,是及时调整功率密度控制组织反应的最灵活方法,也是照射的关键。光斑的变化,直接影响着功率密度的变化,最终影响气化反应的强弱和气化组织的深浅。照射过程中,光斑大小保持一致和光斑的平稳移动,能保证激光功率密度一致,产生气化的深浅一致,保证气化创面的平整。

由于激光光斑的高斯分布特点和受激光额定功率的限制,光斑的放大是有限制的。用大光斑照射时需要提高激光的输出功率,激光器的输出功率要保证光斑功率密度的强度。在气化照射中光斑太大会造成光斑内组织气化反应强弱和气化深度不一致的现象,特别是气化到病变边缘很容易伤及正常组织。光斑的放大是有限度的,应该以保证光斑内气化强度均匀、边缘看不出明显的碳化反应、没有形成明显的弹坑状气化灶为准。光斑的大小和功率密度的控制不仅只是为了控制气化深度的精准,也是为了尽可能减小光斑内气化深度的不均匀性。对激光的使用者而言,通过控制光斑大小来控制激光强度进而控制损伤精度是使用激光的基础。在实际照射中经常需要根据病变组织的反应情况改变光斑大小。

大光斑气化的不均匀性在气化表浅病变时影响最明显,在损伤性照射治疗中光斑最大不过 7~8mm,根本原因是激光额定功率的限制。除非气化体积较大的疣状病变或宫颈炎表面的气化,为提高效率缩短治疗时间使用大光斑、高输出功率照射外,一般不使用大光斑照射气化。越表浅的气化越要控制好光斑大小保证气化深度的一致。

光斑变大、功率密度降低时虽然瞬间气化深度变浅,但可控制精度提高,再通过延长光斑停留时间加深气化深度;光斑变小功率密度提高,气化反应增强,组织瞬间气化深度变深,这时就要加快光斑移动速度,缩短光斑在原地停留的时间,使瞬间气化深度变浅,保证对气化深度的精准控制。根据病变面积大小和病变深度适时调整功率密度,既要使光斑大小适合病变面积的大小,又要使术者能控制组织的气化速度,不至于使病变组织出现瞬间超范围气化。如果出现这种情况,立即拉远照射距离将光斑变大,减小功率密度减缓气化速度。形式上是通过改变光斑大小控制组织反应速度或气化的深浅,实质是改变了功率密度所发挥的作用。

在治疗面积较大的病变时为了提高治疗效率,缩短治疗时间,必然要用大光斑照射。大光斑照射的前提是要确保足够强的功率密度满足气化要求,因此要适当提高激光输出功率;对小面积病变要用小光斑照射。小光斑照射时要适当降低激光输出功率,避免功率密度过大造成超深度气化,导致过度损伤。照射的光斑大小不仅要适合病变面积大小,还要保证光斑形成的功率密度适合病变的气化反应深度。总之光斑大小要确保功率密度的安全性和有效性,确保气化准确。光斑大小及功率密度的有效性体现在:激光束照射到组织时,组织瞬间可气化,气化的深度不超过病变深度的四分之一,而且表面没有明显的黑色碳化,说明功率密度能使组织气化充分。在气化瞬间,术者要快速判断出光斑或功率密度是否对照射有效,然后再根据病变本身气化的深浅调整光斑移动速度,进而控制气化的深度。在正式开始气化前都应做这种测试。

气化病变组织要分层次进行,这样才能使治疗更精准,避免对周围正常组织造成伤害。即使非常表浅的病变也要分层。如先将病变表面气化后用湿棉签轻轻擦拭创面,祛除表面碳化组织,仔细观察是否有正常组织暴露,如果没有,再进行第二轮气化,再擦拭、观察,重复进行直至看到正常组织后停止照射。

如图 3-4-7 所示,用 CO_2 激光气化颈部的大色素痣,其面积为 1.5cm×1.5cm,照射光斑直径应以 3~4mm 左右开始,由于这种色素痣深度在真皮层附近,且略高层皮肤表面,所以初始气化深度可以略深,光斑照射后有明显的组织凹陷,照射时光斑的大小和移动速度要根据气化的强弱快慢和深浅来调整,也就是控制好气化速度和深度,如果达到正常组织层,要立即移动光斑或停止照射。这时术者要判断出气化速度和深度是否可控,是否需要拉远照射距离将光斑放大、减小功率密度、减小气化强度和深度,然后再继续分层气化。当接近基底的正常组织时一定要将表面的碳化物擦干净,避免和色素组织混淆,造成误照射;缩小光斑气化那些残留在创面上的零星色素组织。

小光斑照射大面积病变会延长治疗时间,而且激光输出功率设置不当,可能会使功率密度过大,光斑运动速度不稳定很容易造成创面凹凸不平。光斑太大如直径 6mm,尽管功率密度能保证气化,但光斑的高斯分布特性会表现得更明显;功率密度降低时气化作用减弱,气化深度更表浅,甚至气化不充分,表面会出现明显的碳化层,光斑大小和功率密度一定要与病变面积大小和深度相适应。

对于图 3-4-9 中上眼睑上这类面积较大、未凸出表皮且基底表浅的色素痣,气化与颈部的色素痣的照射有明显不同。由于眼睑组织薄,要求光斑大小和激光功率密度控制更精细。对很表浅的病变,气化速度不能太快,否则很容易产生过度损伤,如先以 3~4W 的输出功率,以直径 2mm 的光斑开始照射,这时光斑的功率密度和光斑的移动速度应该使光斑所照之处气化反应明显,但初始气化深度不能超过病变深度的四分之一,绝不能瞬间将病变气化直到正常组织层。激光强度的控制应该使组织气化充分、深度表浅、组织出现轻微凹陷,要按照射 - 擦拭 - 照射 - 擦拭的顺序重复进行,直至基底的正常组织显露出来,这样才能保证精准控制气化深度。

照射中光斑的正常与否在于光纤端面的好坏。光纤端面完整和洁净才能保证输出激光光斑的完整。在实际应用中经常出现由于光纤端面损坏或污染使光斑失去了完整性和应有的激光强度,使照射效率降低。由于红外光不可见,异常的光斑状态不易被观察到,常被忽视(图4-2-3)。这种情况经常造成病人每次照射的感觉或组织的反应不一样。这就是因为光纤输出端面不正常导致的光斑发生变化,使激光功率密度发生改变。大光斑理疗照射、血管瘤的凝固照射、激光的美容治疗等都是非接触照射,光斑质量的好坏直接影响照射效果。

　　凡波长长于1 340nm的红外激光,都是在非接触状态下实施损伤性照射治疗。非接照射时光斑质量的好坏在很大程度上影响照射治疗的过程和结果。图4-2-3中可以看出右侧的光斑发散严重,边缘弥散,没有完整的光斑形状,明显没有左侧光斑边缘清晰光亮集中。发散的光斑使功率密度大大降低,使原本照射作用明显的激光变得毫无效果,比如在泌尿科的碎石治疗中由于光纤端面状态不好导致光斑发散,碎石效率明显下降。因此在开始照射前要首先检测光纤端面是否完好。

　　规范的操作程序应该是:凡是非接触照射,无论损伤治疗还是非损伤治疗,光纤的端面一定重新切割,确保光纤端面的"整""洁"。否则在光纤端面不正常情况下坚持照射,治疗效果会大大降低,甚至照射无效,即使提高激光输出功率效果也会大不如前,可能还会出现照射中光纤端面发生自燃的现象,最终还得停止照射,重新切割光纤。

　　最好的方法是要在照射前先把光纤切好,以消除隐患。在口腔科使用的脉冲Er∶YAG中,手柄上工作尖的工作性质与光纤完全相同,而且特别注意的是,它有输入输出两个端面,任何一端的污染和损伤都影响激光输出和光斑状态,如果端面经过清洁处理后仍无法正常出光,只能更换新的工作尖,以确保照射治疗顺利进行,因为它不能像光纤那样做切割处理。总之在光纤端面非正常情况下照射,就会导致照射效果降低。判断红外激光的光斑状态可以通过观察指示光的形状或过通过手机照相功能直接观察激光光斑,可以客观地反映光斑的情况。如图4-2-3A所示,可以看出正常光纤输出的光斑情况,光强集中边缘清晰,与图4-2-3B非正常状态下的光斑暗淡、边界模糊不清形成鲜明对比。

第十四节　激光使用中常见的问题、解决方法和注意事项

　　在激光临床应用中,最令人尴尬的事是,治疗中激光器突然不出光或激光强度明显减弱,无法保证治疗的顺利进行。虽然这是激光使用者不愿遇到的事情,却在照射治疗中避免不了。激光是很精密仪器,很容易受外界影响,很小的故障就会导致激光不能正常输出,使用中出现这种情况并不少见,有时还经常发生在治疗的关键时刻。其中有的故障是使用者的误操作所致,有的是平时对激光的维护不到位,有的是使用者对激光不了解对故障判断失误,有的故障对学过激光的人来讲能很快排除,有的故障的确是使用者无能为力的。

　　激光器由电源、冷却循环、光学三大系统组成。每个系统内包括不同的功能单元:如电源系统内包括高压稳压、系统保护、功能调节;冷却系统包括水、气冷循环和故障报警;光学系统包括激光腔、激光束耦合及激光传导部分。无论哪一部分工作异常都会影响激光的照射治疗。使用者对多数故障情况是无能为力的。但若对激光基本原理,结构略有常识,有些简单故障是完全能够判断出来并及时处理的。简单故障的排查和处理是使用者应该掌握

的,也是用好激光的基本技能。下面就一些在激光治疗过程中常出现问题和故障进行分析,并介绍相应的解决办法。

一、治疗前对激光器工作状态的检查

照射激光前应能确认激光器工作正常,确保照射顺利进行,否则在照射过程中激光出现故障使照射被迫停止是非常遗憾的。激光内光、电、冷却三大系统任何一部分出现异常都会影响激光器正常出光。所以每次照射前,都应对其进行开机检查,不要在手术准备完毕只等激光照射时,才发现激光故障造成术者措手不及影响治疗。

半导体激光体积小,内部大都是模块结构,没有水冷系统,只是风扇的空气冷却,相对比较简单。半导体激光开机时,先要观察控制面板显示有无故障代码,听风扇工作声音是否正常,检查各参数控制按钮是否有反应、显示是否正常、光纤耦合端是否拧紧、踩脚踏开关看光纤端头是否有激光输出。根据治疗需要对光纤做相应处理,如重新切割或是将其激活等。红外激光是不可见的,所以要用光纤照射有色纸片产生燃烧后,才能确认有激光输出。

了解激光的基本结构和工作特点有助于使用者判断和排除激光故障。根据故障的表现判断出故障原因,如果不能自行处理,就要改变治疗方案,尽可能减小对治疗的影响。

激光器的光路包括:产生激光的激光腔、激光腔外光束的整束系统、激光的耦合传输系统。激光的电路系统包括:产生激光的激励源的电路、激光控制电路、过载保护、温控系统、水冷和风冷系统等,各系统的协调工作确保激光器能正常发射激光。光路中的传输系统属激光器的外围结构,如导光臂和光纤,它们的组成比较简单,但最容易受外界污染,是需要经常维护的部分,如手柄内的反射镜和透镜或光纤耦合端面,这些部位的污染是造成激光强度衰减的主要原因。

开机时若激光器毫无反应,首先检查电源部分:电源线是否接通、锁开关是否打开、激光器工作开关是否打开。对使用者来讲,先确定了激光器工作正常,才能准确判断激光的传导系统是否正常。若激光器输出正常,再观察光斑形状和强度,判断光纤或导光臂的传输是否正常。现在有很多激光器都可以显示故障原因,如激光器出现温度报警,提示激光腔冷却水不足,在这种紧急情况下若没有时间等维修人员时,术者可以自行解决,向蓄水器中加冷却水,可立即恢复激光的正常使用。光纤或导光臂的耦合端接触不良时激光器会有明确提示,只要将光纤或导光臂正确就位,激光器就会正常输出激光。

二、照射中激光强度出现异常

激光在使用过程中经常出现随着照射时间的延长,激光强度逐渐减弱,严重时无法维持有效照射。这种情况的出现有两方面原因:一是激光器或激光腔本身工作异常,使输出的激光强度降低,这是使用者无能为力的;二是激光器本身输出正常,只是激光的传输系统出现了问题。这主要由于激光的耦合或传导两部分器件内出现了污染或损伤造成,其中发生在输出端的概率最大,也是术者通过清理或更换相关部件就可自行解决的问题。无论是导光臂的传输还是光纤传输都是如此。如果使用者对激光的基本结构和工作原理不了解,遇到这种原本来可以自行解决的问题时却一筹莫展,只能等厂家来解决,耽误治疗或研究工作。

在激光的传导系统中,无论导光臂还是光纤,都有输入端和输出端。输入端是与激光腔相连的一端。对导光臂或导光管而言,激光束从激光腔发出直接射入导光臂或导光管的输入端口,然后经内部的反光镜或反光面连续反射被传输出来。由于种种原因,造成导光臂或导光管内部的反光镜面或反光面污染,造成反光或透光作用降低,使激光强度在传输过程中被衰减。对光纤而言,激光束从激光腔发出要在耦合器内经聚焦后射入光纤的输入端,然后通过光纤内部的全反射将激光传到输出端。耦合器内光纤端面或耦合器内的聚光系统受到污染时对激光传输影响最大。当激光器本身工作正常,而激光输出强度表现异常时首先从激光的传输系统找原因,检查在导光臂内的聚光镜或反光镜是否正常,光纤输入端面是否被污染或损坏,发现问题及时做清除处理。

口腔科使用的脉冲 Er:YAG 激光,为了适应口腔内的激光照射,在导光臂的输出端配有特制的工作尖(图 4-3-3、图 4-3-4)。这个工作尖的输入端与导光臂的输出端内的反射镜是对应的,这两部位(反射镜,工作尖输入端)也很容易被污染(图 4-14-1、图 4-14-2)。这些在激光传导过程中的节点位置,都存在着反射和入射两个工作面,任何一面被污染或损坏都会造成激光强度的衰减。使用者了解这些结构,就可以在激光功率出现衰减的情况下顺着光路查找各工作面的问题,及时清除污染物或更换相应的部件,使激光输出恢复正常。图 4-14-2 显示了光纤输入和输出端正常和受损的状态。从光斑的形状就能看出光纤输出的异常表现。图 4-14-1 展示了反光镜和工作尖端面正常状态和受损状态的区别。

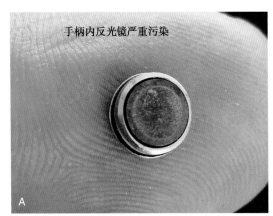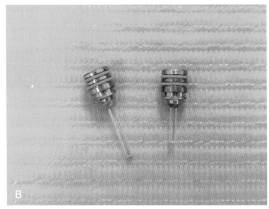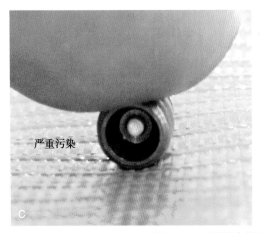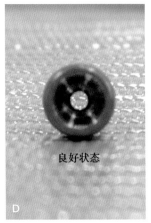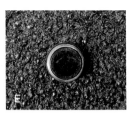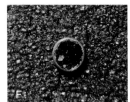

图 4-14-1　手柄内反光镜和工作尖端面严重污染

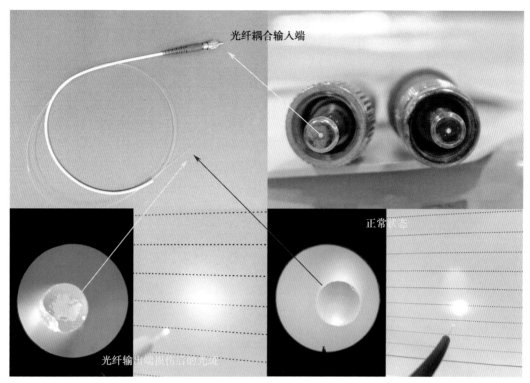

光纤耦合输入端

正常状态

光纤输出端损伤后的光斑

图 4-14-2　光纤输出端面的正常与非正常状态及形成的光斑差异

　　单纯的激光传导系统污染或损坏造成的功率衰减,只有在激光照射到组织时才能显现出来,此时激光器的工作状态或控制面板显示都很正常,没有任何故障提示,术者通过观察组织反应才有察觉。具体表现在:组织反应迟缓,气化反应不如起初强烈,由于功率密度减低组织气化温度难以维持,碳化反应更为明显,无法继续进行有效的切割或气化。这时若用功率计测试一下就能立即发现激光功率的衰减。

　　排除传输激光光路故障的顺序应该从激光的输出终端,即照射端开始,逆行向激光腔的输出端检查。在传输激光的光路中,导光臂输出端的透镜或反射镜及光纤端面污染,光纤某处折断等都是导致激光强度出现明显减弱的原因。使用者可以逐项检查发现问题。

　　对于光纤或工作尖而言,输出端面光洁度破坏,端面变得粗糙,都会使激光光束出现严重发散,激光束不能集中照射到靶组织,使激光功率密度降低,气化作用逐渐变弱。当激光在光纤端面被污染物阻挡使光强严重衰减时,对非接照射的凝固治疗或非损伤的理疗性治疗影响更明显,表现在被照组织没有任何反应,即使提高激光输出功率情况改善也不明显。

　　解决办法是,对于光纤而言将光纤重新切割即可;对于手柄上的工作尖而言,首先将耦合端面(工作尖的输入端)清理干净恢复应有的晶莹状态,用放大镜观察端面是否光滑(图4-14-1),若已变得粗糙可用专业光纤抛光纸抛光,否则重新换新工作尖;若输入端正常,就要将输出端面进行清洁和抛光处理,使端面恢复正常。导光臂内的反射镜片、输出端的聚焦透镜、手柄内的反射镜片等被污染或损坏都会造成激光强度明显衰减。这是由于镜片上污染物吸收激光产生燃烧,造成镜片反射膜受损所致,此时更换镜片即可解决问题。若是激光腔前部的耦合器元件端面被污染,就要用蘸有无水酒精或丙酮的棉棒擦拭。若光纤的耦合输入端被污染也可以用此方法清除干净,但若是此端面变毛糙就要用抛光纸抛光,否则只得更换整个新光纤。从图片中可以看出无论是手柄中反光镜被破坏还是光纤的两端任何一端被污染,都会使光斑破坏,无法维持有效功率密度的照射。

当一切都设置好后,踩下脚踏时却没有激光输出。这种情况有两个原因,一个是激光传导系统有严重污染或损坏,另一个是脚踏开关控制失灵。要查清这两个原因,先要确定激光器工作正常:如激光器控制面板没有故障代码显示,各参数设置按钮调节有效,激光器正常发射激光,才能初步判定问题可能发生在传输系统;如果导光臂内反光镜镀膜损坏,光纤入射端面污染或烧毁甚至光纤某处折断等。通过清理或更换都不能解决问题时,可以考虑问题出现在控制激光输出的脚踏开关上。如激光器是无线控制脚踏,可能脚踏电池没电了需更换电池,若是有线脚踏可能是脚踏接线断路。

光纤的耦合头没有完全插到位,耦合器内安全触点没打开,这种故障在很多激光器中都有报警显示。此时将光纤输入完全插到位,报警显示会立即消失,即可正常输出激光。如果依然没有激光输出,将光纤取下,将光纤输出端重新切割,再将光纤耦合端指向光亮处和暗处,这样来回转换几次,同时用眼睛仔细观察光纤的输出端面,看是否有鲜明的明暗变化,如果有明暗变化说明光纤结构正常,如果总是暗的,不能随前端的明暗变化而变化,说明光纤某处被折断不能正常传导激光,这就必须更换光纤才能恢复正常的激光输出。

故障本身并不复杂,但使用者若事先没有对相关的激光基础知识进行学习,就不能及时判断出问题所在、找出解决办法、就会束手无措造成使用失败。对激光无知的使用者常会因为很小的故障导致激光治疗无法顺利实施。有时也可能几个因素同时作用导致无法正常出光,届时按以上步骤逐项检查,问题就能被及时发现及时解决。介绍的几个常发生的故障,都发生在激光器的外围结构,使用者完全能自行解决。需要注意光纤用完后要将输入端口保护好,避免污染或损伤,要根据光纤的粗细和原有的惯性盘卷起来。激光使用前一定要进行相关学习,这样不至于因为小小的故障影响激光的正常使用。

用导光臂传输的激光如 CO_2 激光,手柄内聚焦镜片的污染也会导致激光功率衰减和焦点发散变大,严重影响照射;Er:YAG 激光手柄中的反射镜片污染或镜片的倒置都会造成激光传输失败,导致工作尖传出的激光严重衰减甚至没有激光输出。若发现没有激光输出,首先检查手柄内的反光镜片是否正常,若正常无误,再检查脚踏工作是否正常。这些故障都是经常发生的,激光使用者应该掌握检查和解决的办法。

CO_2 激光的导光臂末端手柄内有锗凸透镜,起到聚焦激光的作用,由于治疗中光束路径中会产生热,照射一旦停止光路降温,使激光光束路径形成负压,空气会裹挟着组织碎屑及血液倒灌进入手柄内吸附在聚焦镜面上,严重影响镜片的透光性,使光强明显减弱。检查手柄吹气的管道是否通畅,确保气路通畅,防止气化的烟雾等向手柄内侧灌,用棉棒蘸生理盐水将手柄内聚焦透镜擦干净。在 CO_2 激光开始照射前要用纸片放在导光臂出光口处,检测是否有空气吹出,若在没有空气吹出的情况下照射,手柄内的透镜很快就会被污染,造成激光功率衰减。在实施外痔、宫颈糜烂、尖锐湿疣等血运丰富的病变气化照射时很容易出现这种问题,因此凡是这类治疗术后都应对透镜进行擦拭清理。脉冲 Er:YAG 激光由于输出端是密封的不会出现这种问题。

三、激光的脚踏开关问题

有时,激光本身的工作状态和控制面板显示激光器工作正常的,但踩下脚踏却没有激光输出,其中最常见的原因之一就是控制激光输出的脚踏开关出问题了。要确定脚踏工作是否正常,应先确定激光输出及传输系统是正常的,然后检查脚踏,若是有线脚踏要测量脚踏内部线路是否有短路。用万用表电阻挡检测脚踏是否有开关变化。检查脚踏开关内线路两接点是否脱焊,由于有线脚踏挪动频率很高,接线和接点经常会出现开焊;再检查脚踏内开关触点是否被污染或过度氧化,致使两极接触不良失去了导电作用,这些都是导致脚踏失灵的原因。把脚踏内触点接触面用细砂纸打磨干净,露出金属本色即可。若是无线脚踏,可能是脚踏内的电池没电,激光器接收不到脚踏发出控制信号,此时更换新电池即可解决问题。脚踏失灵的问题在治疗中经常遇到,问题简单但若不了解脚踏的基本结构,就不能及时解决问题,严重影响治疗。

四、激光治疗中的排烟问题

红外激光在气化或切割组织时会产生大量烟雾,这些烟雾中除了碳氧化物外还含有大量的未完全燃烧的组织碎屑及油脂类物质,其中组织碎屑很多还具有生物活性,如果不立即排出治疗区域,一旦被吸入人体,就会造成伤害,尤其切割或气化病毒性病变组织时危害更大。如气化治疗尖锐湿疣时,产生的烟雾中含有大量未失活的组织碎片,吸入人体就会造成植入性感染。在临床科室中多数科室没有大功率负压吸引器,所以激光使用要配备专门用于激光的吸烟设备。目前市场有多种类型的激光排烟器,有的是直排式,直接排出室外,它虽然便宜,但污染环境,而且位置固定不能移动,无法随激光移动使用。室内过滤型的排烟器使用方便,它是独立封闭的系统,内有高效的气体过滤装置将烟雾内有害物质彻底过滤,但价格略贵。它的最大优点可以随激光器异地使用。它们大小、价格不同,可根据需要选择。

有一种简便的方法可以自主解决排烟问题:用纱布将活性炭包好置于吸尘器的集尘箱内即可,注意要将活性炭充满整个集尘箱,由于不同款式的吸尘器内部结构有所不同,一定要把活性炭置于吸尘器内气流通道中,确保吸入的气体经过活性炭过滤,否则除烟雾效果会大大降低。这种方法简单易行,任何吸尘器都可如法改装。在治疗过程中最好将接近治疗区域的吸烟管入口端用纱布包好,可以起到阻挡其他异物的吸入,关键是它能将直径较大的絮状物和脂类吸附在上面起到初级过滤的作用,当然要经常更换纱布,保证吸入端口清洁。

五、对激光止血作用的误解

激光的止血作用常被误认为在组织出血时可以用激光照射止血。多数情况下激光不仅不能止血反而会使出血更严重。激光止血的作用是指在切割或气化组织过程中组织不出血。而且这种优势只能在表浅组织中发挥作用,在较深层组织照射中遇到血管较粗或微小动脉时激光的止血作用会大打折扣,很难发挥出来。这也是为什么激光多用于表浅组织病变治疗的原因之一。

缓慢的渗血可以先压迫止血再经激光照射,使表面产生一定程度的凝固达到止血目的。这种单纯的止血效果如何与照射止血时所用激光的波长和功率密度大小。短波长激光在接触照射时止血效果越明显,CO_2激光止血需要很好的地控制激光功率密度才能达到凝固止血的目的。对脉冲激光而言,脉冲能量密度适中,在长脉宽和高脉冲频率的设置下照射,才能产生有效的止血作用。

激光的止血作用是指,激光照射过程中组织不出血,绝不是在组织出血状态下用激光照射使出血停止,这是两个完全不同的概念,但很容易被混淆。如果用激光止血,多数情况下不仅止血失败,还可能会加重出血。更严重的是由于止血需要一定时间的持续照射,造成组织和血液过多吸收激光,产生大量的热,在热传导作用下对周围组织造成热损伤,导致术后病人局部痛感强烈且持续时间长、创面愈合缓慢等情况的发生。

激光的止血作用要从两方面讲:一方面,激光治疗过程中不出血是有条件的,这主要指被照的病变组织位置表浅。表浅组织多毛细血管,组织凝固的收缩力足以克服血管内的压力,随着组织和血管凝固收缩,血液被阻止;而深层组织的血管较粗,血流压力大,组织凝固收缩无法阻止血流,因此止血作用会大大减弱。这是激光不适用于深层组织切割或气化治疗的原因。另一方面,激光制止出血在一定程度上是可以实现的,但限制在表浅组织的出血或在出血不剧烈的状态下。在治疗的尾声阶段将组织表面的渗血凝固,这不仅起到止血作用也起到封闭创面、保护创面不会受外界的污染、防止伤口感染的作用。止血时不能简单地用激光束直接照射出血部位,否则会加重出血,应对出血部位先压迫,再照射止血。照射的功率密度要小,不能使组织产生气化,用凝固照射的激光强度照射才能起到止血作用。

凝固照射前要先用棉签或纱布等物压迫出血部位,在棉签或纱布撤离的一瞬间,组织表面没有出血的情况下,用激光照射出血部位使组织表面产生凝固,此时出血现象才会消失,达到止血目的。这是在连续激光照射或接触照射下实施的凝固止血过程。这时的激光强度要保持在只能使组织产生凝固的强度,所以在止血之前一定要对激光的输出功率进行调整,否则会出现越止越出的状况。

对脉冲激光而言,特别是热效应强的脉冲激光,如,Er:YAG 激光,若以短脉宽、低脉冲频率的设置照射软组织,出血概率会很高,因为这种设置很难使软组织产生凝固。波长长的脉冲红外激光被用于软组织的气化时,一定以长脉宽或高脉冲频率设置,照射时还要注意光斑大小的调节,控制脉冲能量密度。由于激光止血作用是组织凝固反应的结果,所以脉冲激光的参数设置要以有利于产生凝固为原则,而长脉宽、高脉冲频率可以弱化被照组织的爆破反应,使激光更接近连续激光照射状态有利于软组织产生凝固,照射中出血概率就会大大降低。激光用于临床治疗的优势就在于术中不出血,出血就意味着激光的使用有不正确的地方;如果适应证没问题,就是激光的波长选择或激光参数设置有问题。

对血运丰富的病变照射,要在使组织充分凝固的基础上再气化,否则就会导致术中出血。用脉冲激光气化软组织,如果没注意脉宽的设置,以至于在短脉宽的情况下气化软组织,一定会导致组织出血,这时就要立即调长脉宽、提高脉冲频率、并适当放大照射光斑,降低功率密度、同时不断压迫出血点,在释放压力时,趁着局部的贫血状态立即用激光照射。Ho:YAG 激光和 Tm:YAG 激光的止血作用比脉冲 Er:YAG 强,但依然要根据组织反应情况及时调整脉冲能量密度和脉冲频率,既考虑止血又要兼顾损伤治疗的精度,减小对周围正常组织的损伤。

六、治疗中必要的组织保护

红外激光对组织的损伤是很严重的,治疗时要特别注意对周围正常组织的保护。CO_2

激光导光臂传出的激光束焦距较长,照射时很容易偏离目标。虽然激光器都配有指示光,有时指示光与激光同步不好,起不到指示光的瞄准作用,经常被人为关闭。为了避免误伤周围正常组织,在非接触照射时一定要将病变周围正常组织做一定的遮挡,避免被误照射。如用CO_2激光照射外耳道或鼻孔内病变时,要用生理盐水浸湿的棉球置于病变后面,这样可防止激光照射到耳道或鼻腔深处;对眼睑的照射一定要遮挡眼球等。

光纤接触照射虽然不易照偏,但光纤产生的热辐射容易造成周围组织损伤,对周围组织进行遮挡也是非常必要的。激光气化睑缘的病变要用湿棉签遮住眼球,绝不能用干棉签或干棉球,否则极易产生燃烧,这是非常危险的。要用湿润的棉球或棉签遮挡保护正常组织,因为水可吸收误照射的激光,既阻挡了激光又避免产生燃烧。激光包皮环切时要用潮湿的纱布将龟头与包皮隔离,避免切割包皮时激光照射到龟头组织。需要强调的是用于遮盖或隔离周围正常组织的面纱或棉球一定要用生理盐水湿润,绝不能用酒精。光纤传输的激光都采用接触或准接触照射,准确性高不易偏离目标,但由于激活的光纤在未接触组织时对周围组织会产生热辐射,因此,照射前必须对周围组织进行适当隔离或遮蔽,避免受到热辐射的影响。

七、表达功率密度和脉冲能量密度的重要意义

无论临床的照射治疗还是相关基础研究都离不开对激光照射剂量的探讨,它是激光医学应用和研究的重要组成部分,是激光照射结果的决定性因素,也是激光应用的一大特点。激光对组织照射的最终结果与多个物理量有关,如输出功率、功率密度、能量、能量密度、脉冲能量、脉冲能量密度、照射时间等。它们分别代表着激光对组织的照射强度和照射总量,决定着损伤特性和损伤范围。不同的强度和不同的总照射量产生不同的照射结果,如气化或凝固反应强弱、气化的面积大小和深浅、凝固的面积大小和深浅。其中任何一个物理量的变化都会对照射结果产生一定影响,这是激光医学基础研究的主要内容。在这些与照射剂量紧密相关的物理量中起决定作用的是功率密度和脉冲能量密度。

无论是激光医学的基础研究,还是临床病例总结,凡是有关照射剂量探讨必须包括功率密度或脉冲能量密度。只有功率密度或脉冲能量密度才是决定激光照射有效与否的根本因素。脱离这两个数据去探讨激光照射剂量都是毫无意义的。

功率密度体现连续激光的照射强度,脉冲能量密度体现脉冲激光的照射强度。激光的照射强度不够,即使再延长照射时间,照射总能量再大,也不会产生预期效果。因此在研究和探讨有关激光照射剂量或强度的问题时,一定要首先确定激光强度的剂量即功率密度或脉冲能量密度。激光照射治疗的效果如何,完全在于术者对激光强度的控制,也就是对激光强度剂量的调控。

功率密度和脉冲能量密度是表示单位面积内激光的照射剂量,决定组织气化的强弱和瞬间气化的深浅。能量只是一定时间产生的照射量,不能代表激光强度,决定不了激光对组织的作用特性,只决定着激光对组织总的作用范围,既包括气化或凝固的面积大小也包括气化深度或凝固和充血水肿的深度。但是如果功率密度不够强,再长的照射时间再大总能量也不能形成有效的作用范围。有效的照射结果一定是建立在有效的功率密度和脉冲能量密度基础之上的。

诸多因素影响着激光的照射结果,但是确保照射的有效性是最根本的。无论从哪一个角度研究激光照射,只有确定了激光的照射强度,才可以探讨不同时间的照射结果。观察组织的

不同反应特性,如气化快慢、深浅等都是通过改变激光功率密度和脉冲能量密度实现的。

在没有明确功率密度或脉冲能量密度的前提下探讨"不同能量对照射结果的影响"是没有意义的。在相同能量条件下功率密度或脉冲能量密度可能是不同的,组织反应特征就会不同,照射结果肯定不同,而且在实际照射中也不可能通过调节能量来控制组织反应状态。明确了功率密度或脉冲能量密度后,不同的照射时间形成不同的照射能量,最终产生的照射结果的差异才成立。或者说只有在确定了功率密度或脉冲能量密度后,才能探讨或比较不同能量作用组织的结果。能量只决定激光的作用范围,不能决定激光的作用特性;只说明照射总量不说明强度剂量,对照射结果的研究或验证是毫无意义的。当这两种密度达到有效强度,照射时间的长短控制才有意义,照射的总能量才能有效地决定损伤或祛除组织的范围大小。因此,功率密度或脉冲能量密度是激光有效照射的决定性参量,是必须表达出来的。

功率密度和脉冲能量密度的表达方法有几种。第一种是直接说明通过输出功率和光斑面积计算得出的具体数值。第二种是将激光的功率输出或脉冲能量以及照射光斑的直径大小数据一并表达出来,间接地体现出这强度剂量。第三种是在说明激光束的发散角和照射距离的同时再结合输出功率或脉冲能量,间接表达激光强度,总之要用不同方式体现出功率密度和脉冲能量密度。最标准、最完整的表达应该是:先给出输出功率和光斑直径,再具体说明激光功率密度值如"输出功率 5W、照射光斑直径 3mm、功率密度为 71W/cm^2",或者"输出功率 5W、光纤输出激光的发散角为 15°、照射距离 5mm"通过对激光强度进行具体描述间接说明激光功率密度。这是对激光照射强度剂量的完整表达。

在说明了有效照射的基础上,表明激光照射的强度特点,才有探讨各种照射参量作用的意义。下面对激光照射剂量的命题就是错误的。如"用 Nd:YAG 激光、Nd:YAP 激光分别以 500J/cm^2,200J/cm^2,100J/cm^2,能量密度照射皮肤、肝脏、肌肉观察结果",这种照射条件的表述是不严谨的。在没有确定照射的功率密度或脉冲能量密度的前提下进行这种探讨没有意义。在这个命题中,照射条件以能量密度为变量是不正确的,因为能量密度本身包含"功率密度""脉冲能量密度"和"照射时间"两种变量。相同的"能量密度值"内可以包含不同的"功率密度"和"照射时间",这两个变量的不同产生的照射结果不同。如果功率密度 100W,照射 5 秒、功率密度 250W 照射 2 秒,它们的照射能量密度都是 500J。虽然单位面积内的照射总量相同,但是以 100W/cm^2、250W/cm^2 不同功率密度的激光强度照射,组织气化速度和深度结果截然不同。1W 的功率密度照射 500 秒组织可能毫无反应;功率密度 100W、5 秒的照射,组织可以瞬间气化,表面出现凹陷,都是 500J 的能量密度,可能是高功率密度短时间照射,也可能是低功率密度长时间照射,高功率密度可使组织瞬间气化产生照射反应,而低功率密度照射时组织始终没有任何热效应出现。

单纯的能量密度是不能决定照射结果的,一定要在设定了功率密度或脉冲能量密度的前提下再通过照射时间设定能量密度,照射的结果才能成立。不说明功率密度和脉冲能量密度的照射条件的命题是错误的。

在对连续激光作用组织的研究中,如果探讨能量因素对组织作用,首先确定功率密度然后才是照射时间的设定。相同能量下,存在相同功率密度和不同照射时间或者相同照射时间不同功率密度的情况,可以分别观察功率密度和照射时间对照射结果的影响。相同的能量下功率密度和照射时间可以有千变万化的组合,产生各不相同的照射结果。

在脉冲激光中一定要将能量、能量密度和脉冲能量密度明确区分开。能量是激光输出总量或照射总量,它不能决定组织反应特性。能量密度是单位面积内照射的总量,虽然与光斑大小有一定的关系,但依然不是决定组织反应的直接因素,只有"脉冲能量密度"是直接决定作用组织反应强弱的因素。无论连续激光还是脉冲激光,探讨或研究激光对组织的作用离不开激光的强度剂量问题,"功率密度""脉冲能量密度"就是激光的强度剂量,而且是必须表达出来的变量因素,否则无法说明照射的有效性。

不能用平均功率作为激光强度的变量。平均功率内同样包含着"脉冲能量"和"脉冲频率"两个变量,相同平均功率内脉冲能量和脉冲频率有不同组合,会产生不同的照射结果。平均功率不是决定激光作用组织结果的直接因素。它只是体现脉冲激光输出的强弱状态,不能代表激光作用组织的特性。无论是临床病例总结或相关的基础研究,凡涉及激光照射剂量的时候,一定要首先表明功率密度或脉冲能量密度。也可以通过强调光斑大小间接地表达功率密度或脉冲能量密度。"能量密度"内含有功率密度或脉冲能量密度以及照射时间的变量因素,不能单独被用于体现激光作用组织特性的指标。

八、如何估测红外激光光纤的发散角度和光斑大小

在红外激光的临床应用中离不开对照射剂量的探讨,其中功率密度或脉冲能量密度是决定激光照射有效性最直接的变量因素。功率密度和脉冲能量密度都要通过光斑面积计算出来,由于红外激光是不可见光,所以要得到光斑面积大小需要一些特殊的方法。

功率密度单位是指每平方厘米的面积内激光功率的大小。功率密度计算是用激光器输出的激光功率除以照射的光斑面积。激光器输出的功率值可以由激光器显示出来,但正确的做法是用激光功率计测量出来。由于临床使用的红外激光都是采用导光臂或光纤传输,它们传出的激光束都有发散角度,光斑的大小随照射距离变化而变化,所以测量光斑时,要先将光纤或导光臂手柄固定,确定照射距离。由于红外激光的光斑是不可见的,指示光的发散角与激光的发散角是不同步的,因此指示光的光斑不能代表激光本身照射光斑。一定要测出激光自身的光斑大小。激光光斑多数都是圆形,因此测量出光斑直径即可得到光斑面积。

显示红外激光的光斑方法有几种。最简单的可直接照射"转换片"(有些激光厂家会提供的),这是一种能将红外波长激光转换成可见的绿色光的荧光片,测量将激光垂直照射在荧光片上,立刻有绿色光斑显现出来,测出光斑直径即可得出激光光斑面积。如果没有转换片,也可将激光垂直照射在白纸上,在夜视镜片下可以观察到光斑,同时用铅笔将光斑边缘描绘下来,测量光斑直径即可。若没有这些专业工具,可将激光照射在深色的复写纸或咬合纸上,复写纸色素吸收激光产热,使纸中蜡融化,显出光斑痕迹,可得出斑直径数值,注意照射时激光功率要小,否则容易引起复写纸或咬合纸燃烧。还可以通过手机视频功能观察照射在白纸上的光斑,用铅笔描出光斑轮廓即可。

还有一种方法就是测量出光纤的发散角,这样可用动态地得到不同照射距离的光斑大小。如图4-14-3所示,将光纤垂直照射在白纸上(或转换片)并测量出照射距离,用笔描出光斑边界,并在画出的光斑直径,在直径中点上画一条垂直线,在垂直线上取

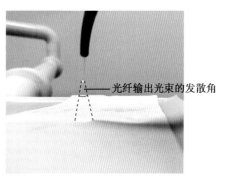

———光纤输出光束的发散角

图 4-14-3　测量激光束的发散角

一点,光斑直径两端与此点连线的夹角就是激光光束的发散角。从图片上可以看出具体方法——从光纤端头向激光光斑直径左右两端做连线,两个连线的夹角即为光纤的发散角。知道光纤的发散角可以动态得出光斑的大小变化。

九、高功率密度和低功率密度照射哪个损伤精度高

激光的损伤范围需要三维控制,这是激光使用的一大特点。以组织气化为例,组织被气化表面产生凹陷,这个损伤表面积的大小术者完全可以直接观察到,但是凹陷基底的碳化、凝固、充血水肿等隐性损伤的深度范围是看不到的。这个深度范围只能根据激光波长、初始损伤深度、照射的功率密度、照射时间等因素综合考虑,估计大概范围,因此控制起来比较复杂。控制损伤精度主要是指缩小这个隐性损伤的范围。影响隐性损伤范围的因素,除了波长因素以外,功率密度大小和照射时间的长短是人为的控制因素,是提高损伤精度、保证正常组织安全的关键。

习惯上认为小功率密度更精细、更安全。功率密度小,产生的温度相对低,对周围组织的热损伤小;功率越大,产生的温度越高,组织反应越剧烈,损伤性越强,对周围正常组织影响范围越大,程度越重。实际正相反。大功率密度能使组织快速气化,缩短照射时间。缩短照射时间可以提高组织的耐受温度、缩小损伤范围(图 3-4-4)。

激光功率密度的高低和产生温度的高低,决定着组织气化或凝固的反应状态和反应的快慢。照射时间的长短决定组织接受的激光能量多少。和产生热量多少、热传导范围大小,决定着损伤范围大小或损伤精度的高低。从热传导特性来讲,功率密度越高产生的温度越高、越能在更短时间内完成组织气化,在组织中热传导量就少,影响或损伤范围就小。小功率密度产生的温度低,无形中延长了气化或凝固时间,增加热传导作用时间,因此增加了热传导量。人体组织对 41℃以上的温度耐受是有时间限度的,温度越高耐受时间越短。热作用时间越长,组织的耐受温度越低,热损伤范围越大,治疗精度越低。所以相对较高的功率密度能产生更高的温度,使组织反应更剧烈,气化速度更快,能明显缩短照射治疗时间。

治疗中要减小对周围组织的影响,关键是缩短持续照射时间,强调断续照射。这如同现实生活中大火烧饭,饭的表面很快被烧糊了但里面却还是夹生的,而小火慢炖才能熟透一样。大功率密度产生的温度高,组织反应快,照射时间短,热传导范围就小,因此短时间的照射损伤精度更高;小功率密度产生温度低,需要长时间照射才能达到照射目的,长时间的照射扩大了热传导范围和组织损伤范围,降低了治疗的损伤精度。

照射功率密度的高低是对病变相对而言的,是指在损伤精度可控的情况下尽可能使用较高的功率密度。温度只是热度高低的指标值,是否造成组织损伤还要决定于作用时间,也就是最终的热量大小。温度再高作用时间短,总热量并不大,仍然不会造成组织损伤。如几毫秒时间内 100℃高温作用组织不会造成损伤,就是因为作用时间短,总的热量小不足以产生损伤;但 60℃温度不高,20 秒的作用时间能使鸡蛋清凝固变性,虽然温度不高,但持续作用时间较长,热量增加,反而造成组织损伤。温度高低或激光功率密度高低不能完全决定组织的损伤,还要结合照射时间的长短。热损伤的基础是热量的大小。

温度高,但时间短,因此作用在组织的总热量并没有增加;虽然温度相对较低、但作用时间长,作用的热量反而会增加,热传导范围也增大,关键是时间的延长降低了组织耐受温度层,造成热损伤范围就会增大,损伤精度就低。

　　高功率密度产生的高温相对安全,是因为它能缩短照射时间。照射时间短热量在组织内的累积和传导就少,既提高组织耐受温度,也缩小组织损伤范围(图3-4-3)。短时间在太阳下并不没有强烈的灼热感,完全能耐受,但长时间的照射就会出现皮肤的灼伤反应。这就是(这里只强调红外光的热损伤)虽然温度不高,但作用时间长,热累积量大,最终造成热损伤。临床治疗中要尽可能在短时内完成病变组织的气化、切割或凝固,就是要适当提高激光功率密度,提高组织的反应速度,尽快结束治疗。

十、购买激光器时应注意的问题

　　目前市面上医用激光种类很多,厂家不少,使激光购买者眼花缭乱。再加上有些厂家在仪器性能及价格不切实际的宣传让人不知所措、举棋不定——不知如何选择适合自己的激光器;不知哪种激光更适合、使用更有效,能最快收回成本;不知使用过程中是否有过高的成本消耗;临床治疗效果是否真的能达到厂家宣传的程度等诸多疑问。

　　有两个方面内容需要在购买激光前搞清楚:①有多少可用资金;②激光的应用范围。红外激光的使用都有一定局限性,如除美容应用外,在常规的激光治疗中脉冲激光多用于硬组织,连续激光多用于软组织。购买前应该根据本科室应用范围确定选择连续或脉冲输出类型。脉冲Er:YAG激光主要适用于口腔科的牙体组织,脉冲Ho:YAG激光主要用于尿路碎石,虽然它们也能用于软组织,但硬组织是主要应用范围,也最能体现波长和输出方式的优势。脉冲Er:YAG激光对软组织病变的治疗精度很高,但祛除效率较低,病变体积较大时照射治疗时间会明显延长。如果盲目地买一台脉冲激光用于软组织治疗,那么治疗效果和治疗过程的表现肯定会与预期背道而驰。用于软组织常规治疗,就应选择连续输出型的激光,经常用于组织切割的一定首选CO_2激光。用于组织表浅的气化或凝固治疗,其他常规的几种红外激光都可以选择。

　　购买前,一定要学习相关激光应用知识,对激光有一定的了解,不要盲目跟风或被厂家误导。经常遇到有些单位买完激光器不久就搁置一旁无人问津,造成巨大浪费。而使用者反应出的问题总是"激光不好用"。这种情况通常有两种:激光买错了或者激光被用错了。前者是买的激光不适合科室的应用范围,后者是使用者不了解激光特性,盲目使用,因此没能达到预期治疗效果。这两种情况都归根于对激光了解不足,误以为激光买来就可以用。

　　激光种类繁多,同种波长的激光因输出方式不同、额定功率不同、智能化程度不同价格差异很大。对从未接触过激光技术的新手,可以先考虑中低端型,积累一定的使用经验,再进一步改善。脉冲Er:YAG激光中,有脉宽调节功能的比没有的价格相差几十万元。对初学者来讲可能只用于一般的牙体组织治疗,照射参数也只会在输出功率大小和脉冲频率上做文章,脉宽功能没有发挥作用,由于缺乏激光使用基础知识,就会将价值几十万元的特殊参数功能白白浪费。因此买激光不仅要看能用的资金量,更要考虑激光应用范围和使用者的使用水平,不要追求"高大全"。没有对激光进行比较深入的了解,就很难使激光特性和优势充分发挥。

　　作者建议,如果资金有限,在根据应用范围确定了波长的情况下,应首先以满足基本治疗功能为前提选择激光类型。例如脉冲激光可以先购买不具脉宽调节功能的型号;如CO_2激光除非以美容治疗为主,一般不选择超脉冲输出型。通用型的CO_2激光可以承担绝大部分软组织适应证的治疗。超脉冲激光听起来高大上,但使用范围很局限,不适合常规切割、气化、凝固的治疗。待使用者对激光有了较深刻的认识,积累了一定的经验,再买高端机型,这样有利于拓展和提高治疗范围和使用技术,避免资金的浪费也能降低激光使用成本。如基本型的脉冲 Er:YAG 激光完全能满足牙体去腐、根管荡洗等牙体的治疗项目,但价格比有脉宽调节功能的要节省几十万元,用省下的资金可以买一台其他类型的激光,无形中开阔了激光使用范围。

确定好用于软组织还是硬组织后,就可以确定脉冲或连续的类型,然后再根据具体的治疗内容选择激光波长。以软组织应用为主,从治疗的损伤精度考虑就要选择波长长的连续激光,最代表的是 CO_2 激光。从体积小、移动方便,便于内窥镜下照射就要考虑 810nm、980nm 半导体激光。为了提高激光的使用率,降低使用成本,要尽可能兼顾深浅组织的应用范围。在软组织的应用类型中以 810nm、980nm 半导体激光和 CO_2 激光最普及,它们价位在 20 万元左右,各厂家的价格因技术原因会有不同,这三种激光在临床应用的红外激光中是最便宜,也是被广泛用于体表软组织的损伤性治疗。CO_2 激光在软组织治疗中表现非常优秀,但由于是用导光臂传输的,感觉不如 810nm、980nm 激光用光纤传输那么轻便,这三种激光无论在价格上还是作用组织的表现上以及操作特点等方面都各有优势。笔者建议有条件的单位可以买一台 CO_2 激光器,同时在 810nm 和 980nm 激光之间选择其中一种。这样在软组织的治疗中表浅、深层的组织照射都可以兼顾到,是非常理想的搭配。它们在祛除病变组织的精确度上有一定差距,如 CO_2 激光可做高精度的组织气化,810nm、980nm 虽然精度不如 CO_2 激光,但治疗中止血效果明显,而且在血管瘤的凝固治疗方面有突出优势,在功能上它们可以起到相互补充的作用。如果能同时拥有这两类激光,基本可以满足各类软组织适应证的治疗。花大价钱买一台集多功能于一体的激光器覆盖科室各种激光治疗,是极不明智的做法,它会严重限制科室人员的使用,也降低了激光的使用率。要将不同的治疗分散在不同类型的激光上,不同的病变用不同的激光。

根据不同病变特性选择更适合的激光,这样对提高激光治疗水平非常有利。有些波长的激光专业性相对较强,如脉冲 1 340nm Nd:YAP 激光在牙齿脱敏方面很有优势。Ho:YAG 激光、Tm:YAG 激光和脉冲 Nd:YAG 激光倍频的绿激光都是针对泌尿科的尿道碎石和前列腺及膀胱肿瘤的照射治疗,它们输出的激光功率在医用激光中是比较高的,价格也比较贵,由于输出功率和能量都比较大,损伤精度不易控制,因此不适合体表病变的照射治疗。用于美容的激光的脉冲能量输出都在 1~2J,这是为了保证大光斑照射时脉冲能量密度的有效性。脉冲铒、水激光主要用于口腔科牙体组织,也能用于皮肤美容;Ho:YAG 激光虽然能爆破结石,但由于这种激光波长比脉冲 Er:YAG 激光短很多,穿透组织深度比脉冲 Er:YAG 激光深,祛除硬组织的精度要低于脉冲 Er:YAG 激光,不适合牙体祛腐。一定要了解激光的主要特性和在组织作用差异,这样才能买到适合科室应用的激光。

决定了要买的激光波长、连续或脉冲类型后,就要落实在具体的激光器的挑选。应从激光的参数和参数的设置范围考虑是否符合临床治疗要求。如购买一台普通的 CO_2 激光,首先看它的最大额定输出功率,从某种意义输出功率越大应用范围越广,但目前为临床应用生产的 CO_2 激光最大输出功率都在 30~40W 左右。如果有条件最好用功率计测量一下,确认最大输出功率值与产品说明书是否相符,以免存在太大的误差。目前为临床使用生产的 CO_2 激光器,其内部的激光管的规格大致相同,但由于质量差异,会导致激光输出功率存在较大误差。用功率计测试以确认激光输出符合标准。临床常用的 CO_2 激光输出功率能满足一般的治疗使用,只是在治疗体积较大的病变时会略显不足,因此确认最大输出功率是很有必要的。对 CO_2 激光而言,光斑的大小影响着治疗的精细度,要选焦点光斑直径最小的,有利于保证切口越窄,既有利于提高切割的精度,也更有利于治疗非常细小的病变。如睑缘上的小色素痣或小赘生物等。激光功率输出阈值要小,有阈值功率 1W 的就不要买 2W 的,这有利于非常表浅、精细气化的照射治疗。焦距不要太长,焦点距手柄的输出端口最好在 10cm 范围内。焦距太长会降低照射的准确性。踩踏脚踏开关以测试其与激光输出是否同步,是否有延迟,正常的情况应该是踩下脚踏即刻有激光输出,脚踏抬起激光立即消失,一定要有非常好的同步感。

810nm、980nm 半导体激光,在红外激光中价位较低,由于是光纤传输所以使用很方便,输出功率有 7W、15W、20W、60W 等。在临床应用中,大都是采用接触照射,所以 7~10W 基本可以满足大部分病例治疗。它们是连续型激光但有断续输出功能,使用时参数设置比较简单,购买时确定配用的光纤直径,最好粗细搭配例如 400nm 和 200nm 两种。一定要用激光功率计检测光纤输出端输出的激光功率值是否与激光器显示的一致,最好是功率计测出的读数大于激光器显示功率值。

购买脉冲激光时,尽可能买输出功率较高的那款,当然要兼顾其他性能,由于脉冲激光主要用于硬组织,所以脉冲输出能量的大小和是否有脉宽调节功能等是主要关注指标。相同波长、相同额定输出功率的脉冲激光,要选脉冲能量高的那款,例如同一波长脉冲激光最大输出功率 8W,一款最高脉冲能量是 800mJ,脉冲频率最高 30Hz,另一款最高脉冲能量 700mJ、最高频率 40Hz,在这种差异间就选前者 800mJ 的激光。脉冲激光不要追求高频率。在硬组织应用中,高频率对提高祛除组织效率没有明显作用,而提高脉冲能量或缩短脉宽的作用是非常明显的。脉宽是选择脉冲激光最重要参数指标,具有这种功能的激光虽然贵很多,但是它不仅对拓宽治疗范围有利,也拓宽了基础研究的范围。不同的脉宽设置能使组织产生不同变化。要给购买的激光做一次全面的参数检测,确定频率、脉宽等参数的准确性,尤其是能量输出是否符合说明书标准,因为这关系到以后在进行病例和基础研究中,激光照射剂量的准确性的问题。科室里应配备一台激光功率计。

十一、使用激光必须配备功率计

在激光临床应用中,无论是基础研究还是临床病例研讨,一定会涉及激光的照射剂量问题,如功率密度、能量等。有效的激光照射结果需要正确地把握照射剂量,而正确的剂量需要标准的计量工具才具有可信度。这个标准的计量是指用符合国家标准的激光功率计,对激光输出强度进行检测或标定。目前临床使用的激光器都会把激光输出功率明确显示出来,便于术者对激光的监控。在很多临床病例总结和相关的基础研究论文中,大家习惯以激光器显示的功率值作为照射剂量的参数。令人遗憾的是,这种计量方法是不准确的。

不能用激光自身显示的功率参数作为照射剂量的依据。这是因为每台激光器的显示参数都不能保证符合国家统一计量标准,即使激光器出厂前都做检测,依据这种计量参数计算出的照射剂量依然是不准确的。例如激光器显示的功率是 5W 但实际用功率计测试可能只有 4W,若不用标准的功率计测量,这种误差很难发现。实际是 4W 的照射剂量,却因激光器显示的不准确,被误认为是 5W 的照射结果。在许多学术交流中常出现同一种研究在照射剂量上的结论存在很大分歧,这与激光计量方法不符合标准有一定关系。或者说,由于计量方法不正确,使照射剂量上显示出的差异毫无讨论价值。

　　激光器面板显示的功率或能量值实际是激光腔输出的强度,而我们不可能直接用激光腔发出的原光束实施照射,需要借助传导系统将光束引导到指定的照射位置,传导系统末端也就是照射端发射出来的激光才是真正的用于照射的激光强度。测量这里发出的激光功率才代表真实的激光照射剂量。由于监测的标准不同,使显示的激光强度与激光器实际输出的强度不能保证一致。在使用中随着激光器工作时间的延长,输出功率会发生变化,而这种变化是激光本身不能显示出来的。关键的问题在于显示的激光强度不是直接作用组织的激光强度,照射结果与激光显示强度没有任何因果关系。以激光器显示的数值为标准设定功率或能量参数实施照射,并以此为照射剂量的依据得出来的结论是没有意义的。

　　正确的做法应该在每次照射激光前用标准的功率计或能量计测量照射端口输出的激光强度,并调整激光的输出,使功率计显示的激光强度值达到要求,再开始照射。这才是真正照射组织的激光强度。通常,传输系统末端的激光强度,都小于激光显示器的强度,这除了激光腔输出的不稳定因素外,主要源于激光传输中的损耗。激光光束从激光腔发射出来要经过耦合器再进入光纤传输到照射位置,在这整个传输过程通常会造成激光强度15%左右或更高的衰减。比如激光器显示的是5W功率,而在光纤输出端测得的值可能只是4.5W左右,甚至不到4W,这种衰减程度的大小由激光器的耦合效率决定,是激光的重要质量指标。这种激光的衰减现象在任何一台激光器都存在,并且随时间的推移,长期的使用或搁置都会加剧这种衰减。在使用过程中因光路中某些部位的污染也会加剧这种衰减程度,这样多种因素导致实际的照射强度小于激光器显示的强度值,如果不用功率计实时测量很难发现这种误差。虽然有些厂家考虑到这种衰减因素,给激光器显示做了一定修正,但依然不能保证它的准确性。

　　激光器面板显示的激光输出功率与实际照射的激光功率值存在很大误差,只有用功率计测量才能发现。有些在照射剂量上出现的分歧与计量方法不符合标准有关。例如以激光器显示的输出功率1W的强度做牙周袋内照射,有的报道结果有效,有的报道无效,这种差异的其他因素搁置一旁,就激光强度而言,照射计量不准确是个很重要的因素。若不经功率计测量,只以激光器显示的参数照射,不仅激光耦合衰减15%的误差被忽视,更无法察觉因端面污染造成的激光功率下降,这样实际照射的激光功率与显示的激光功率相差近20%,得出的照射结果当然缺乏真实性。这种严重的误差若没有激光功率计的检查是发现不了的,更不能得到及时校正,得出的结论毫无意义。如果配备一台标准的功率计,以上所说误差很容易被发现并立即得到纠正,保证激光照射剂量的准确。得出的相关结论也真实可靠。

　　在研究中如果不使用激光功率计监测激光功率输出就会出现以下情况:根据激光面板显示的参数设定不同激光照射剂量照射牙体表面观察照射结果。如果按照从低能量到高能量的顺序照射,实验过程中可能出现高能量照射的结果与低能量的结果差距不大,这种情况实际是因为照射过程中输出端面已被严重污染或损伤导致光强减弱,无法发挥出高能量的照射作用。例如激光显示400mJ的脉冲能量输出,实际照射可能只有300mJ,甚至200mJ的强度,如果没有能量计(功率计)检测,这种衰减是不能被发现的,缺乏经验的使用者可能会认为这种现象就是事实结果,殊不知因为激光的计量方式不正确,掩盖了激光照射强度的巨大误差。正确的方法是应该在照射前用能量计检测输出的脉冲能量值是否符合要求的能量值,并予以调整。用这种标准的激光强度计量,才能保证照射剂量的准确,得出的照射结果才有可信度。在照射过程中不时地用功率计对照射端口的激光强度进行监测,一旦发现变化,立即以功率计或能量计为标准将激光输出调至预定数值,这样保证整个照射过程中照射剂量的准确性和一致性。

在常规的临床治疗中,激光器显示的功率或能量值仅作为参考,可以不要求很准确。但是要对激光照射剂量与疗效进行研究统计,研究不同强度激光的照射结果,这时标准的激光强度计量非常重要,必须用功率计测得的强度值照射才是准确的照射剂量。用标准的激光功率计或能量计测得的激光强度值照射才能保证照射结果的真实性、可重复性、科学性,否则实验毫无意义。

每年都要在国家指定计量单位对激光功率计或能量计进行标定,确保其量度符合国家标准,这种功率计测出的激光功率才准确可靠。

照射剂量的准确是基于功率计的正确使用和准确地测量。被测激光的波长、输出方式、功率输出范围要与功率计限定的波长、模式、量程等一致才能做到测量的准确。要注意,连续激光用功率计,脉冲激光用能量计,二者最好不要交叉使用,否则测得数据不准确。

不要测焦点光斑,否则可能会损坏探头。测量光纤输出时,一定要重新切割光纤后再进行测量,否则光纤输出的激光呈发散状不能形成完整光斑,影响测量结果。

在没有能量计的情况下,测脉冲能量可以借助功率计,通过测出的平均功率值除以脉冲频率,间接得出脉冲能量值。也可以在固定脉冲频率的情况下通过平均功率值换算出脉冲能量值。如果激光输出末端是光纤或工作尖,一定要更换新的工作尖或重新切割光纤后再测量,根据能量计或功率计的显示值调节激光器的输出,直到读数达到术者的要求。这种测量不能用于单脉冲输出。

为了确保在临床和基础研究中激光照射剂量的准确无误,不仅在照射前要对激光输出强度进行测量,在照射过程中还要多次监测,确保照射强度始终准确、一致。输出端面的轻微污染都会造成功率的改变,若不用功率计监测,很难发现激光强度的衰减。一旦发现衰减,首先检查和清理输出端面,排除光路干扰因素,再调节激光器的输出达到预定值。否则污染物会将整个端面永久损坏。排除干扰激光传输的因素后,再用功率计调节激光器输出,直到显示达到预定值。检查光强衰减原因,要分步骤进行,首先检查输出端面是否完好,然后检查光纤耦合的输入端面,无论是光纤还是工作尖凡是耦合端面的损伤都会导致这个器件的报废,所以要经常检查这两个端面,特别是耦合端,稍有污染立即清除,建议准备一个8倍的放大镜,以便观察光纤或工作尖的端面。若不及时清除端面上的污染物,强行继续使用,很容易导致污染物燃烧引发端面的破坏,最终使光纤报废。

测量激光功率或脉冲能量时不要用焦点光照射功率计探头,焦点功率密度太强可能会损伤探头内的碳热膜,以直径为 2~4mm 左右的光斑射入探头测量功率为宜。当发现铒、CO_2 激光的衰减来自手柄内的反射镜或输出镜片的污染,就要将镜片取出用无水乙醇擦拭。CO_2 用生理盐水擦拭干净即可,不要用酒精,因为污染物多是血液或组织碎屑遇酒精凝固不易祛除。

激光是光电一体的精密仪器,任何部件出现异常都会导致激光输出强度的变化,只有借助激光功率计或能量计对其严密监测才能及时发现问题并及时校准,才能确保激光照射剂量准确可靠。通过对激光器输出的检测可以及时发现激光器工作状态的变化,发现问题及时解决,确保激光照射的顺利进行。

照射剂量的正确把握是确保激光安全有效治疗的保证,而剂量的正确把握离不开标准计量工具,有了可靠的标准计量才能准确把握激光的照射剂量,才能充分发挥出激光治疗精准的优势。

如果科室没有功率计,可以利用每年的计量检测结果(每年都要有国家指定的计量单位对激光器做计量检测,以确定激光照射计量的有效)将测出的不同功率记录下来,与激光器显示的功率值对比,计算出比值或差值,作为校准系数。在没有功率计的情况下用激光器显示的数值增减矫正系数也可以得出正确的功率参数。如当激光器显示激光输出 2W 时,年检检测的值是 1.8W、误差为 –0.2W;激光器显示 5W 时检测值是 4.3W,误差 –0.7W,激光器功率显示总体偏高,在照射时就要将激光器显示的功率值减去误差值,即可得到正确功率值,如 2W 挡的矫正值是 0.2W,那么每次激光显示 2W 时就要减去 0.2W 才是真正实际的激光输出功率值(1.8W)。要得到真正的 2W 输出就要将激光器输出调成 2.2W。这是在没有功率计的情况下矫正激光输出的方法,只能在激光输出的光路完全正常的情况下使用。

第五章 / 激光的安全使用和防护

　　用于临床治疗的激光对人体组织都具有损伤性,在照射治疗过程中,要特别注意这种损伤不能发生在正常组织,否则会与使用激光的初衷背道而驰。对人体而言,激光危害最大的是人眼和皮肤。其中,对眼睛的危害最大,后果也最严重。就各波长激光而言,可见光波段的激光对眼睛危害最大,红外光对人体皮肤和操作环境危害最大。学习激光不仅要学习如何使用激光,还要学习如何避免术者和患者受到激光伤害。掌握激光安全使用和防护知识、按照操作规程正确使用激光,才能在照射治疗中保证术者和患者的安全,使治疗顺利完成。

　　激光器是光电合一的精密仪器。内部精细而复杂,主要包括电源、冷却循环、光路三大系统。而电路系统又分高压、保护、调节三个部分。在实际应用中,经常因为对激光的结构或工作过程不了解,造成仪器的损坏或人员伤害。由于激光技术的发展、智能化进一步提高,激光器内设有很多自动保护装置,如果使用中操作失误,激光器内的自动保护会立即启动停机程序,强行停止激光工作,避免人员和仪器的损伤。因此,目前激光器机体本身的安全性是很高的。

　　激光器对工作环境的防尘、防潮要求很高。这是因为激光内部的光元件一旦受到污染,就会造成激光输出的严重衰减;防潮不仅是为了避免光路的污染,也是为了避免电子线路发生短路。激光内部有高压电装置,环境过于潮湿容易造成某些邻近电子元件因高压发生电击穿,所以激光的工作环境要保持一定的洁净度和干燥度,这样才能保证仪器的正常工作,保证治疗中激光不出问题。激光是在高电压下产生的,工作过程中容易产生感应电,所以一定要确保激光器中的地线接地,避免使用者受到电击。有的气体激光,气体成分具有毒性(如,准分子激光的气体介质是具有毒性的氯化氢或氟化氢),所以要特别注意防止气体泄漏,保证室内通风换气。

　　激光的安全使用要求使用者应对激光的物理结构有一定了解,使用前要认真阅读使用说明书,认真遵守激光器的操作规程,机器的维护保养要做到位,才能保证激光使用中不出问题,保证仪器运行正常,使治疗顺利进行。

　　用于临床治疗的激光器输出强度都小于工业领域中用于金属切割的激光,输出强度一般在几毫瓦、几十毫瓦或几百毫瓦,最大的有一百瓦。这些不同强度的激光可以是不同波长的激光,有着不同生物效应,分别被用于损伤性治疗和非损伤性治疗。不同波长和强度的激光用于不同的临床治疗,如红外波段激光输出都在十瓦以上,多用于损伤性治疗;而可见光波段内的红光大都是几十或几百毫瓦,多用于理疗照射。损伤性治疗的激光对组织具有明显的破坏性。非损伤治疗的激光看似不会产生组织损伤,但是在照射过程中若超过一定的限度或照射错误部位同样存在造成损伤的危险,尤其一旦照射眼睛就会造成更严重的后果。在激光的防护中将不同强度的激光分成不同等级,再根据不同强度的激光产生的不同程度的损伤,设立不同的防护级别,以区别防护。

人的眼睛是光的接收器官,也最容易遭受激光的损伤,所以激光的安全防护目标首先是人的眼睛,其次是人的皮肤,再就是激光操作的环境。关于激光的安全使用和安全防护,国内外都有很完善标准。不同波长的激光,对不同的组织损伤阈值是不同的,对应着不同的防护标准和防护措施,这些在很多激光应用技术的书籍中有非常详细的介绍,本书不再赘述。作者结合多年的工作经验,从实际使用的角度出发,介绍激光使用中如何避免意外事故的发生,如何消除对激光的恐惧,如何从术者和患者的角度出发,实施激光防护措施。主要包括:激光的分级及对应的安全防护措施、激光安全使用需遵循的原则、激光防护中的特殊情况。

在临床使用激光的过程中,激光可能造成的危害不仅是对人的眼睛和皮肤,还会在治疗中产生烟雾造成环境污染,也可能会因照射到易燃易爆物品引发险情,产生次生危害。与其他激光应用领域不同的是,使用中不仅要重视使用者的安全防护,还要特别保证接受激光治疗的患者的安全。患者是被照对象,正好处在激光直射范围内,激光的意外发射对患者威胁最大,因此激光在临床应用的安全问题比在其他应用领域要复杂得多。

对人体而言,激光造成的组织损伤莫过于对眼睛的损伤,在实际应用中出现的严重激光损伤实例也多是对视力造成伤害,而且这些损伤都是难以挽回的,因此激光的安全防护标准都以眼睛的损伤阈值为底线。

掌握激光的防护首先要了解各波长激光的损伤阈值,激光的损伤阈值是指激光未造成组织损伤的最大照射量。这个阈值因激光波长的不同,组织不同结果不同。在医学临床应用中,除激光穴位照射,很少使用激光的原光束,都是通过传输系统发射出来后才用于照射治疗,这种光束已从原来的平行光变成了具有一定发散角的发散光束,这种光束的光斑会随着照射距离的延长变大,激光的功率密度也随之减弱,对人体能够造成损伤程度也大大降低,这是医用激光使用中的一大特点。

国际上按激光输出的强度大小,将激光分为Ⅳ大类,将激光的防护也对应分为四个等级。不同强度或类别的激光要采取不同级别的防护措施。其中第Ⅳ类激光的防护级别最高为第四级,要求激光的操作者必须经过培训,使用中不仅要求佩戴护目镜,对周围环境也有严格要求。

激光的安全防护核心在于人的视觉防护和对周围环境的次生危险的防范。对人体来讲,激光对眼睛损伤的后果最严重。激光的损伤阈值多以眼底或眼角膜的损伤为标准,为视觉防护标准的设定提供依据。这需要大量的实验和测试。这个照射量以每平方厘米的功率密度或能量密度为标准,不同组织、不同波长、不同激光强度、不同照射时间,激光最大允许照射阈值不同。例如,630nm He-Ne 激光在 0~25 秒的照射时间内,眼睛的损伤照射阈值为 $2.5mW/cm^2$,也就是小于这个强度的照射对眼睛而言不会产生损伤;CO_2 激光大于 10 秒照射的皮肤和眼睛致伤阈值 $0.1W/cm^2$;连续的 Nd:YAG 激光大于 100 秒的照射,皮肤的损伤阈值 $30mW/cm^2$ 等。由此可以看出不同组织、不同波长激光,不同的照射时间,耐受的激光强度是不同的。所以不同波长,不同类别的激光防护措施不同。有的激光无需防护,如人眼短暂直视扫码器或光驱激光头。这种强度的照射在没有防护的情况下是安全的。这种强度的激光属于Ⅰ类激光,其安全防护级别最低,可以不需特殊防护。

激光防护是为了预防人或物被激光意外照射造成损伤所采取的措施。不同种类的激光造成危险的方式和程度不同,因此防护的措施也是不同的。我国的激光分类和防护标准基本是参照国际上通行的标准制定的。

根据激光输出的强度大小将激光分成四个等级。针对这四个等级的激光制定相应的防护标准并采取具体措施。在临床使用的激光中,有的是利用激光波长单一的生物特性,有的是利用激光高能量特性。在眼科,利用不同波长的激光作用不同的眼组织,如可见光中532nm绿光、630nm红光可通过眼睛晶体用于眼底治疗,而1 064nm红外和193nm紫外只能被角膜吸收,因此被用于虹膜打孔和角膜成形,这些都是利用了不同波长激光在眼部组织中具有不同的穿透作用的特性。而激光手术刀是利用了高能量红外激光产生的高温气化组织达到切割的目的。不同波长的激光防护的侧重点与临床的应用范围一致。如凡是可见光波长波段的激光防护重点一定是眼睛,凡用于损伤性治疗的红外波段的激光防护重点身体表面组织、衣物及周边可燃物。

激光对人体的损伤最主要的决定因素是激光的强弱,所以根据不同激光强度可能造成的不同程度的损伤将激光分为Ⅳ类和四个安全等级,对应不同类别的激光采取相应等级的防护措施。

【具体的激光分类及防护原则】

Ⅰ类:凡最大输出功率在0.4mW(毫瓦)以下的激光,属Ⅰ类激光,如光驱中的激光等。这个强度的激光对眼睛、皮肤都不会造成损伤,任何情况下都是安全的,可以不需要任何防护。

Ⅱ类:凡最大输出功率大于0.5mW小于1mW的激光,属Ⅱ类激光,如扫码仪、老师讲课用的激光笔。这个强度的激光只要不直视激光束,或短于0.25秒的直视都是安全的,这种强度的激光使用中不需要特别防护。但激光器上要贴有警惕标记。

Ⅲa类:凡是输出功率在大于1mW小于5mW的激光,都属Ⅲa类激光:这种强度的激光常出现在光学仪器中作为指示光使用,如红外激光器的指示光,或激光光学测量仪等。这个强度的激光若直接射入眼睛会造成损伤,因此不能直视激光光束,如果误射进入眼睛,通过眨眼移开视线即可保证安全。也要避免用望远镜等光学仪器观察激光光斑。

Ⅲb类:凡是输出功率在5~500mW间的激光,属Ⅲb类激光:这种强度的激光尤其是在可见光波段的,对眼睛危害极大。这个强度内的激光在短时间内照射皮肤不会造成明显损伤。但激光的防护主要以眼睛安全为标准。这种强度的可见光波段激光不仅不能直视光束,即使反射的光束,都会造成视力的伤害。所以这种强度的激光,尤其是可见光波段使用时一定要佩戴相应波长的护目镜。

Ⅳ类:凡是输出功率大于500mW的激光都属Ⅳ类激光,它们是最危险也是防护级别最高的类型。这个强度以上的激光即使是漫反射光也是危险的,对应的防护等级要求在使用中必须佩戴相应波长的防护镜。同时还要采取措施避免工作环境中次生危险的产生。在临床使用的激光中除用于穴位照射的激光外,绝大多数都属于Ⅳ类激光,尤其是用于病变组织气化、切割的红外激光,损伤性极强,必须遵守第四级安全防护要求,采取一系列严格防护措施。如在临床治疗中要求术者及患者必须戴护目镜,操作间要有足够的照明,室外必须设置警示标志,激光的使用者一定要经过培训。

医用激光的防护是指在激光使用过程中要防止激光对使用者和患者造成伤害,以及对周围环境产生的次生破坏,尤其避免对患者造成伤害。

激光种类繁多,它们的波长、输出方式、输出功率大小各不相同,所以在安全使用和防护的侧重点不同。在四个等级的激光中,前三级的激光最大输出功率都应小于5mW。这个强度范围内的激光,瞬间的照射对使用者或患者的眼睛或身体其他部位不会造成伤害。大于500mW激光都属第Ⅳ类激光,由于这种强度的激光一旦进入人的眼睛,一定会造成视觉损伤,甚至失明。激光的防护很大意义上是避免激光对视觉的伤害,这种伤害是难以修复的,使用中必须强调术者和患者佩戴相应波长的护目镜,操作环境周围设置激光警示标志,避免激光对周围人员的误照射。

在临床治疗中,激光给术者和患者造成的伤害不仅限于视觉,对人体皮肤也会造成热损伤,特别是红外激光的原光束,一旦照射到皮肤就会造成皮肤的灼伤,照射到衣物等其他易燃物也会引起燃烧。治疗时产生的烟雾也会造成环境污染,特别是其中包含的组织碎屑有些还具有生物活性,若吸入体内可能对在场人员造成伤害。对视觉的伤害多是可见光波长的激光所为,因为这类波段的激光可以穿过角膜和晶体进入眼底,而且晶体具有聚光作用,入射到眼底的激光强度成百倍地增强,对视网膜伤害极大,对视力造成严重损伤甚至失明。这类激光大多是绿色、黄色、红色等可见光波段的激光。所以在第Ⅳ类可见光波长的激光使用中,强调必须佩戴互补色波长的防护镜,避免眼睛的损伤。操作环境中严禁放置表面光滑有反光作用的物品。

对激光强度的分级都是依据激光输出原光束的功率强度。通常激光的原光束直径在3~10mm大小不等,也有更大的,若以直径4mm的光斑为例,以500mW的激光输出时功率密度4W/cm^2。这种功率密度的可见光对视觉的危害极大,所以使用这类激光必须佩戴防护镜。临床使用的激光器几乎没有原光束输出,通过导光系统输出后激光束都具有一定的发散角,在一定意义上降低了危险程度。虽然这个强度的可见光对皮肤的瞬间照射不会产生明显的损伤,但对眼镜依然会产生严重伤害;如果是红外激光若长时间持续照射人体皮肤也会产生灼伤。目前临床使用的可见光波段的激光强度通常不会造成皮肤的热损伤。

激光除了对视觉造成损伤外,还会损伤皮肤,产生这种损伤主要是红外波段的激光。由于红外波段的激光热效应强,很容易被水和色素吸收产生热,所以不仅会造成裸露皮肤的热损伤,若照射到衣物上也很容易引起燃烧,造成很严重的后果,这种情况在CO_2激光的使用中最容易发生。由于CO_2激光不可见,且热效应极强,激光输出端焦距较长发散角小,当激光器输出在10W的情况下对1m范围内的人体组织或衣物都会产生不同程度的热灼伤。因此,红外波段的激光除了戴护目镜保护眼睛外,还要特别注意避免激光对身体的误照射。在红外波段的激光使用中,在未开始照射病变之前不要急于打开激光器的预备开关,防止意外碰触脚踏,产生激光输出,否则无论患者的眼睛还是皮肤都有被误照射的可能,引起衣物或其他物品的燃烧。

人的视觉离不开光,人的眼睛对不同波长的光是有选择的,人眼对红、黄、绿这三个颜色的光很敏感,说明它们很容易进入人眼,到达眼底组织,否则我们不会看到这三种光。一定要特别注意对这三种波长激光的防护。紫外和红外光不能透过角膜达到眼底,因此我们也看不见紫外光和红外光,也不会对眼底产生损伤。但这些波长的激光容易被眼角膜组织吸收,对角膜组织造成损伤,如在不戴防护镜的情况下用CO_2激光做大面积气化治疗时,由于长时间观察创面,受到来自靶组织漫反射激光的照射,眼睛明显感到不适,有强烈的眨眼欲望,并不断有眼泪流出,这说明红外波段激光对眼角膜有损伤,因此在这类激光的使用过程中必须佩戴相应波长的防护镜。

临床使用的红外激光的功率远大于可见光波长的激光,同时又会产生很高的温度所以更需要严格防护。这类激光一定要有专门的操作空间,并配有明显的激光危险标识。

红外波段的光被角膜拦截不能进入眼底,因此人们看不到红外光,但功率密度过大依然会使角膜受损。只要是非原光束或非平行光束,瞬间的非直接照射不会造成明显损伤。

治疗中患者的位置通常在激光输出端下方正对着激光的输出端口,特别是进行眼睛附近组织的治疗时,最容易被直接照射,对患者眼睛的威胁是非常大的,因此患者戴护目镜是非常有必要的。术者的眼睛往往在激光输出端上方,不易被激光直接照射,但有可能受到反射光的照射,术者与患者同样有被误照射的可能,所以强调一定要佩戴护目镜。

激光的防护在激光应用中是非常重要的内容,特别是对眼睛的防护,因为眼睛的损伤很多都无法挽回,但是也不要因此谈虎色变。在激光对眼睛的损伤实例中,多数是激光的原光束照射到眼睛所致,特别是可见光波段的激光,若直接进入眼底造成眼底组织损伤,会导致视力严重受损甚至失明。由于激光技术的日益成熟,激光器有很多保护措施,用以防止激光的意外输出。在临床应用的激光中除了激光针灸外,几乎没有原光束或平行光输出。大多数激光都是被精准耦合后通过光导纤维和导光臂传输出来的,特别是红外波段的激光,传出的激光束有一定的发散角,激光强度会随着照射距离延长而下降。如果被这类激光光束照射,危险性已大大降低,例如若是在1m距离被脉冲输出的激光照射,此时激光的能量密度已经不足以产生损伤。但连续输出的CO_2激光一定要小心,从导光臂传出的激光发散角小,即使瞬间的照射也会使皮肤有灼热感,也可能会损伤衣服。

意外被激光照射有两种情况,一种是激光束直接照射,另一种是被反射的激光束照射。如果是在原光束的情况下出现的这种两种照射,任何波长结果都同样危险,原因是原光束光是平行激光,功率密度高,激光的强度不会因为照射距离变远而降低,因此无论是直接照射还是经反射后被照射都同样危险,特别是从表面光滑的物体反射过来的激光束。因此,强调在激光操作间内不得放置具有反光面的物体。

很多激光器在耦合端设有触点开关,在光纤或导光臂输入端未与之连接的情况下,触点是关闭的,激光腔无法工作不能产生激光,这样很好地避免了被原光束照射的危险,确保了使用人员的安全。

由于激光从激光腔发射出来再经导光臂和光纤输出,激光束变成了非平行的发散光,这种发散光束会随着照射距离的延长,使照射光斑变大,激光功率密度大大降低,所以带发散角的光束被反射后被照射,相当于进一步延长了照射距离,这样光斑变得更大,功率密度降得更低,危险程度也随之降低。可见光波段的激光束即使经过了扩束,反射激光的强度依然会对眼底造成损伤。为了保障安全有效地使用激光,在激光使用中应注意以下几个问题:

1. 激光操作环境中不能放置具有反光面的金属或非金属物品。

2. 激光术野中的棉球纱布必须用生理盐水浸湿,易燃易爆物不能放置在激光操作环境表面,避免被激光误照射。

3. 激光室内要接吸引器,手术中产生的烟雾要直接从手术视野中立即吸除排出。

4. 激光手术中禁用易燃麻醉剂,或在使用易燃麻醉剂时一定避免被激光照射,尤其是在全麻下进行口内或咽喉及气管的激光照射时,要避免伤及气管插管。

5. 眼底的激光治疗要严格控制照射剂量,并保证照射部位的准确,避免造成眼底超范围照射或损伤。

6. 开机前确定佩戴相应波长的护目镜,患者和术者必须佩戴与激光波长对应的护目镜,在照射中,患者所处位置最危险,所以要特别注意患者安全。在一切准备就绪后,光纤对准病灶,再启动激光输出。

7. 照射病变组织时要对周围正常组织采取保护措施,用湿棉球或湿纱布将正常组织隔离或遮盖避免被激光误照射。

8. 激光操作空间要有良好照明,避免因佩戴防护镜使视力下降,影响激光照射的准确性。

9. 要为激光操作设立独立空间,配有激光使用的警示标识。

参考文献

1. 项蕾红,周展超.皮肤美容激光治疗原理与技术[M].北京:人民卫生出版社,2019.
2. 黄卓正,李峻亨.现代激光医学[M].南宁:广西科学技术出版社,1996.
3. 朱平,吴小光.激光与激光医学[M].北京:人民军医出版社,2011.
4. 中华医学会.临床技术操作规范激光医学分册[M].北京:人民军医出版社,2010.